Hans Hermann Wickel, Theo Hartogh
Musik und Hörschäden

Grundlagentexte Soziale Berufe

Hans Hermann Wickel, Theo Hartogh

Musik und Hörschäden

Grundlagen für Prävention und Intervention
in sozialen Berufsfeldern

Unter Mitarbeit von Nicole Reckmann

Juventa Verlag Weinheim und München 2006

Die Autoren

Hans Hermann Wickel, Jg. 1954, Dr. phil., ist Professor für Musikpädagogik an der Fachhochschule Münster im Fachbereich Sozialwesen und Lehrbeauftragter für Arrangement und Klavierimprovisation an der Musikhochschule Münster. Seine Arbeitsschwerpunkte sind Musikgeragogik, Musicalarbeit, Psychoakustik.

Theo Hartogh, Jg. 1957, Dr. phil. habil., ist Professor für Musikpädagogik an der Hochschule Vechta. Seine Arbeitsschwerpunkte sind Musikgeragogik, Behindertenarbeit, Psychoakustik.

Nicole Reckmann, Jg. 1971, ist Hörakustikerin und arbeitet zurzeit als Hörberaterin und Hörtrainerin.

Bibliografische Information Der Deutschen Bibliothek

Die Deutsche Bibliothek verzeichnet diese Publikation in der Deutschen Nationalbibliografie; detaillierte bibliografische Daten sind im Internet über http://dnb.ddb.de abrufbar.

Das Werk einschließlich aller seiner Teile ist urheberrechtlich geschützt. Jede Verwertung außerhalb der engen Grenzen des Urheberrechtsgesetzes ist ohne Zustimmung des Verlags unzulässig und strafbar. Das gilt insbesondere für Vervielfältigungen, Übersetzungen, Mikroverfilmungen und die Einspeicherung und Verarbeitung in elektronischen Systemen.

© 2006 Juventa Verlag Weinheim und München
Umschlaggestaltung: Atelier Warminski, 63654 Büdingen
Umschlagfoto: Luke Golobitsh, Bonn
Printed in Germany

ISBN 3-7799-1951-6 (10)
ISBN 978-3-7799-1951-3 (13)

Vorwort

Im Jahre 2003 rief EU-Forschungskommissar Philipp Busquin europäische Wissenschaftler auf, sich dem Thema Hörbehinderungen zuzuwenden, immerhin sei Hörbehinderung nach Arthritis und Bluthochdruck die dritthäufigste chronische Behinderung. In gleicher Weise sind unseres Erachtens auch (Sozial-)Pädagogen und Erzieher aufgefordert, sich dieses Themas anzunehmen, im Berufsalltag diesbezüglich Probleme zu erkennen und ggf. zu intervenieren sowie vorbeugende Angebote zu konzipieren und durchzuführen. Durch Lärm sind wir alle ständig Gefahren ausgesetzt, die unser Gehör schädigen können. Umso wichtiger sind Prävention und Aufklärung in diesem Bereich – eine Aufgabe, die nur interdisziplinär gemeistert werden kann.

Neben Verkehrs- und Arbeitslärm gehören Musiklärm bzw. Musikschall zu den aktuellen Forschungsgebieten der Lärmwirkungsforschung. Die steigende Anzahl von Fällen lärmbedingter Schwerhörigkeit schon unter Jugendlichen – vor allem durch Knalle und exzessiven lauten Musikkonsum – macht Aufklärung und Prävention in der Elementarerziehung, in Schule und Jugendhilfe umso dringlicher. Ohne die Hilfen, die heute Medizin und Hörgeräteakustik anbieten und konsequent weiterentwickeln, und die mit diesen Hilfen häufig kombinierten pädagogischen und therapeutischen Maßnahmen würden von Schwerhörigkeit oder gar Gehörlosigkeit betroffenen Menschen einschneidende Einschränkungen in ihrer Lebensqualität und in ihren sozialen Bezügen drohen.

Für die pädagogische Arbeit möchte das Buch Grundlagen, Ansätze und Perspektiven liefern, um zu einer wissenschaftlich fundierten Auseinandersetzung mit dem Thema „Hören" beizutragen und eine reflektierte „hör"pädagogische Praxis zu fördern. Mittlerweile gibt es zahlreiche Initiativen, die sich der Förderung der Hörgesundheit widmen und auf unterschiedlichen Wegen vor allem Kindern und Jugendlichen Sach- und Handlungswissen vermitteln, damit Gefahren rechtzeitig erkannt und vermieden werden können. Wir haben versucht, die Inhalte und Ziele dieser Maßnahmen zusammenfassend vorzustellen und weiterführende Adressen, die über spezielle Forschungs- und Hilfeprojekte informieren, in einem eigenen Kapitel aufgenommen.

Das Buch liefert Material über ein Thema, das letztlich jeden Pädagogen und Erzieher in seinem beruflichen Alltag (und häufig auch in der Freizeit) betrifft. Es kann aber auch als Grundlagentext für Module in der Hochschulausbildung herangezogen werden, die z.B. im Schnittfeld von Sozialmedizin, Freizeitpädagogik und Musik angesiedelt sind.

Medizinische, physikalische und therapeutische Fachbegriffe, die für das Verständnis des Hörvorganges und möglicher Beeinträchtigungen erforderlich sind, werden in einem umfangreichen Glossar im Anhang des Buches erläutert.

Wenn in diesem Buch von Schwerhörigen oder Hörbehinderten gesprochen wird, so ist das – genauso wie die durchgehend gewählte männliche Form – der besseren Lesbarkeit geschuldet, natürlich geht es bei diesen Bezeichnungen um schwerhörige bzw. hörbehinderte Menschen beiderlei Geschlechts.

Wir bedanken uns bei der Firma auTec Hörgeräte für die freundliche Unterstützung dieses Buchprojektes. Herrn Dr. med. Franz-Josef Schmidt gilt unser Dank für die fachliche Beratung bei medizinischen Themen dieses Buches. Frau Christine Henkel danken wir für die anschaulichen Illustrationen und Grafiken.

Münster/Vechta
im September 2005

Hans Hermann Wickel, Theo Hartogh, Nicole Reckmann

Inhalt

1. Einleitung 11
2. Grundlagen des Hörens 16
   2.1 Der Schall 16
   2.2 Ton, Klang und Geräusch 17
   2.3 Ausbreitung des Schalls und Schalldruck 21
   2.4 Hörbereich 23
   2.5 Messung von Schallstärken 25
       2.5.1 Objektive Messungen 25
       2.5.2 Subjektive Messungen 26
   2.6 Die Schallumwelt früher und heute 28
3. Das Ohr   33
   3.1 Aufbau und Funktion 33
   3.2 Entwicklungsbedingte Aspekte des Hörens 40
       3.2.1 Pränatales Hören 40
       3.2.2 Peri- und postnatales Hören 42
       3.2.3 Hören im Kindes- und Jugendalter 44
       3.2.4 Hören im mittleren und fortgeschrittenen
             Erwachsenenalter 46
   3.3 Funktionen und Bedeutung des Gehörs 48
       3.3.1 Information 48
       3.3.2 Warnung und Alarmierung 49
       3.3.3 Kommunikation 50
       3.3.4 Orientierung 51
       3.3.5 Ästhetik 52
4. Hörschäden 54
   4.1 Grade der Schwerhörigkeit 55
   4.2 Formen der Schwerhörigkeit 56
   4.3 Schwerhörigkeit in verschiedenen Lebensaltern .. 58
       4.3.1 Frühkindliche Schwerhörigkeit 58
       4.3.2 Hörschäden im weiteren Kindes- und Jugendalter ... 60
       4.3.3 Hörschäden bei Erwachsenen 61
5. Diagnose von Hörschäden 64
   5.1 Objektive Tests 64
   5.2 Subjektive Tests 66

6. Spezielle Krankheitsbilder 71
   6.1 Tinnitus 71
      6.1.1 Das Syndrom 71
      6.1.2 Behandlung von Tinnitus 74
   6.2 Lautheitsphänomene 76
   6.3 Hörsturz 78
   6.4 Morbus Menière 78

7. Behandlung von Hörschäden 80
   7.1 Akute Maßnahmen 80
   7.2 Hörgeräte 80
   7.3 Zusatzgeräte/Hilfsmittel 85
      7.3.1 Visuelle und taktile technische Hilfsmittel 85
      7.3.2 Technische Hilfen zur Knochenleitungsversorgung ... 85
      7.3.3 Höranlagen 86
      7.3.4 Ringschleifen/Telefonspulen 86
      7.3.5 Telefon und Hörgerät 86
   7.4 Noiser 87
   7.5 Operationen 88
      7.5.1 Mittelohroperationen 88
      7.5.2 Cochlea-Implantat (CI) 89
      7.5.3 Hirnstammimplantat 92

8. Arbeitslärm, Freizeitlärm und laute Musik 93
   8.1 Arbeitslärm 94
   8.2 Laute Musik 95
      8.2.1 Eigenes Musizieren 97
      8.2.2 Konzertbesuch 98
      8.2.3 Diskothekenbesuch 99
      8.2.4 Walkman, Discman und MP3-Player mit Kopfhörer ... 102
   8.3 Knalltrauma und Explosionstrauma 104
   8.4 Nicht schallbedingte Einwirkungen im Zusammenhang
       mit Lärm und lauter Musik 106

9. Prävention von Hörschäden 107
   9.1 Primäre, sekundäre und tertiäre Prävention 107
   9.2 Gesundheitsförderung/Salutogenese 110
   9.3 Aufklärung über Verhalten 111
   9.4 Technische Maßnahmen zum Hörschutz 113
   9.5 Pädagogische Ansätze zur Hörerziehung 116
      9.5.1 Stille 116
      9.5.2 Wahrnehmungstraining 119
      9.5.3 Auditive Wahrnehmungserziehung und
           Audiopädagogik 120
      9.5.4 Rollenspiele 122

9.5.5 Entspannungstechniken ... 127
9.5.6 Gebote und Verbote ... 128
9.6 Verfahren/Urteile ... 129
9.7 Rechtsvorschriften ... 130
9.8 Rehabilitationsmaßnahmen ... 131

10. Kommunikation mit und unter Hörgeschädigten ... 132
10.1 Kommunikationsprobleme ... 132
10.2 Kommunikationsverhalten und Kommunikationstechniken in der Unterhaltung ... 133
10.3 Gebärdensprache und Fingeralphabet ... 138

11. Musik und Hörbehinderung ... 142
11.1 Musik und Musiktherapie in der Arbeit mit Hörbehinderten ... 142
11.2 Kontaktvibrationsempfinden und Körperperzeption ... 144
11.3 Hörgeräte und Musik ... 145
11.4 Musikhören mit Cochlea-Implantat ... 146

12. Ausblick ... 150

Literatur ... 151

Glossar ... 159

Adressen ... 173
I Verbände, Selbsthilfegruppen ... 173
II Internetforen ... 180
III Ausbildung und Forschung ... 182
IV Fachverlage ... 183
V Weitere Internetadressen ... 184

1. Einleitung

Im Mai 2000 fasste der 103. Deutsche Ärztetag eine Entschließung, in der die Spielzeughersteller, die Elektroindustrie und das Gastgewerbe aufgefordert wurden, durch freiwillige Lärmpegelbegrenzungen in ihrem Einzugsbereich den Freizeitlärm zu reduzieren und durch Aufklärung der Betroffenen und Verantwortlichen einer in der Freizeit erworbenen Gehörschädigung entgegenzuwirken (vgl. Maschke & Hecht 2000). Bis es zu einer freiwilligen Selbstbeschränkung komme, soll der Gesetzgeber Lärmpegelbegrenzungen in der Freizeit gesetzlich durchsetzen.

Was ist passiert, dass Ärzte in dieser Weise Alarm schlagen müssen?

In der Begründung ihrer Forderungen heißt es, dass in Deutschland bereits ca. 16 Millionen Menschen an massiven Hörstörungen leiden und jeder vierte Jugendliche schwerhörig sei. Es wird hochgerechnet, dass ein Drittel der Jugendlichen mit spätestens 50 Jahren auf Grund von Freizeitlärm ein Hörgerät benötigen wird. Diese besorgniserregende Entwicklung führt man auf sehr lautes Kinderspielzeug, Feuerwerkskörper und die elektroakustische Verstärkung von Musik zurück, die sich vor allem in Diskotheken, bei Großkonzerten und auch beim Walkmanhören auswirkt. Die Ärzte weisen dabei nachdrücklich darauf hin, dass es ein Therapieverfahren zur Heilung einer solchen durch Lärm verursachten Innenohrschwerhörigkeit nicht gebe, und zu laute Musik sei für das Ohr zunächst einmal Lärm, auch wenn sie als noch so schön erlebt wird. Ein chronischer Hörverlust ist also irreversibel.

In Deutschland sind knapp 300.000 Menschen so stark hörgeschädigt, dass ihnen aufgrund ihrer Hörschädigung ein Schwerbehindertenausweis zuerkannt worden ist. Unter ihnen sind ca. 80.000 von frühester Kindheit an Gehörlose. Weitere Meldungen lassen aufhorchen: Europaweit leiden bereits 22,5 Millionen Menschen an einer *Hörbehinderung*, zwei Millionen von ihnen sind gar gehörlos. Hörstörungen sind die häufigste Berufskrankheit, der volkswirtschaftliche Schaden beträgt in Deutschland jährlich etwa 170 Millionen Euro. In Europa werden die wirtschaftlichen Kosten für Hörbehinderungen auf die gigantische Summe von rund 78 Milliarden Euro geschätzt. So nimmt es nicht wunder, dass die Hörgeräteindustrie einen wachsenden Absatzmarkt zu verzeichnen hat.

Im Alltag benutzen wir viele Redewendungen, die den hohen Stellenwert des Ohres (zu viel um die *Ohren* haben – jemanden übers *Ohr* hauen – bis über beide *Ohren* verliebt sein …) und des Hörens (auf die eigene Stimme *hören* – wer nicht *hören* kann, muss fühlen – auf*hören* – ge*hören* ...) für unser Leben belegen. Begriffe wie *Gehör*sam und Zu*gehör*igkeit verweisen auf den kommunikativen und zwischenmenschlichen Aspekt des Hörens. Die große Bedeutung des Gehörsinns basiert auf seiner Ausrichtung auf die menschliche Sprache und damit auf das Medium, das am meisten dazu beiträgt, soziale Strukturen zu ermöglichen, auszubauen und zu festigen. Wenn man die physiologische Basis der Sprache, die Stimme, in einem einfachen Modell als Einrichtung für das Senden von Sprachsignalen ansieht, so bildet das Gehör die Empfangsantenne, die die akustischen Informationen aus der Umwelt herauszieht und dem Gehirn zur Verarbeitung zuführt. Aus diesem Modell ist leicht zu erkennen, dass die Entwicklung und Funktion der menschlichen Sprache ganz eng mit den Fähigkeiten des Gehörs verknüpft ist – ein Zusammenhang, der schon in der Antike entdeckt wurde. Eine Beeinträchtigung des Gehörs kann also sehr schnell auch eine Beeinträchtigung für das Sprechen bedeuten, weil wichtige Rückkopplungen innerhalb dieses Systems nicht oder nur noch teilweise funktionieren.

Kommunikation verläuft selbstverständlich nicht ausschließlich auf dem akustischen Wege, sondern z.B. auch mit Hilfe chemischer, mechanischer oder optischer Signale über die anderen Sinne. Gleichwohl bildet die Verständigung mit Hilfe der Sprache das vorrangige Verfahren und somit kommt zwangsläufig dem Hören als Voraussetzung für Sprache eine primäre und existenzielle Bedeutung zu.

Auf der anderen Seite fungiert das Gehör auch gleichzeitig als Empfänger für musikalische Klänge. Musik ist ein hochwertiges Kulturgut, das ein hohes emotionales Potenzial beim Hörer freisetzt, unabhängig von seiner regionalen oder sozialen Herkunft, seinem Alter oder seinen kognitiven Möglichkeiten. Die Bedeutung von Musik zur Verschönerung bis hin zur Bewältigung unseres Alltags kann gar nicht hoch genug eingeschätzt werden. Insofern spielt eine mögliche Beeinträchtigung dieses Genusses ebenfalls eine große Rolle. Der Zusammenhang zwischen Musik und Hören ist offenkundig, aber es gibt leider auch Zusammenhänge zwischen Musik und Hörschäden.

Wenn nun das Zusammenwirken von Sprechen und Hören auf irgendeine Weise gestört ist, bringen diese Beeinträchtigungen zwangsläufig Auswirkungen auf die soziale Verortung und Vernetzung der Betroffenen mit sich. Vergleicht man die Leidenswege von schwerhörigen und gehörlosen Menschen mit den Folgen anderer Behinderungen, dann wird deutlich, dass der Hörsinn in sozialer Hinsicht als der wichtigste Sinn des Menschen zu gelten hat. Hörverlust und Taubheit bedeuten für den Betroffenen daher eine einschneidende Beeinträchtigung der Kommunikation mit den Mitmenschen. „Mitten unter Menschen zur Einsamkeit verdammt" – so umschrieb Ludwig van Beethoven, der bekanntlich im Alter unter zunehmender Schwerhörigkeit litt, in seinem Heiligenstädter Testament diese ausweglose Situation, in der medizinische und hörakustische Maßnahmen nicht mehr helfen können. Das Gehör hat sich im Laufe der Evolution zu einem hochempfindlichen Sinnesorgan entwickelt, das nie „schläft", sondern permanent als Warninstrument zur Verfügung steht. Die hohe Empfindlichkeit gilt insbesondere für die Messleistung und Unterscheidungsfähigkeit des Gehörs, aber auch für seine Verletzlichkeit (*Vulnerabilität*). Dabei ist der Schall die entscheidende Umweltkomponente, die auf das Ohr einwirkt. Folglich muss der Intensität des Schalls, wenn er auf das menschliche Ohr trifft, besondere Aufmerksamkeit entgegengebracht werden.

Die meisten Menschen werden auf die Bedeutung ihres Gehörs erst aufmerksam, wenn sie feststellen oder darauf hingewiesen werden, dass es nicht mehr einwandfrei funktioniert. Spätestens dann wird deutlich, welche Funktionen dieser Wahrnehmungssinn hat und wie wichtig er für das Zurechtfinden in der Umwelt und für die Kommunikation mit den Mitmenschen ist. Lange Zeit wurde die Problematik, die um die Gefährdung des Gehörs kreist, in der Öffentlichkeit kaum thematisiert. Im Jahre 1996 erhielt dieses Thema internationale Aufmerksamkeit, als der „International Noise Awareness Day" ins Leben gerufen wurde, dem zwei Jahre später als deutsches Pendant der „Tag gegen Lärm" folgte. Seitdem haben verschiedene Organisationen in zahlreichen Aktionen alljährlich auf die Gefahren von Lärm und Dauerbeschallung hingewiesen. Gesundheitsministerien, Krankenkassen, Verbände, Hörgeräteakustiker und andere Einrichtungen starten vermehrt Projekte und entwickeln Materialien. In jüngster Zeit häufen sich glücklicherweise auch in den Massenmedien die Berichte über Gefahren durch zu hohe Lautstärken im Alltagsgeschehen: Beispielsweise kam eine vom Südwest-Rundfunk in Auftrag gegebene Studie zu dem Ergebnis, dass klingelnde Spielzeug-Handys Lautstärken bis zu 113 dB verursachten und damit Hörschäden hervorrufen können (vgl. Infomarkt 2005). Weitere Fakten, dass z.B. ca. 8000 Menschen pro Jahr wegen Lärmschwerhörigkeit berufsunfähig geschrieben werden, dass das Sterblichkeitsrisiko für lärmbedingten Herzinfarkt in dicht besiedelten Gebieten mehr als 100-mal größer ist als für asbestbedingten Krebs oder dass Lärm in Deutschland jährlich einen wirtschaftlichen Schaden von mindestens 13 Milliarden Euro anrichtet, müssten endgültig wachrütteln und ernsthafte Konsequenzen zur Folge haben.

So fordert z.B. Hoffmann (1997, S. 195) in seiner Studie zur Hörfähigkeit und zu Hörschäden junger Erwachsener unter Berücksichtigung der Lärmbelastung, dass die Prävention der Lärmschwerhörigkeit in Kindergärten und Schulen zu einem festen Bestandteil werden müsse. „Nur wer weiß, was er im Zusammenhang mit einem Hörverlust verliert, ist motiviert, einen verantwortlichen Umgang mit dem Gehör zu pflegen und die eigene Hörfähigkeit zu erhalten."

Das setzt zunächst einmal ein Bewusstsein bei den Angehörigen derjenigen Berufsgruppen voraus, die mit Kindern und Jugendlichen intensiver zu tun haben. Es fehlt immer noch an flächendeckender Information, an Verankerungen dieser Problematik in Lehrplänen, speziell auch in den Curricula pädagogischer und vor allem sozialpädagogischer Studiengänge, auch wenn in jüngster Zeit einiges in Bewegung gekommen ist und insbesondere in Schulen erfolgreiche neue Aufklärungskampagnen anlaufen. Stichproben ergeben jedoch weiterhin einen hohen Grad an Unkenntnis über diese Thematik, und zwar gleichermaßen bei den Gefährdeten wie bei den betreuenden und erziehenden Personen. Häufig ist eine auffallende Gleichgültigkeit gegenüber diesen Fragen festzustellen; nur wenige machen sich bewusst, dass es sich um eine unheilbare Krankheit handelt, die mit etlichen, möglicherweise schwerwiegenden und den Betroffenen für den Rest seines Lebens begleitenden und beeinträchtigenden Folgen einhergehen kann.

Aus all dem ergibt sich zweifellos, dass die gehörschädigenden Wirkungen von Lärm- bzw. Schallexposition grundsätzlich gesundheitspolitisch relevant sind und dem Freizeitverhalten und den Musikhörgewohnheiten der Kinder und Jugendlichen unter diesem Aspekt verstärkt Beachtung geschenkt werden muss. Bei der Suche nach den Ursachen von Hörschäden stößt man also sehr schnell auf das Phänomen des zu lauten Musikkonsums, aber auch auf aktives Musizieren mit hoher Intensität und ohne Hörschutz. Freizeitpädagogen, Medienpädagogen und insbesondere Musikpädagogen beschäftigen sich also genau mit dem Medium, das Schädigungen des Gehörs auslösen kann. Für das Ohr bleibt auch Musik eine Noxe, ein Schadstoff, wenn sie mit zu hoher Schallintensität transportiert wird. Wie jedes Gift kann Musik aber auch – vorausgesetzt, sie wird richtig dosiert – eine positive Wirkung haben; das nutzt u.a. die Musiktherapie, vor allem aber bedient sich nahezu jeder der Wirkung von Musik für die Gestaltung und Bewältigung des Alltags. Sie wird nicht nur als Kunstprozess und Kunstprodukt gestaltet und konsumiert, sondern z.B. auch in der Sozialen Arbeit als Medium eingesetzt, um kommunikative, motorische und ausdrucksbildende Prozesse zu initiieren oder zu steuern und bei ihren Klienten damit Verhalten zu verändern (vgl. Hartogh & Wickel 2004a; Wickel 1998, 2001). Das Musizieren ist jedoch nur sinnvoll bei angemessenen Lautstärken; die Überschreitung gesundheitsgefährdender Grenzwerte macht die Musik zu einem Schadstoff, der verheerende Schäden anrichten kann. Entsprechende Präventions- und Interventionsmaßnahmen gehören nicht nur zum Aufgabenfeld der Sozialmedizin und der Gesundheitsförderung, sie obliegen auch den pädagogisch Verantwortlichen, denen im Erziehungs- und Betreuungsalltag das Wohl von Kindern und Jugendlichen anvertraut ist und die dadurch auch Einfluss auf deren Freizeitverhalten, speziell die musikalischen Hör- und Übegewohnheiten nehmen können.

Mit diesem Buch nehmen wir uns vor, Grundlagen zu der gesamten hier kurz skizzierten Thematik zu liefern und Anregungen für ein sensibleres

Verhalten gegenüber schädlichem Lärm und zu lauter Musik zu geben. Wir wollen biologisches und physikalisches Grundwissen zu den Themen Hören und Schall liefern, auf laufende Projekte und Kampagnen aufmerksam machen, Maßnahmen der Erkennung, Prävention und Intervention aufzeigen, wichtige Adressen vermitteln und auf weiterführende Informationen und Materialien hinweisen. Keinesfalls darf dieses Buch als Ratgeber für das eigene Verhalten im Krankheitsfall verstanden werden.

Die Angehörigen sozialer Berufe werden zwangsläufig an vielen Stellen mit Problemen der Hörbeeinträchtigung konfrontiert (werden) – und zwar in Zukunft mit rapide ansteigender Häufigkeit und Intensität. Unser Buch soll mit dem notwendigen Grundwissen auf diese Begegnungen vorbereiten.

2. Grundlagen des Hörens

Hören ist ein gleichermaßen faszinierender wie komplizierter Vorgang. Wenngleich der Weg der auditiven Wahrnehmung mit allen anatomischen, physiologischen und psychologischen Aspekten sehr intensiv erforscht ist, bleiben dennoch viele Fragen offen, die sich auch in der zum Teil widersprüchlichen Literatur zu manchen Teilaspekten dieser Thematik widerspiegeln. Wer sich mit Hören und Hörbehinderungen beschäftigen möchte, sollte sich eine grobe Vorstellung vom Funktionieren des Gehörsinns und den akustischen Grundbegriffen verschaffen. Neben der Schilderung der „harten" Fakten über die physiologischen und physikalischen Grundlagen sind uns im Weiteren besonders auch die Erkenntnisse über die Bedeutung und Funktion des Gehörsinns in unserem Zusammenleben wichtig, weil sie zu den eigentlichen Problemen im Zusammenhang mit Hörbehinderungen führen, die für den Berufsalltag des Lesers von Interesse sind.

2.1 Der Schall

Aus Alltagserfahrungen und Experimenten (Donner, Ohr auf Treppengeländer, Kopf unter Wasser etc.) wissen wir, dass sich Schall in gasförmigen, flüssigen und festen Medien in unterschiedlicher Geschwindigkeit ausbreitet und durch unser Ohr wahrgenommen werden kann. Zum Verständnis des menschlichen Hörens ist für uns ausschließlich das Medium Luft von Interesse. Die Schallgeschwindigkeit ist stark von der Temperatur abhängig; pro Grad (Celsius) steigt die Geschwindigkeit um 6 m pro Sekunde. In 20 Grad warmer Luft breitet sich der Schall – unabhängig von der Tonhöhe – mit rund 344 m pro Sekunde aus. In drei Sekunden legt der Schall also ungefähr einen Kilometer zurück. So kann bei einem Gewitter die Entfernung des Donners leicht berechnet werden, indem man die Sekunden zwischen Blitz (der sich mit Lichtgeschwindigkeit ausbreitet) und Donner zählt.

Der Schall breitet sich von einer Schallquelle – wie z.B. dem Mund eines Sprechers oder einer angeschlagenen Glocke – in alle Richtungen aus. Durch die schwingenden Stimmbänder des Sprechers oder die schwingende Glockenwand werden in kurzen Abständen Luftteilchen beschleunigt, die auf andere Luftteilchen stoßen, die wiederum den Impuls auf nächste Teilchen übertragen: es entsteht eine sich fortpflanzende (Luft-)Druckwelle. Eine ähnliche Wellenausbreitung kann man beobachten, wenn ein Stein ins Wasser geworfen wird. Die sich in Kreisen vom eintauchenden Stein entfernenden Wellenberge entsprechen der Welle erhöhten Luftdrucks, die von einer Schallquelle ausgeht.

Der (physikalische) Schalldruck wird als Lautstärke wahrgenommen, die mit zunehmender Entfernung von der Schallquelle abnimmt; daher sollte in Übersichten von Schalldruckwerten auch immer die Mess-Entfernung angegeben werden.

Die Reichweite des Schalls hängt von seiner Intensität ab. Die menschliche Stimme ist bis zu 1 km weit zu hören, Gewitterdonner bis zu 35 km und Kanonendonner sogar bis zu 150 km weit. Die intensivsten von der Natur erzeugten Geräusche entstehen in Gewittern und bei Vulkanausbrüchen. Die Abstrahlung der Schallenergie kann in der Nähe großer Instrumente, z.B. eines Gongs, nicht nur gehört, sondern auch körperlich gespürt werden. Mit einem kräftigen Paukenschlag kann man sogar eine Kerze „auspusten".

Schallereignisse können in ihrer physikalischen Beschaffenheit sehr verschieden sein und damit auch sehr unterschiedliche Höreindrücke hinterlassen. Streng physikalisch lassen sich Töne, Klänge und Geräusche unterscheiden.

2.2 Ton, Klang und Geräusch

Ein reiner Ton besteht genau genommen aus nur einer Tonhöhe (Frequenz). In der Natur kommen solche so genannten Sinustöne nicht vor; sie können nur technisch erzeugt werden und lassen sich z.b. bei der Hörüberprüfung in der Audiometrie einsetzen (vgl. Kap. 5.1; Sinustöne im Internet, s. Anhang: Adressen V). Auch auf einer klassischen Hammondorgel werden Töne mit sinusförmigem Spannungsverlauf generiert. Diese Töne können mit Hilfe von technischen Geräten, z.B. Oszilloskopen und Oszillografen sichtbar gemacht und aufgezeichnet werden. In einem Koordinatensystem, auf dessen Abszisse die Zeit und auf dessen Ordinate die Lautstärke angezeigt werden, sind dann die gleichmäßigen Luftdruckschwankungen des Sinustones als regelmäßige Wellenbewegung (Sinusschwingung) zu sehen (vgl. Abb. 1).

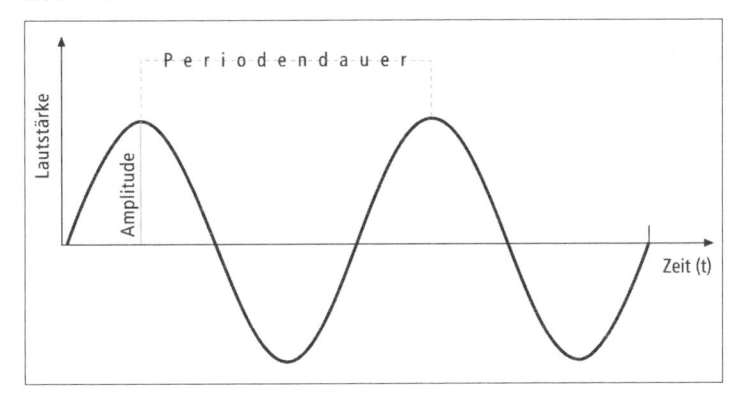

Abb. 1: Sinuston

Am Verlauf der Kurve erkennt man, dass sich Über- und Unterdruck regelmäßig abwechseln. Die Kurve gibt also nicht die Bewegung der Luftmoleküle wieder, sondern lediglich die Größe des Drucks, den die Luftmoleküle zu einem bestimmten Zeitpunkt auf Nachbarmoleküle ausüben. Die maximale Höhe des Drucks ist der Lautstärkeausschlag, der auch als *Amplitude* bezeichnet wird. Die Periodendauer entspricht der Dauer einer vollständigen Schwingung, dem Zeitintervall zwischen zwei *phasengleichen* Punkten (z.B. zwei benachbarten Wellenbergen, vgl. Abb. 1).

Die Höhe eines Tones wird durch die Schwingungen pro Sekunde bestimmt. Die Anzahl der Schwingungen pro Sekunde bezeichnet man als *Frequenz*, gemessen wird die Tonhöhe in Hertz (1 Hz = 1 Schwingung pro Sekunde). Je mehr Schwingungen pro Sekunde ein Ton besitzt, umso höher klingt er. In Abbildung 1 sind zwei vollständige Schwingungen zu sehen; verlaufen diese im Zeitraum von 1 Sekunde, so entspricht das tieffrequentem Schall von 2 Hz.

Die Wellenlänge λ (lambda) entspricht der Entfernung zweier phasengleicher Punkte (z.B. Abstand von einem Wellenberg bis zum nächsten Wellenberg).

Wenn die Frequenz eines Tones bekannt ist, lässt sich seine Wellenlänge leicht berechnen. Die Wellenlänge erhält man, wenn man die Schallgeschwindigkeit (c) durch die Frequenz (f) teilt[1], also λ = c/f. Oder andersherum: Die Schallgeschwindigkeit (c) ergibt sich aus dem Produkt von Wellenlänge und Frequenz, also: c = λ x f.

Da der Schall in der Luft in einer Sekunde 344 m zurücklegt, hat eine Schwingung von 1 Hz eine Wellenlänge von 344 m. Zwei Schwingungen pro Sekunde, also 2 Hz bedeuten eine Wellenlänge von λ = 344:2 = 172 m. Der Kammerton a[1], den eine angeschlagene Stimmgabel erzeugt, hat eine Frequenz von 440 Hz, die einer Wellenlänge von λ = 0,75 m entspricht.

Abb. 2: Grundton und Teiltöne

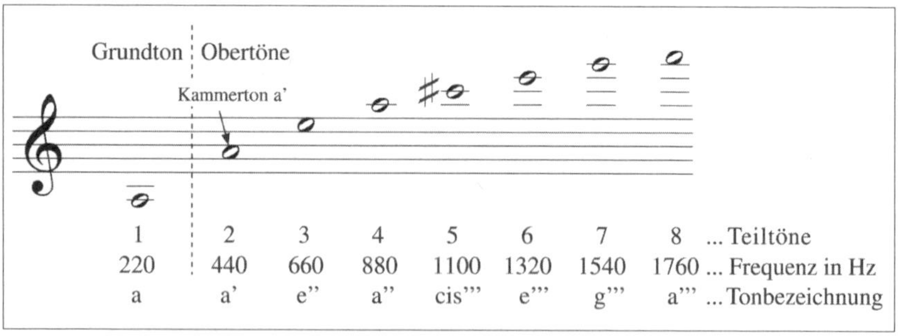

1	2	3	4	5	6	7	8	...Teiltöne
220	440	660	880	1100	1320	1540	1760	...Frequenz in Hz
a	a'	e''	a''	cis'''	e'''	g'''	a'''	...Tonbezeichnung

---

1 Die Schallgeschwindigkeit wird in Meter pro Sekunde (m/s), die Wellenlänge in Meter (m) und die Frequenz in Schwingungen pro Sekunde (Hz) angegeben.

Was alltagssprachlich allgemein als (musikalischer) Ton bezeichnet wird, der von einem Instrument gespielt oder von der menschlichen Stimme gesungen wird, ist physikalisch ein komplexes Gebilde. Genau genommen handelt es sich dabei um einen Klang, denn er besteht immer aus einer Summe mehrerer Teiltöne (Obertöne), die auf einem Grundton, der Grundfrequenz des jeweiligen Klanges, aufbauen. Die Frequenzen der Teiltöne stehen im Verhältnis einer harmonischen Reihe 1:2:3:4 etc. zueinander: Alle Obertonfrequenzen sind also ganzzahlige Vielfache der Grundfrequenz. Für die Tonabstände in der Obertonreihe ergeben sich diesem Naturgesetz zufolge bestimmte Schwingungsverhältnisse: der nächst höhere Teilton über dem Grundton schwingt doppelt so schnell (2:1), der nächste Ton dann im Verhältnis 3:2 zum vorangehenden und so weiter. In der Musik haben diese Tonabstände lateinische Bezeichnungen, z.B. 1:2 = Oktave, 2:3 = Quinte, 3:4 = Quarte, 4:5 = große Terz, 5:6 = kleine Terz (vgl. Abb. 2). Diese so genannten *Intervalle* finden wir nicht nur als gleichzeitig erklingende Teiltöne in einem Geigen- oder Trompetenton, sondern auch in Melodien. Diese bestehen aus der zeitlichen Folge unterschiedlicher Intervalle, die aufwärts oder abwärts geführt werden.

Ein Frequenzverhältnis von 1:2 entspricht in der Hörwahrnehmung immer einer Oktave: wenn z.B. das eingestrichene a´ (Kammerton, 440 Hz) erklingt, schwingt das nächst höhere a´´ (zweigestrichenes a, 880 Hz) mit. Hörbar machen können wir diese Obertöne auf einfache Weise beim Klang eines Schwirrschlauches, der bei stärkerer Schleuderbeschleunigung jeweils in den nächsthöheren Teilton „springt", genauso wie z.B. ein Trompetenrohr, das bei kräftigerem Anblasen jeweils den nächst höheren Teilton erzeugt.

Bei einem Klang machen die unterschiedlichen Lautstärken seiner einzelnen Teiltöne den Charakter, die Klangfarbe aus. So ergibt u.a. der verhältnismäßig starke Anteil hoher Teiltöne den strahlenden Klang der Blechblasinstrumente; der warme Klang der Streichinstrumente entsteht aus dem verhältnismäßig starken Anteil tieferer Teiltöne. In Abbildung 3 sieht man deutlich die Periodizität der Klänge von Geige und Trompete. Die verschiedenen Kurvenverläufe beider Instrumente, die beide den Kammerton a´ spielen, ergeben sich aus den unterschiedlichen Anteilen von Obertönen, die in ihrer Summe den jeweils typischen Kurvenverlauf bedingen und den charakteristischen Klang dieser Instrumente ausmachen. Unser Gehör setzt die unterschiedlich ausgeprägten Frequenzen der einzelnen an einem Klang beteiligten Teiltöne in die neue Wahrnehmungsqualität Klangfarbe um und versetzt den Hörer in die Lage, sofort z.B. einen Trompeten- von einem Geigenklang zu unterscheiden.

Abb. 3: Geigen- und Trompetenton im Vergleich

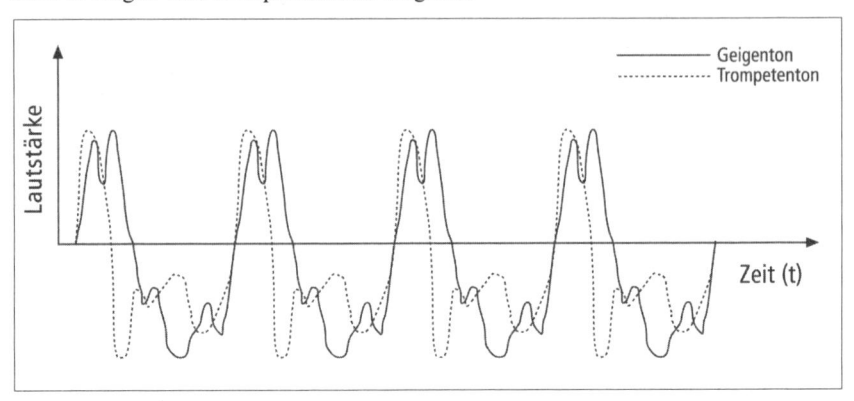

Gleichzeitig erklingende Töne und auch Klänge beeinflussen gegenseitig ihre Hörbarkeit, sodass einige Töne bzw. Klänge besser oder leiser gehört werden als andere. Dieses Phänomen nennt man *Maskierung* oder *Verdeckung*, es spielt u.a. eine Rolle bei der Behandlung von unerwünschten Ohrgeräuschen (vgl. Kap. 7.4). Grundsätzlich ist in diesem Zusammenhang wichtig, dass ein schwächerer Ton umso mehr maskiert, also verdeckt wird, je näher er an der Frequenz des stärkeren, verdeckenden Klanges liegt. Außerdem verdecken tiefe Töne hohe Töne, wenn sie gleichzeitig und in vergleichbarer Lautstärke auftreten.

Abb. 4: Geräusch

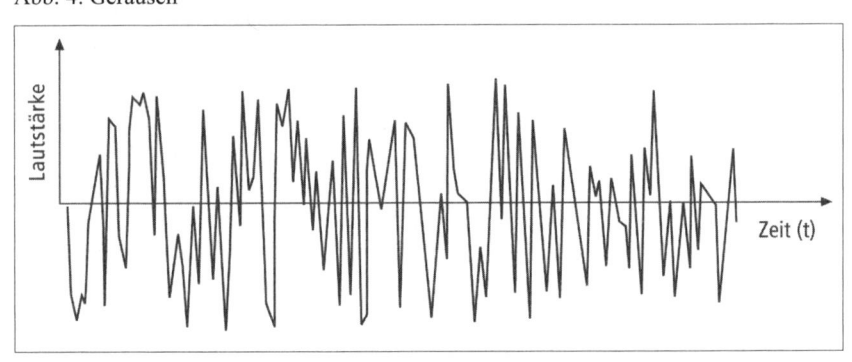

Beim Geräusch sind gleichzeitig mehrere oder viele Töne zu hören, die in keiner regelhaften Beziehung zueinander stehen, also ein unharmonisches Frequenzverhältnis ihrer Teiltöne aufweisen. Das Rauschen ist eine besondere Form des Geräusches, bei dem die verschiedenen Frequenzen statistisch mehr oder weniger gleichmäßig verteilt sind. So enthält das aus dem Radio und Fernsehen bekannte *weiße Rauschen* bei allen Frequenzen gleiche Amplitudenwerte. Weißes Rauschen wird als emotional positiv bewertet und eignet sich daher z.B. gut zur Tinnitustherapie (vgl. Kap. 7.4).

2.3 Ausbreitung des Schalls und Schalldruck

Bei der Ausbreitung des Schalls pflanzen sich die Druckschwankungen der Luft in einer bestimmten Stärke fort, die als *Schalldruck* (abgekürzt L oder in der englischsprachigen Literatur SPL = sound pressure level) bezeichnet wird. Gemessen wird der Schalldruck mit der physikalischen Maßeinheit Pascal (Pa) (1 Pa = 1 Newton/m^2). Der für den Menschen kleinste wahrnehmbare Schalldruck (*Hörschwelle*) beträgt bei der Bezugsfrequenz von 1000 Hz 0,00002 Pa = 2x10^{-5} Pa = 20 µPa; das bedeutet eine kaum vorstellbar leichte Veränderung des statischen, uns umgebenden Luftdrucks, der bei ungefähr 100.000 Pa liegt. Die akustischen Signale brauchen nur um 1/100.000.000.000 vom mittleren Luftdruck abweichen, damit man sie hören kann. Das menschliche Ohr zeichnet sich also durch eine hohe Sensibilität und Leistungsfähigkeit aus. An der Schmerzschwelle liegt der Schalldruck mit 120 dB bei ungefähr 20 Pa und weist damit eine eine Million Mal größere Druckamplitude als an der Hörschwelle auf. Diese gigantische Bandbreite des Lautstärkeumfangs belegt die enorme Differenzierungsfähigkeit des menschlichen Ohres. Dieses Größenverhältnis lässt sich am Beispiel von Gewichten veranschaulichen: Verglichen mit der Leistungsfähigkeit des Ohres müsste eine Waage in der Lage sein, ein Gramm genauso exakt zu wiegen wie eine Tonne.

Da sich die Hörspanne über diesen immensen Zahlenbereich erstreckt, wenn man den Schalldruck in Pascal angibt, führte man das praktikablere logarithmische Maß *Dezibel* (dB) ein, mit dem das weite Hörvermögen des Menschen in kleinen und überschaubaren Zahlenwerten angegeben werden kann. Die Maßeinheit Dezibel, also ein Zehntel Bel, ist nach dem Erfinder des Telefons, dem amerikanischen Physiker Alexander Graham Bell benannt. Wie bei der Prozentangabe handelt es sich bei Dezibel um einen dimensionslosen Wert. Er ist keine physikalische Maßeinheit wie Meter oder Gramm, sondern „benötigt" als Bezugsgröße den Schalldruck. 0 Dezibel bedeutet also kein Nichthören, sondern dass der Ton der Frequenz 1000 Hz von einem Hörgesunden gerade gehört werden kann. Die Angabe der Frequenz 1000 Hz ist wichtig, da die Hörschwelle des Menschen nicht in allen Frequenzbereichen gleich ist (vgl. Abb. 7). Töne unterhalb und oberhalb des hochsensiblen Sprachbereiches benötigen z.B. einen wesentlich höheren Schalldruck, um wahrgenommen zu werden.

Das dimensionslose Maß Dezibel ist so definiert, dass es immer das Vielfache des Bezugsdrucks 2x10^{-5} Pa (= 0 dB) anzeigt. So entspricht eine Erhöhung um 20 dB einer Verzehnfachung des Schalldrucks (= 10x2x10^{-5} Pa) (vgl. Abb. 5).

In der Praxis ergeben sich durch den dekadischen Logarithmus bei Lautstärkevergleichen auf den ersten Blick ungewöhnliche Zahlenverhältnisse, die sich jedoch beim Blick in eine Logarithmustabelle als logisch und richtig erweisen.

Abb. 5: Schalldruck

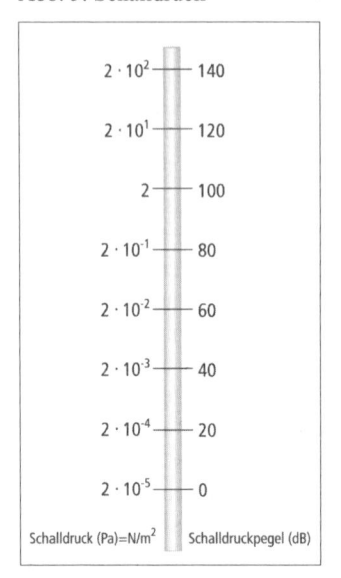

Schalldruck (Pa)=N/m²	Schalldruckpegel (dB)
$2 \cdot 10^2$	140
$2 \cdot 10^1$	120
2	100
$2 \cdot 10^{-1}$	80
$2 \cdot 10^{-2}$	60
$2 \cdot 10^{-3}$	40
$2 \cdot 10^{-4}$	20
$2 \cdot 10^{-5}$	0

Ein praktisches Beispiel: Zwei Schallquellen mit gleichem Pegel ergeben eine Schalldruckpegel-Zunahme um 3 dB gegenüber einer Schallquelle. Zwei 80-dB-Schallquellen (z.B. zwei gleich laut unmittelbar hintereinander her fahrende Autos oder auch zwei nebeneinander blasende Trompeter) erzeugen also zusammen 83 dB. Wenn also eine Diskothek ihre Lautstärke von 100 dB „nur" auf 103 dB erhöht, entsteht eine Schallpegelerhöhung, als wenn zwei Diskotheken mit jeweils 100 dB gleichzeitig die Tanzenden bestrahlen (vgl. Abb. 6). Auf den ersten Blick auch kurios: zwei Schallquellen von 0 dB ergeben zusammen drei dB!

Abb. 6: Lautstärkezunahme

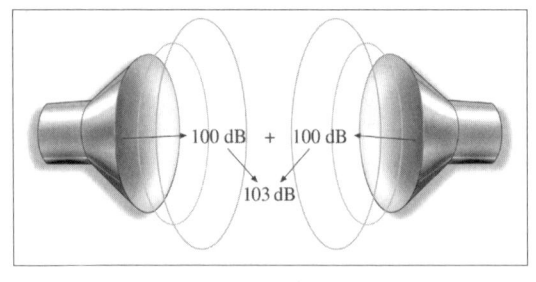

Der Schalldruck steigt dabei um den Faktor 1,4; bei einer Zunahme um 6 dB würde er sich verdoppeln, bei 10 dB bereits verdreifachen und bei 20 dB verzehnfachen. Anders herum ausgedrückt: Fährt ein DJ den Pegel um 3 dB herunter, kommt es durchaus schon zu einer deutlichen und für die Ausprägung eventueller Hörschäden durchaus relevanten Absenkung des Schalldrucks. Die Verdopplung einer Schallleistung wird allerdings nicht als Lautstärkenverdopplung wahrgenommen, andererseits aber auch nicht als

Lautstärkenhalbierung, wenn der Pegel entsprechend reduziert wird. Als Faustregel kann man sich merken, dass die Erhöhung des Schalldruckpegels um 10 dB eine Verdoppelung des Lautstärkeeindrucks zur Folge hat. Das Rechnen mit einem logarithmischen Maß kommt also der nichtlinearen Lautstärkeverarbeitung des Gehörs entgegen, denn wir „empfinden" Lautstärke nicht linear, sondern logarithmisch ansteigend (*Weber-Fechner-Gesetz*) (vgl. Kap. 2.5.2).

2.4 Hörbereich

Ein hörgesunder junger Mensch kann ungefähr einen tiefen Ton von 20 Hz, also 20 Schwingungen pro Sekunde, und bestenfalls einen extrem hohen Ton von 20.000 Hz hören. Im fortgeschrittenen Alter sinkt diese Obergrenze deutlich ab, liegt aber immer noch in einem Bereich, der den Hörgenuss von Musik nicht wesentlich einschränkt. In vielen Lehrbüchern wird daher auch 16.000 Hz als gerade noch wahrnehmbare Frequenz angegeben. Der Verlust der ganz hohen Obertöne beeinflusst allenfalls ein wenig die Brillanz des Klanges; diese Tatsache macht sich die MP3-Technik zunutze, bei der die Datenmenge von gespeicherten Musikstücken dadurch vermindert wird, dass hohe Frequenzen herausgefiltert werden.

Der Abstand zwischen 16.000 und 20.000 Hz beträgt weniger als vier Halbtöne, die Oktave über 16.000 Hz würde ja bereits mit 32.000 Hz schwingen (s.o.). Bei 16.000 Hz liegt ungefähr das siebengestrichene c. Dieser Bereich geht also z.B. noch weit über die Tastatur eines Klaviers und die höchsten Töne einer Geige hinaus. Zum Vergleich: Der höchste Klavierton, das fünfgestrichene c (c''''' oder c^5), liegt bei ungefähr 4000 Hz.

Der Schall unterhalb von 20 Hz wird als *Infraschall*, der Schall oberhalb von 20.000 Hz als *Ultraschall* bezeichnet. Wenn auch unser Ohr diese Bereiche nicht mehr wahrnehmen kann, so verständigen und orientieren sich jedoch viele Tiere (Elefanten, Delfine, Hunde, Fledermäuse) in den Schallbereichen unter- und oberhalb der menschlichen Hörgrenzen. Ultraschall wird, ungefähr in dem Bereich zwischen 10^5 und 10^7 Hz, auch für diagnostische und therapeutische Zwecke genutzt. Langwelliger Infraschall kann Tausende von Kilometern zurücklegen. Er kommt in der Natur bei Vulkanausbrüchen, Stürmen und Erdbeben, aber auch bei den Schwingungen von Gebäuden und Fahrzeugen vor. Bei hohem Schalldruck nehmen wir Infraschall als *Körperschall* über den ganzen Körper wahr. Die Vibrationen werden über unseren Tastsinn erfasst, bei entsprechender Stärke schwingen einzelne Organe oder sogar der ganze Körper. Diese niederfrequenten Schwingungen und Vibrationen können verschiedene Krankheitssymptome verursachen, sodass auch hier – obwohl nicht durch das Ohr hörbar – von Lärm gesprochen werden kann. Der tiefste Klavierton, das Subkontra-A, liegt bei 27 Hz, also nicht mehr weit von dem unhörbaren Infraschall entfernt. Noch tiefere Töne sind kaum wahrnehmbar. Große Kirchenorgeln mit einem 32′ (Fuß) Register – also extrem großen und tief klingenden Pfeifen – erzeugen zwar einen Ton von 16 Hz, der aber mehr gefühlt als gehört wird und nur in der Mischung mit höheren Tönen klangliche Bedeutung bekommt.

Innerhalb des hörbaren Frequenzspektrums spielt der Bereich, in dem die Frequenzen der Sprache anzusiedeln sind, eine spezielle Rolle, weil er einerseits für das soziale Leben wichtig, andererseits aber auch besonders gefährdet ist:

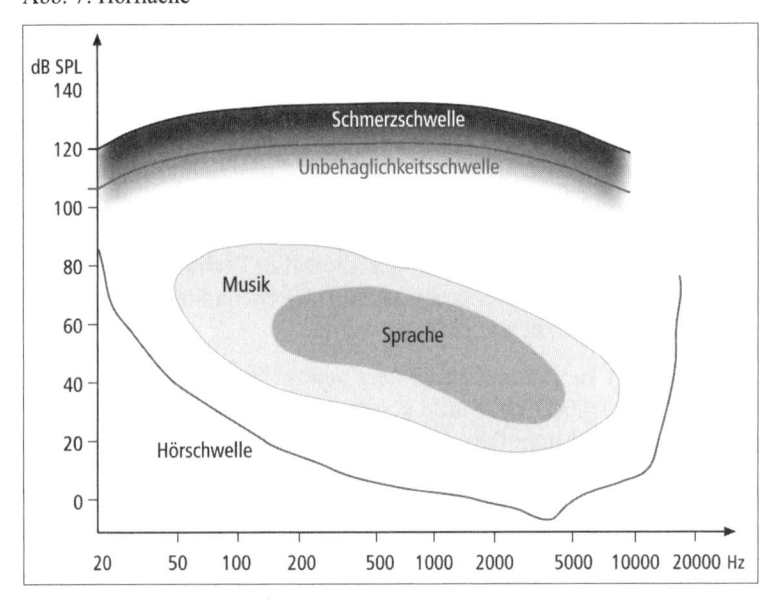

Abb. 7: Hörfläche

Abbildung 7 zeigt die *Hörfläche* (auch: Hörfeld) des Menschen in den Bereichen Sprache und Musik. In dem Koordinatensystem sind zwei Kurven eingetragen, die die Hörfläche begrenzen: *Hörschwelle* und *Schmerzschwelle*; beide werden bestimmt durch die Frequenz der gehörten Töne (Hz) und deren Lautstärke (dB). Unterhalb der Hörschwelle kann der Mensch in der Regel keine Schallereignisse mehr hören. Deutlich ist erkennbar, dass die Hörgrenze nicht bei allen Frequenzen gleich ist. In den sprachrelevanten Frequenzbereichen zwischen ungefähr 200 und 5000 Hz ist unser Ohr am empfindlichsten. Bei hohen Frequenzen und vor allem bei den Frequenzen unterhalb von 200 Hz steigt die Hörschwelle stark an. Das bedeutet, dass ein Ton mit diesen Frequenzen einen wesentlich höheren Schalldruckpegel besitzen muss, um wahrgenommen zu werden. So muss ein Baßton von 30 Hz um 50 dB lauter sein als ein 4000 Hz-Ton, damit unser Ohr auf ihn reagiert. Die Schmerzschwelle ist nicht so frequenzabhängig wie die Hörschwelle und bewegt sich zwischen 120 und 140 dB, je nach Situation und Konstitution, d.h. nach augenblicklicher oder genereller individueller Belastbarkeit. Ähnlich verhält es sich mit der Unbehaglichkeitsschwelle, die den ungefähren Pegel angibt (ca. 90 dB), ab dem Schall als unangenehm empfunden wird.

2.5 Messung von Schallstärken

2.5.1 Objektive Messungen

Um Auswertungen von physikalischen Lautstärkemessungen zu vereinfachen, wird zwischen Mikrofon und Messgerät ein so genannter A-Filter geschaltet, der das Messgerät für hohe und tiefe Frequenzen weniger empfindlich macht. Diese A-Messung ist in Diagrammen sofort erkennbar, da die Hörschwelle mit 0 dB (A) nun keine Kurve wie in Abbildung 7, sondern durch die Abflachung im tief- und hochfrequenten Bereich eine Gerade ergibt (vgl. Abb. 21). Diese von der dB-Messung ohne Filter (= dB SPL) abweichende Darstellungsweise ist möglich, weil Dezibelskalen immer Verhältnisskalen sind, die je nach Erfordernissen den entsprechenden Anwendungsbereichen angepasst werden können.

Im Umwelt- und Hörakustikbereich ist die A-Bewertung die am häufigsten vorkommende Frequenz-Bewertung[2]; B-, C- oder G-Filter werden seltener verwendet[3].

Bei Messungen werden drei Arten von Schalldruckpegeln unterschieden (vgl. Fleischer 2000, S. 14f.):

- Momentanpegel (L_W): Lautstärke zu einem bestimmten Zeitpunkt; der Momentanpegel, z.B. bei einem Musikereignis, ändert sich laufend,
- Spitzenpegel (L_P): der lauteste Messwert im gemessenen Zeitraum, z.B. bei einem Höhepunkt in einer Sinfonie, bei dem alle Instrumente mit großer Lautstärke beteiligt sind,
- Mittelungspegel (L_M): durchschnittliche Lautstärke im gemessenen Zeitraum, eine rein messtechnische Größe, die keine Entsprechung im Empfinden des Menschen hat.

Für die Beurteilungen von Schallsituationen von sehr kurzer Dauer, wie z.B. Schüssen, ist der Spitzenpegel, bei längeren Schallereignissen wie Verkehrslärm vor allem der Mittelungspegel von Interesse. Abbildung 8 gibt eine Übersicht über Mittelungs- und Spitzenpegel einiger Schallereignisse.

Messungen können als Schalleinwirkung auf einen Ort oder eine Person bezogen werden, sie werden dann als *Schallimmissionsmessungen* bezeichnet.

---

[2] Sie entspricht der dB HL-Skalierung im medizinischen Bereich.
[3] Bei den dB-Angaben in diesem Buch handelt es sich immer mit Ausnahme von Abb. 7 und Abb. 9, in denen die Angaben in dB SPL erfolgen, um A-Bewertungen.

Schallemissionsmessungen beziehen sich hingegen auf die Abstrahlung einer Schallquelle.

Abb. 8: Ungefähre Schallpegel von Lärmquellen

dB	Mittelungspegel	Spitzenpegel	Entfernung
180		Spielzeugpistolen	direkt am Ohr
170		Ohrfeige	
		Handfeuerwaffe	Ohrnähe
		Silvesterböller	Körpernähe
160		Airbag-Entfaltung	im Fahrgastraum
150		Jettriebwerke	10 m
130	Händeklatschen		1 m
127	Klavierspiel		20 cm
125	Flugzeugstart		100 m
120		Schmerzschwelle	Ohrnähe
		Trillerpfeife	1 m
110	laute Diskothek		Tanzfläche
		zufallende Autotür	1m
		Martinshorn	10 m
100	Popkonzert; häufiger Pegel bei Musikhören über Kopfhörer		im üblichen Abstand
80	Orchesterkonzert		im üblichen Abstand
	Lastwagen		7,5 m
70	durchschn. Straßenverkehr		Straßennähe
60	normale Unterhaltung		im Wohnzimmer
25	Atemgeräusche		1 m
10		Stecknadel auf Steinboden	in unmittelbarer Nähe
0	Hörschwelle des gesunden Ohres		

2.5.2 Subjektive Messungen

Neben der technischen dB-Messung gibt es ein subjektives Maß der Schallstärke, das in *Phon* angegeben und durch ein Vergleichsverfahren ermittelt wird. Zur Eichung der Phonmessung wurde mit Hilfe von Versuchspersonen ermittelt, bei welchem Schalldruck ein Ton als gleichlaut zu einem Ton von 1000 Hz (= physikalischer Normton) empfunden wird. Bei 1000 Hz sind die Angaben in dB und Phon daher per definitionem identisch. Mit anderen Worten: der angegebene Wert des Lautstärkepegels in Phon entspricht immer dem des Schalldruckpegels des 1000 Hz-Tons der gleichen Lautstärke.

Der 1000 Hz-Ton wurde hörgesunden Probanden in verschiedenen Lautstärken dargeboten und man erhielt dann für andere Frequenzen durch Vergleiche die Schalldruckwerte, die gleichlaut zur jeweiligen Lautstärke des Referenztons empfunden werden (vgl. Abb. 9). Die Verbindung der entsprechenden Messpunkte ergibt Kurven gleichen Lautstärkepegels, die *Isophone* genannt werden. Die unterste Isophone (= 4 Phon) gibt die *Hörschwelle* an, bei der Schallereignisse gerade hörbar sind[4].

Die mit Hörgesunden ermittelten Werte dienen als Vergleichsmöglichkeit mit den Isophonen hörgeschädigter Patienten und als diagnostische Hilfe.

Abb. 9: Isophone mit den in der Musik gebräuchlichen dynamischen Vortragsbezeichnungen (von sehr leise = ppp = piano pianissimo bis zu sehr laut = fff = forte fortissimo)

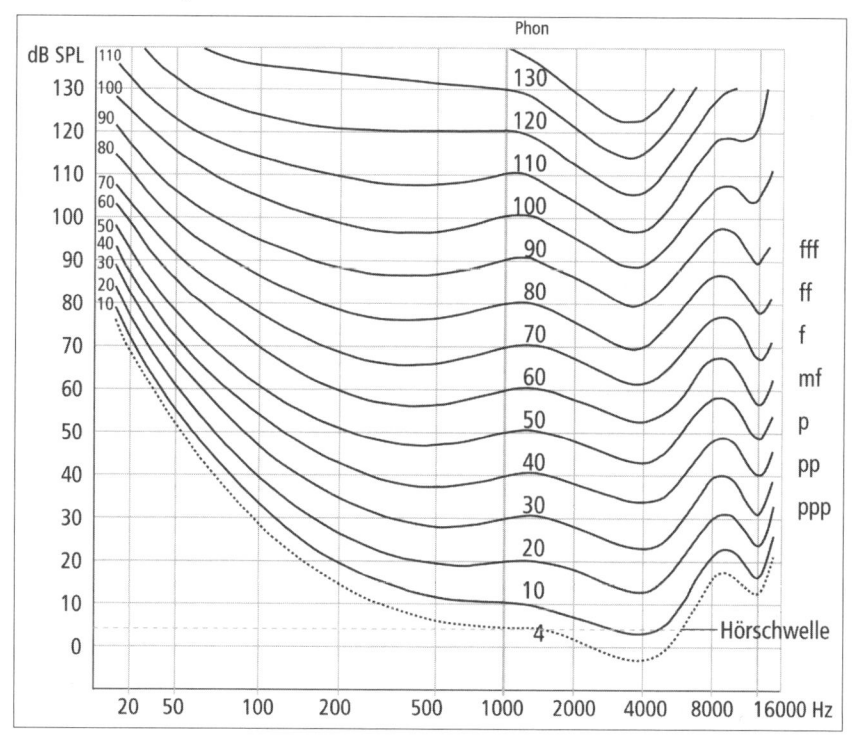

Die Phon-Skala gibt also Auskunft über das gleiche Lautstärkeempfinden beim Vergleich zweier Töne unterschiedlicher Frequenz. Um jedoch störenden Lärm beurteilen zu können, ist es erforderlich, Aussagen über das

---

4 Da durch den A-Filter die Dezibelangaben dem menschlichen Hörempfinden angeglichen werden, stimmen die dB (A) Angaben näherungsweise mit den Phon-Werten überein.

Anwachsen des Lautheitsempfindens treffen zu können. Daher wurde die Einheit *sone* eingeführt, mit der die so genannte *Lautheit*, der *subjektiv* empfundene Lautstärkepegel, gemessen wird (40 Phon = 1 sone). Und es ist keinesfalls so, dass 80 Phon als doppelt so laut wie 40 Phon empfunden werden. Als Faustregel kann man sich merken, dass ein akustisches Signal als doppelt so laut wahrgenommen wird, wenn die Lautstärke um 10 Phon steigt (50 Phon = 2 sone).

Abb. 10: Gegenüberstellung objektiver und subjektiver akustischer Phänomene

Objektiv: Physikalische Phänomene	Subjektiv: Psychoakustische Phänomene
• Frequenz (Hz)	• Tonhöhe
• Zusammensetzung der Teiltöne	• Klang
• Schalldruck (dB)	• Lautstärke (phon) - Isophone - Hörschwelle - Unbehaglichkeitsschwelle - Schmerzschwelle
• Schallintensität	• Lautheit (sone)

2.6 Die Schallumwelt früher und heute

Was in den vorangegangenen Kapiteln als nüchterne physikalische Grundlage beschrieben wurde, hat auf der anderen Seite eine immense Bedeutung für die menschliche Existenz. Schall gehört schon immer zur natürlichen und künstlichen Umwelt des Menschen, mit der er sich laufend auseinander setzen muss, um möglichst sicher, lange und auch gesund (über-)leben zu können. Schall übermittelte in der langen Geschichte der Menschheit wichtige Informationen, z.B. über die Entfernung und Beschaffenheit eines Tieres oder die Größe einer sich mit Kriegsgeschrei nähernden Gruppe. Er macht auf Veränderungen aufmerksam, z.B. beim Wetter, er verrät den sich heimlich nähernden Feind, weil ein Zweig knackt, er meldet Gefahren, die außerhalb des Blickfeldes liegen. Schall macht Schreie, Hilfe- und Warnrufe, Klagen und Weinen und natürlich die verbale Kommunikation mittels der Organe Stimme und Gehör möglich, die über den Grad nonverbaler Verständigung hinaus auch den Austausch abstrakter und komplexer Gedankengebilde zulässt, z.B. bei der Planung und Verabredung eines taktischen Vorgehens bei der Jagd bis zum philosophischen Disput.

Die Bandbreite zwischen besonders leisem und extrem lautem Schall, den Natur und Menschen verursachen, ist dabei riesig: Quantität und Beschaffenheit dieser Schallexpositionen haben sich allerdings – abgesehen von immer ähnlichen Naturereignissen – im Laufe der Geschichte erheblich verändert und der Mensch hat sich immer wieder in seinen Reaktionen der Bedeutung des jeweiligen Schalls angepasst: Der knackende Zweig, auf den zu reagieren in früheren Zeiten ein Gebot des Überlebens war und der den Körper in einen Alarmzustand mit starken vegetativen Auswirkungen versetzte, ruft heute beim abendlichen Bier auf der Terrasse, sofern er überhaupt noch wahrgenommen wird, allenfalls einen kleinen Nebengedanken an die Igelfamilie wach, die sich in der Hecke gerade gemütlich einrichtet. Laut-Sein bedeutete in bestimmten Stadien der Entwicklung der Menschheit zugleich Stark-Sein und abschreckend zu wirken oder zu imponieren. Dieses Verhalten wird auch heute noch praktiziert, etwa wenn die Boxen aus dem Auto nebenan an der Ampel heftigst dröhnen, allerdings hat es in diesem Fall seine überlebenswichtige Bedeutung verloren und dient wohl einzig dazu, auf sich aufmerksam zu machen.

Gewitter waren die heftigsten Lautstärkeerfahrungen, die die meisten Menschen im Laufe der Evolution machten. Erdbeben, Vulkanausbrüche, Wasserfälle und ein tosendes Meer als weitere schallintensive Phänomene haben allerdings wohl längst nicht alle Menschen erlebt. Als Lautstärkerekord in der Geschichte der Menschheit gelten nach Senn (1998, S. 11) die Explosionen des Vulkans Krakatau 1883 in Indonesien, die angeblich noch viereinhalbtausend Kilometer entfernt gehört werden konnten; es muss auf jeden Fall ein unvorstellbar lautes Geräusch in der Nähe der Eruptionen gegeben haben.

Von Menschen bereits in früher Zeit erzeugte Geräusche wie Metall- und Steinverarbeitung (Schmiedehämmer), später dann die stark und schnell einsetzende Industrialisierung, schließlich moderne Verkehrsmittel, elektrisch betriebene und verstärkende Werkzeuge, Geräte und Instrumente und letztlich donnernde Jets und (Überschall-)Flugzeuge, um nur einige Entwicklungen zu nennen, ließen die Schallexposition in der jüngsten Geschichte nahezu explosiv anschwellen. Hinzu kommt ein permanentes „Grundrauschen", erzeugt durch Industrie und Straßenverkehr, der heute der größte Lärmverursacher ist. Je mehr Menschen in Gemeinschaften zusammenlebten und je vielfältiger die Nutzung von Rohstoffen und der Gebrauch von Werkzeugen im Alltag wurden, desto lauter wurde auch die „kulturgemachte" Schallexposition. So konnten Trommeln, die ursprünglich einmal überwiegend dem Nachrichtenaustausch dienten, neue (z.B. musikalische) Funktionen annehmen, als der Bedarf für ihre ursprüngliche Nutzung zurückging.

Zeugnisse aus der jüngeren Vergangenheit machen deutlich, dass jede Zeit ihr eigenes Verständnis von Ruhe, Stille und Lautstärke ausbildete und es somit völlig relativ ist, was als laut und dann möglicherweise auch als störend empfunden wird. Der Mensch wird in eine (akustische) Umwelt hineingeboren, die er in der Regel nicht hinterfragt, allenfalls erst, wenn Störungen im Zusammenwirken von Umwelt und Individuum auftreten. Und mit dem Begriff Ohr verbindet man alltagssprachlich im Allgemeinen nichts weiter als das Außenohr, das vielleicht beim Haarschneiden im Wege ist, eine Rolle als Brillenhalter oder als Träger eines Schmucks spielt und nach einer Ohrfeige oder einem Winterspaziergang schmerzt und glüht. Bei einer Entzündung wird uns dann gelegentlich bewusst, dass es ein Mittelohr gibt, in dem sich Flüssigkeit ansammelt und ein Überdruck entsteht, der starke Schmerzen verursachen kann. Über den komplizierten Wahrnehmungsapparat, das eigentliche Sinnesorgan, das anatomisch noch weiter innerhalb des Kopfes liegt (vgl. Kap. 3.1), wird jedoch selten nachgedacht. So versteckt, wie es im harten Felsenbein geschützt liegt, bildet es auch für die meisten Menschen einen unbekannten und vernachlässigten Teil unseres Körpers, der zwar pausenlos und rund um die Uhr arbeitet, dabei aber wenig Beachtung, Pflege und Rücksicht findet.

Klagen über Lärmbelästigung sind allerdings nichts Neues. Ausschlaggebend dafür sind in der Regel Veränderungen in der Umwelt und nicht die bereits vorhandenen und bekannten akustischen Phänomene: die frühen Dampfmaschinen und Eisenbahnen, selbst peitschenknallende Kutscher machten einen ebenso unerträglichen Lärm für ihre Zeitgenossen wie heutzutage die neu gebaute Startbahn eines Flughafens. Das Neue stört, nicht das Gewohnte. Man kann sich möglicherweise daran gewöhnen, wie an das Geräusch der Computerbelüftung im Arbeitszimmer, man kann dagegen ankämpfen, z.B. gegen die neue Trassenführung einer Umgehungsstraße, man muss vielleicht aber auch darunter leiden, ohne etwas ändern zu können – dann reduziert bestenfalls eine allmähliche Gewöhnung den subjektiven Grad der Störung und schlimmstenfalls wird man krank. Aber auch innerhalb einer Gesellschaft können die Meinungen über das, was zu laut erscheint und stört, weit auseinander klaffen: Schon alt und jung mögen im Hinblick auf eine vernünftige Lautstärke z.B. beim Musikhören völlig gegensätzlich empfinden und reagieren, wie die ständigen Diskussionen mit unseren Kindern bezüglich des Volumens an ihren Stereoanlagen oder bei den Bandproben allzu deutlich offenbaren. Wie wir in Kapitel 3.2.3 noch darstellen werden, bevorzugen auch Jugendliche innerhalb ihrer Altersgruppe in Abhängigkeit von ihrer sozialen Verankerung und ihrer Bildung unterschiedliche Lautstärken. Und während sich der eine mitten in einem Meer von Geräuschen und Klängen oder dem Lärm seiner um ihn tobenden Kinder wunderbar konzentrieren kann, bringt den anderen nur das Ticken einer Uhr oder das Klavierüben eines weit entfernten Nachbarn um den Verstand, wenn er in Ruhe arbeiten oder sich entspannen will.

Leider gibt es nur wenig Zeugnisse aus der Vergangenheit über die Wirkung von Lautstärke. Über das für heutige Verhältnisse in seiner Größe eher bescheidene Mannheimer Orchester, die Hofkapelle des Kurfürsten von der Pfalz Karl Theodor (1742-1799), berichtet z.B. der Dichter und Musiker Daniel Schubart (1977, S. 122): „Sein Forte ist ein Donner, sein Crescendo ein Katarakt, sein Diminuendo – ein in die Ferne hin plätschernder Kristallfluss, sein Piano ein Frühlingshauch." Die Lautstärke eines Orchesters, die damals die Menschen – im wahrsten Sinne des Wortes und in den historischen Quellen auch so beschrieben – noch von den Stühlen riss, wird heute niemanden mehr großartig beeindrucken können. Um eine vergleichbare Wirkung zu erzielen, bedarf es schon einer tonnenschweren und mit enormer Leistung ausgestatteten Beschallungsanlage auf einem Rockfestival.

Es scheint, als hätten wir uns auch in anderen Lebensbereichen an das Mehr an Lautstärke gewöhnt und würden nicht darauf verzichten wollen. Tests verschiedener Hersteller von Haushaltsgeräten haben ergeben, dass der Endverbraucher große Lautstärken mit großer Wirkkraft gleichsetzt. So schreiben z.B. Probanden, die Staubsauger in ihrer Leistungsfähigkeit beurteilen sollen, einem lauten Gerät mehr Reinigungskraft zu als einem leisen, auch bei identischer Leistung. Die Industrie bietet also wissentlich lautere Geräte an. Auch in anderen Bereichen spielt das *Sound Design* eine wichtige Rolle: Die Autoindustrie feilt sehr sorgfältig an dem satten Klang einer zuschlagenden Autotür, wenn das Auto im gehobenen Preissegment angeboten werden soll.

Während der Mensch seit Urzeiten Gesehenes in gezeichneten und gemalten Bildern festhält, gelang das Konservieren akustischer Informationen erst im 19. Jahrhundert durch die Erfindung des Phonographen (1877 Edison), dem Vorläufer von Schallplatte und CD. Durch diese technischen Errungenschaften und aktuell mit den Verfahren der Digitalisierung war es möglich geworden, vor allem Musik und Texte zu dokumentieren. Aber erst 100 Jahre später zu Beginn der 1970er Jahre stieg das wissenschaftliche Interesse an den akustischen und auditiven Wechselwirkungen von Mensch und Umwelt. In dieser Zeit gründete Murray Schafer in Kanada eine internationale Bewegung zur bewussteren Wahrnehmung und Gestaltung der akustischen Umwelt („World Sound Project") (vgl. z.B. Schafer 1988). Aus zahlreichen Initiativen entwickelte sich eine eigene wissenschaftliche Disziplin, die *Klangökologie*. Sie beschäftigt sich nicht nur mit der Erforschung und Dokumentation der Klangumgebung des Menschen, sondern strebt auch die akustische und auditive Gestaltung seiner Umwelt an („akustisches Design"). So wurde schon die akustische Umwelt zahlreicher Landschaften und Städte aufgezeichnet. Viele deutsche Städte haben akustische Stadtführer herausgegeben, in denen typische Schallereignisse zu hören sind. Das Sehen hat Konkurrenz bekommen, das Hören eröffnet neue Erfahrungen und Ein„sichten".

Die Vernachlässigung des Gehörsinns wird heute oftmals beklagt. Berühmt sind die Erzählergestalten in vielen Kulturen, die das Wissen einer Kultur oder eines Stammes sicherstellten und weitergaben. Auch im europäischen Mittelalter, als das Codieren und Lesen von Schrift noch nicht so verbreitet und nur auf eine intellektuelle Oberschicht von Gelehrten und Geistlichen beschränkt war, spielte das Ohr eine wichtigere Rolle bei der Wissensvermittlung, da der Großteil der Bevölkerung neue Informationen nicht lesend, sondern zuhörend erhielt. Derjenige, der das Wort Gottes nicht hören konnte, war „tumb". Die aus diesem Begriff hervorgegangene gefährliche Bedeutungsnähe von „dumm" und „taub" zieht bis heute negative Auswirkungen für die Gruppe gehörloser Menschen nach sich. In der Tat hat heute das Hören und Horchen im Zeitalter von Printmedien und Computer gegenüber dem Sehen einen geringeren Stellenwert; der Computer und das Internet sowie SMS als vorwiegend visuelle Medien sind allerdings wiederum ein Segen für die Kommunikationsmöglichkeiten gehörloser Menschen.

In der Erziehung ist das Hinführen zu einer erfolgreichen Auseinandersetzung mit der Umwelt, die eben auch zu einem wesentlichen Teil über den Gehörsinn aufgenommen wird, eine wichtige Zielsetzung. Folglich ist das Hören ein elementarer Bestandteil dieses Prozesses und bildet zugleich eine grundlegende Voraussetzung für dessen erfolgreiches Bestehen. Das wird sehr schnell an den weiter unten beschriebenen vielfältigen Funktionen des Hörens deutlich. Doch zunächst soll mit der Beschreibung der Anatomie und Funktionsweise des Ohres, die Grundlage für ein besseres Verständnis des Hörvorgangs und der zahlreichen Gefahrenquellen dieses empfindlichen Organs geschaffen werden.

3. Das Ohr

3.1 Aufbau und Funktion

Im Laufe der Evolution hat sich das Ohr den akustischen Umweltbedingungen des Menschen optimal angepasst und ist zu einem faszinierenden Hochleistungsorgan herangereift. Anatomisch und funktionell lässt es sich in drei Teile gliedern: *Außenohr, Mittelohr* und *Innenohr*.

Abb. 11: Aufbau des Ohres

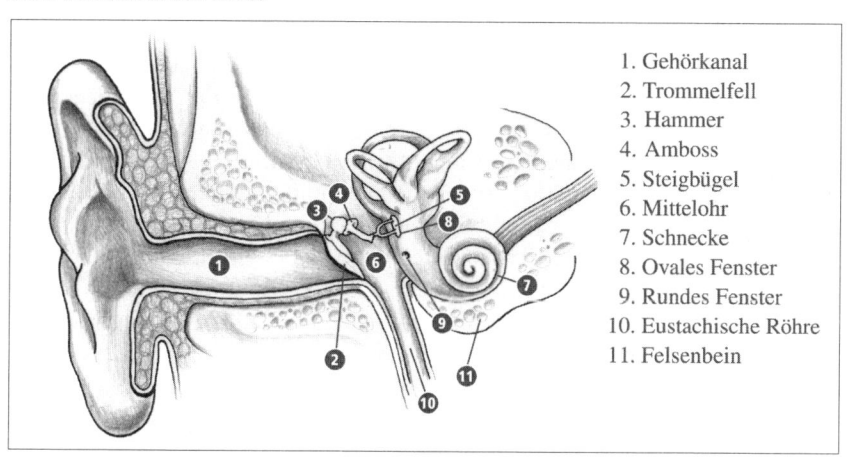

1. Gehörkanal
2. Trommelfell
3. Hammer
4. Amboss
5. Steigbügel
6. Mittelohr
7. Schnecke
8. Ovales Fenster
9. Rundes Fenster
10. Eustachische Röhre
11. Felsenbein

Während Außen- und Mittelohr der Schallaufnahme, -weiterleitung und -verstärkung dienen, sorgt das Innenohr für die Übersetzung der akustischen Reize in elektrische Nervenimpulse, die an das Gehirn weitergeleitet werden. Im Detail stellen sich die einzelnen Stationen folgendermaßen dar:

Das Außenohr besteht aus *Ohrmuschel, Gehörgang* und *Trommelfell* (vgl. Abb. 11). Die Schallwellen werden durch die Ohrmuschel aufgefangen und durch den Gehörgang zum Trommelfell weitergeleitet. Im Gehörgang sondern *Drüsen* Ohrenschmalz (*Cerumen*) ab, das eindringenden Staub bindet und das Trommelfell geschmeidig und die Oberfläche des Gehörgangs wasserabweisend hält. Die Schallwellen versetzen die dünne Haut des Trommelfells, das ungefähr einen Durchmesser von 9-11 mm besitzt, in Schwingungen. Das Trommelfell kann unvorstellbar kleine Schwingungsbewegungen der Luftmoleküle aufnehmen: die Schwingungsamplitude eines 1000 Hz-Tons, der gerade wahrnehmbar ist, liegt mit etwa 0,01 nm (= 10^{-8} mm) unter dem Durchmesser eines Atoms! Wäre das Gehör nur ein wenig empfindlicher, würden wir die Wärmebewegung der Moleküle hören – im Alltag eine schier unerträgliche Belästigung!

Hinter dem Trommelfell liegt das Mittelohr, ein luftgefüllter Hohlraum, der auch *Paukenhöhle* genannt wird. Dieser mit Schleimhaut ausgekleidete Hohlraum ist mit dem Rachenraum durch eine Röhre (*Ohrtrompete* oder *Eustachische Röhre*) verbunden, sodass auf beiden Seiten des Trommelfells der gleiche Luftdruck herrscht. Jeder kennt sicherlich das unangenehme Druckgefühl in den Ohren, wenn bei einer Bergfahrt oder einem Flugzeugstart größere Höhenunterschiede überwunden werden. In solchen Fällen schaffen Gähnen oder Schlucken Abhilfe, da auf diese Weise die Ohrtrompete geöffnet wird und ein Druckausgleich stattfinden kann. Wird der Luftdruckwechsel behindert oder geschieht er zu abrupt, kann es zur Verletzung des Trommelfells kommen (*Barotrauma*). Auch bei lauten Knallen kommt es zu einem starken Luftdruckunterschied zwischen Außenohr und Mittelohr, der über die Ohrtrompete ausgeglichen werden muss.

Die Schwingungen des Trommelfells werden im Mittelohr über ein Hebelsystem auf die dünne Haut des kleineren *Ovalen Fensters* übertragen, das Mittel- und Innenohr voneinander abgrenzt. Das Hebelsystem besteht aus den drei Gehörknöchelchen *Hammer (Malleus), Amboss (Incus)* und *Steigbügel (Stapes)*, die gelenkig miteinander verbunden sind. Der Hammer ist mit dem Trommelfell, der Steigbügel mit dem Ovalen Fenster verwachsen. Die leichte Krümmung des Trommelfells, die Hebelwirkung der Gehörknöchelchen und der Größenunterschied zwischen Trommelfell und Ovalem Fenster bewirken eine Verstärkung des Schalls bis zum Zwanzigfachen in einigen Frequenzbereichen.

Durch die *Binnenohrmuskeln*, die an Hammer und Steigbügel ansetzen, kann das Ohr bei lauter Beschallung, ungefähr bei Schallpegeln von 90 dB, und auch beim eigenen Sprechen die Schallübertragung dämpfen, indem sich diese Muskeln – die kleinsten Muskeln im menschlichen Körper überhaupt – reflexartig zusammenziehen (*Stapediusreflex*). Der Dämpfungsgrad liegt bei Frequenzen über 1000 Hz um bis zu 20 dB.

Im Innenohr befinden sich der *Gleichgewichtssinn* und die Schnecke (*Cochlea*), die das eigentliche Hörorgan enthält. Durch das Gleichgewichtsorgan (*Vestibulär-Apparat*) erhalten wir Informationen über die Position und Bewegungen unseres Körpers. Es hat in der Regel nicht direkt mit dem Hören zu tun, bei einigen Krankheitsbildern kann es jedoch zu einer gegenseitigen Beeinträchtigung kommen (vgl. Kap. 6.4).

Der für das Hören zuständige Teil des Innenohres beginnt hinter dem Ovalen Fenster und besteht aus dem mit Gewebeflüssigkeit (Lymphe) gefüllten schneckenförmigen Kanal (Cochlea), der geschützt im *Felsenbein* liegt. Die Cochlea ist nicht größer als eine Erbse und misst im ausgerollten Zustand 3,5 cm. Im Querschnitt ist erkennbar, dass der Kanal der Schnecke durch zwei dünne Häute (Membrane) in drei Gänge unterteilt ist. Die *Basilarmembran* (Grundmembran) trennt den unteren *Paukengang* (auch: *Paukentreppe*) vom *Schneckengang*, der oben durch die *Reissner-Membran* zum *Vorhofgang* (auch: Vorhoftreppe) abgegrenzt wird. Der Paukengang schließt zum Mittelohr mit dem *Runden Fenster* ab (vgl. Abb. 12).

Vorhofgang und Paukengang sind mit *Perilymphe* gefüllt und an der Spitze der Schnecke durch das Schneckentor *(Helikotrema)* miteinander verbunden. Der durch den Steigbügel auf das Ovale Fenster übertragene Druck versetzt die Perilymphe in Schwingung, sodass sich eine so genannte *Wanderwelle* über die Basilarmembran ausbreitet, die ähnlich einem angeschlagenen Seil vom Ovalen Fenster bis zur Schneckenspitze verläuft.

Abb. 12: Innenohr

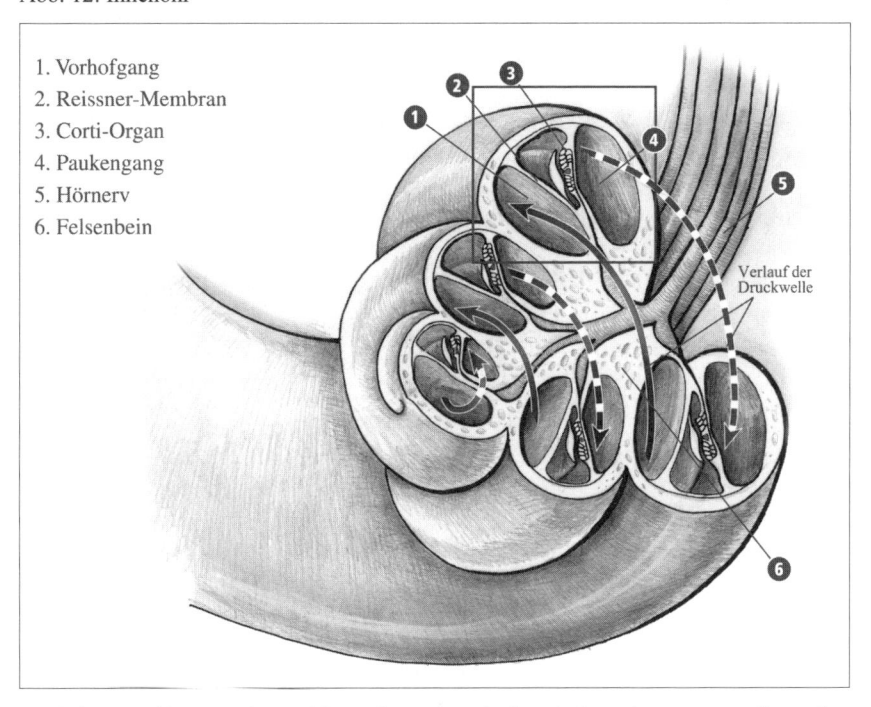

1. Vorhofgang
2. Reissner-Membran
3. Corti-Organ
4. Paukengang
5. Hörnerv
6. Felsenbein

Auf der Basilarmembran (Grundmembran) des Schneckenganges liegt das *Corti-Organ* (vgl. Abb. 13). Es besteht aus (pro Ohr) etwa 18.000 *Hörsinneszellen* (auch: *Haarzellen*) und dazwischenliegenden Stützzellen. In Längsrichtung verlaufen drei Reihen der so genannten äußeren und eine Reihe innerer Haarsinneszellen. Diese Sinneszellen besitzen feine Haarfortsätze (*Cilien*), die durch die Bewegungen der Endolymphe geneigt werden. Die Cilien der Haarzellen schwingen nicht frei in der Endolymphe, sondern sind an einer gallertartigen *Deckmembran* angeheftet, die der inneren Seite der Schnecke entspringt.

In den inneren Haarzellen (ca. 3000) werden die Bewegungen der Cilien in elektrische Impulse übersetzt und über die Fortsätze der Haarzellen in den Hörnerv geleitet, der aus ca. 30.000 Einzelfasern besteht und in der *Schneckenspindel* (Mittelachse der Cochlea) entspringt. Er leitet die Nervenimpulse über verschiedene Verarbeitungsstationen an die *Hörrinde* im Gehirn weiter.

Die äußeren Haarzellen (ca. 15.000) verstärken die Ausbuchtungen (Amplituden) der Wanderwelle bis auf das Tausendfache, damit diese für die inneren Haarzellen registrierbar sind. Sie fungieren also nicht nur als Sinneszellen, sondern übernehmen auch eine Verstärkerfunktion. Ein Teil der äußeren Haarzellen erzeugt durch Kontraktionen schwache Schallsignale (so genannte *otoakustische Emissionen*), die am Außenohr messbar sind (vgl. Kap. 5.1).

Abb. 13: Corti-Organ

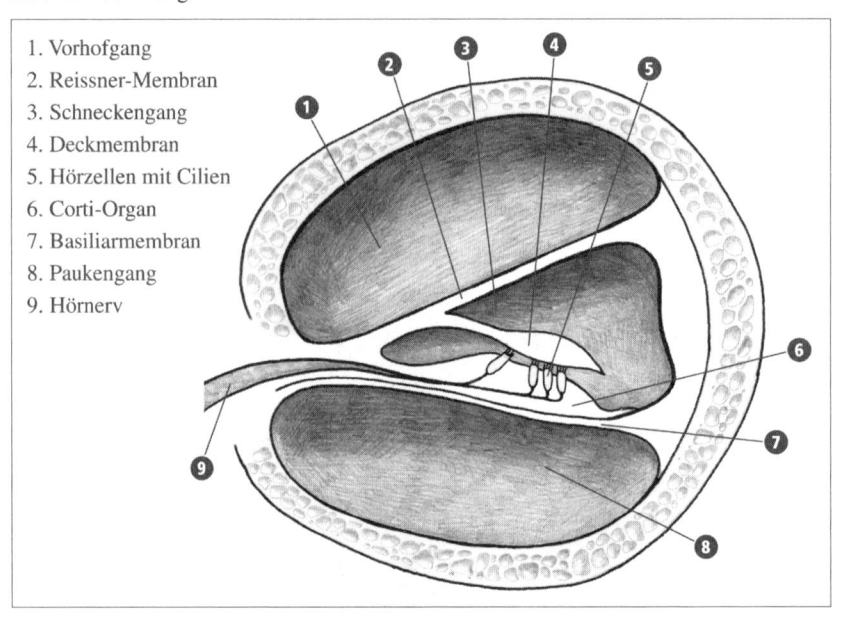

1. Vorhofgang
2. Reissner-Membran
3. Schneckengang
4. Deckmembran
5. Hörzellen mit Cilien
6. Corti-Organ
7. Basiliarmembran
8. Paukengang
9. Hörnerv

Da die Basilarmembran zu Beginn der Schnecke verhältnismäßig dick ist, verursachen hohe Töne der Wanderwelle hier ihre größte Ausbuchtung und stimulieren dadurch die Hörsinneszellen in diesem Bereich. Mit zunehmender Entfernung vom ovalen Fenster wird die Basilarmembran dünner und reagiert auf immer tiefere Töne. Dadurch wird schon auf mechanischem Wege eine erste Frequenzanalyse im Ohr erreicht. Man kann also die Basilarmembran mit einer Gitarren- oder Geigensaite oder einer Klaviatur vergleichen, auf der verschiedene Tonhöhen einen bestimmten Platz haben (= *Tonotopie*) (vgl. Abb. 14). In dem Abschnitt der Schnecke, in welchem die für das Verstehen von Sprache wichtigen Frequenzen (200-5000 Hz) aufgenommen werden, ist das Ohr – wie bereits erwähnt – am empfindlichsten (vgl. Abb. 7), sodass eine Schädigung der Haarzellen in diesem Abschnitt das Sprachverständnis unmittelbar beeinträchtigt (vgl. Kap. 2.4).

Abb. 14: Tonotopie

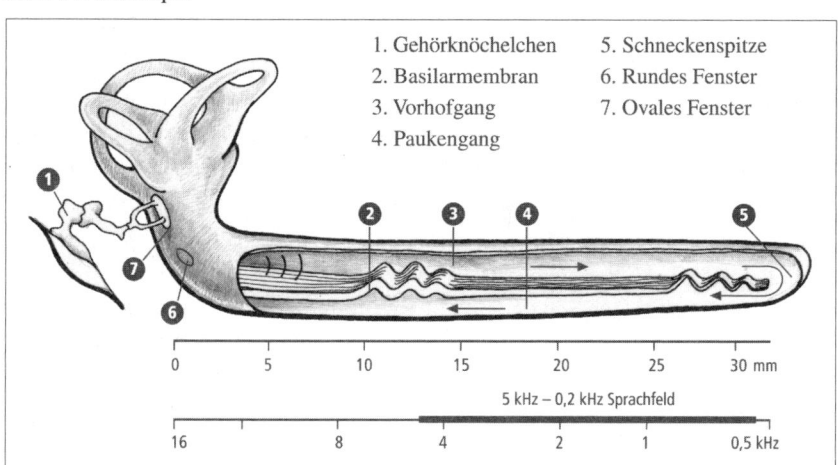

1. Gehörknöchelchen
2. Basilarmembran
3. Vorhofgang
4. Paukengang
5. Schneckenspitze
6. Rundes Fenster
7. Ovales Fenster

Alle Hörsinneszellen bilden sich vor der Geburt aus und funktionieren ein Leben lang. Werden sie durch Lärm oder Krankheit zerstört, gehen sie unwiderruflich verloren; neue Zellen wachsen nicht nach. Versuche, solche Sinneszellen zu „züchten", befinden sich erst in den Anfangsstadien (vgl. Kil 2004). Eine langsame oder plötzliche Zerstörung der Haarzellen wird vom Menschen nicht unmittelbar wahrgenommen, da Hörsinneszellen keine Verbindung zum Schmerzzentrum im Gehirn haben. Erst die Hörschwierigkeiten mit ihren häufigen Begleitsymptomen wie Tinnitus und Lautheitseffekten (vgl. Kap. 6.1 und 6.2) machen im Alltag dann auf den Verlust dieser wichtigen Sinneszellen aufmerksam. Da die Druckwelle in der Endolymphe am Anfang der Schnecke ihre höchste Energie hat, werden bei einem sehr hohen Schallpegel zuerst die Haarzellen für hohe Frequenzen geschädigt (s.o.); mit zunehmenden Alter sind durch Abnutzungserscheinungen die ersten Beeinträchtigungen in der Regel auch in diesem Bereich zu verzeichnen (vgl. Kap. 4.3.3).

Die Lymphe im Innenohr kann nicht nur durch die Schwingungen des Ovalen Fensters angeregt werden, sondern auch durch schwingende Körper wie z.B. einer Stimmgabel, die auf den Schädelknochen gesetzt wird und diesen wiederum in Schwingung versetzt. Diese *Knochenleitung* hat im Alltag keine Bedeutung, allerdings geraten tiefe Frequenzen unserer Stimme beim Sprechen durch die Knochenleitung an das Innenohr und werden dadurch intensiver wahrgenommen. Hören wir unsere eigene Stimme auf einem Tonträger, so erscheint sie uns fremd, da wir sie nur über die Luftleitung wahrnehmen. In der Audiometrie geben Vergleiche der Funktion der Knochenleitung mit der Luftleitung Aufschlüsse über die Lokalisation möglicher Hörstörungen (vgl. Kap. 5.1).

Sind am Ende der Übertragungskette die akustischen Signale in elektrische Impulse umgewandelt worden, werden sie über den Hörnerv zum Gehirn geleitet. Der gesamte Weg der Informationsübertragung von der Cochlea bis zum Hörzentrum wird auch *retrocochleäre* („hinter der Cochlea liegende") Hörverarbeitung genannt.

Diese retrocochleäre Bahn läuft über zwei wichtige Verarbeitungsstationen: den *Nucleus cochlearis* (erster Hörkern) und den *Nucleus olivaris* (Oberer Oliven-Komplex), der selbst aus mehreren Kerngruppen besteht (vgl. Abb. 15).

Im Nucleus cochlearis im verlängerten Rückenmark findet schon eine erste Auswertung der Schallinformationen statt. Auf der nächsten Station, dem Nucleus olivaris in der Brücke, laufen Informationen von beiden Innenohren zusammen. Da der Schall je nach Richtung auf eines der beiden Ohren um den Bruchteil einer Sekunde früher und auch mit geringfügig unterschiedlicher Intensität auftritt, kann hier die Richtung der Schallquelle geortet werden. Über den *Colliculus inferior* (unterer Vierhügelkern) im Mittelhirn und den *Corpus geniculatum* (mittlerer Kniehöcker) im Zwischenhirn läuft die Hörbahn zum Hörzentrum in der Hirnrinde.

Die Hörnervenstränge sind an den genannten neuronalen Knotenpunkten mit anderen Bereichen des Zentralen Nervensystems vielfach vernetzt. Eine wichtige Zwischenstation ist das *limbische System*, in dem Hör- und andere Informationen emotional „aufgeladen" werden. Durch die enge Vernetzung mit dem vegetativen Nervensystem wirken diese emotionalen Einfärbungen unmittelbar u.a. auf Blutdruck, Pulsschlag, Atemfrequenz, Hormonspiegel und Hautwiderstand.

Auf dem Weg durch den Hirnstamm (Brücke, Mittelhirn, Zwischenhirn) läuft die neurale Hörverarbeitung unbewusst ab, erst in speziellen Bereichen an der Innenseite der beiden Temporallappen des Großhirns (rechte und linke Gehirnhälfte), die in ihrer Gesamtheit *Hörzentrum, Hörrinde, auditorischer Cortex* oder *auditorisches Zentrum* genannt werden, entsteht das Schallbild bzw. Hörbild als die bewusste hörende Wahrnehmung der Umwelt. Im Hörzentrum werden relevante Schallmuster wie Sprache von Hintergrundgeräuschen getrennt und hier erkennen wir den Klang einer Geige und unterscheiden ihn bewusst z.B. von dem einer Klarinette. Auf der Ebene der Hörrinde spielen bisherige Hörerfahrungen für die Wahrnehmung, Unterscheidung und Bewertung von Gehörtem eine große Rolle.

Der gesamte Hörvorgang ist eine subjektive Konstruktion unserer Wahrnehmung, das bedeutet, dass ein und dieselbe Information für verschiedene Hörer etwas Unterschiedliches darstellen kann, z.B. kann Techno für den einen Musik, für den anderen Lärm bedeuten. Für den einen ist eine Diskothek im Hinterhof ein unscheinbares Hintergrundgeräusch, für den anderen eine krankmachende, lärmintensive Schallquelle mit all den möglichen Folgeerscheinungen wie Nervosität, Unkonzentriertheit, Magenverstimmung bis hin zum Herzinfarkt.

Abb. 15: Retrocochleäre Hörverarbeitung (stark vereinfachte Darstellung)

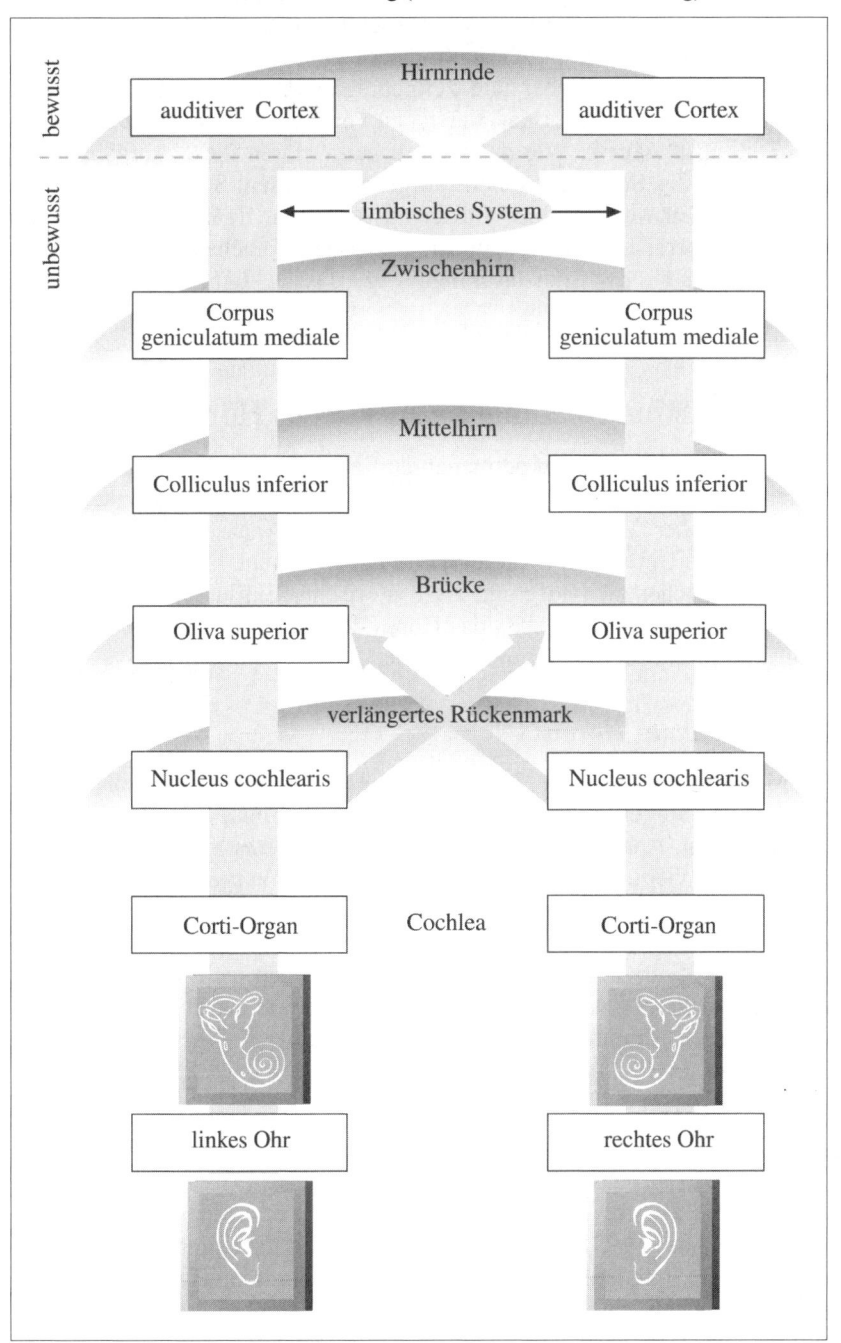

	Hirnrinde	
bewusst	auditiver Cortex	auditiver Cortex

unbewusst	← limbisches System →	
	Zwischenhirn	
	Corpus geniculatum mediale	Corpus geniculatum mediale
	Mittelhirn	
	Colliculus inferior	Colliculus inferior
	Brücke	
	Oliva superior	Oliva superior
	verlängertes Rückenmark	
	Nucleus cochlearis	Nucleus cochlearis
	Cochlea	
	Corti-Organ	Corti-Organ
	linkes Ohr	rechtes Ohr

39

Längst sind noch nicht alle Stationen des hochkomplexen Hörprozesses erforscht. Gegenüber der visuellen Wahrnehmung, die auf der sukzessiven Erkennung von Bildern und Gestaltmustern fußt, ist die auditive Wahrnehmung eher ein dynamischer und zeitgeprägter Prozess. Diese spezifische Ausrichtung ist wichtig für das Verstehen von Sprache und für das Erleben der „Zeitkunst" Musik. Wie das Gehirn beim Hören diese Aufgaben löst, kann anhand des Sprachverstehens aufgezeigt werden: Selbst wenn wir bei störendem Lärm nur einzelne Wortfetzen verstehen, ergänzt das Gehirn auf der Basis unserer Hörerfahrungen die fehlenden Sprachanteile (= *Kontexthören*), sodass wir den Sinnzusammenhang erfassen können.

W r v rtst h n d n Z s mm nh ng!

3.2 Entwicklungsbedingte Aspekte des Hörens

Das Hören unterliegt einem permanenten Entwicklungsprozess. Der schnelle Reifungsprozess zu Beginn des Lebens beruhigt sich zugunsten eines langsamen, aber kontinuierlich weitergeführten Anpassungsprozesses an die akustische Umwelt über die gesamte Lebensspanne hin. Mit zunehmendem Alter machen sich aufgrund zivilisatorischer Einflüsse auch Einbußen bemerkbar. Man vermutet, dass das Hören der letzte Sinn ist, der beim sterbenden Menschen zum Erlöschen kommt.

3.2.1 Pränatales Hören

Der Mensch entwickelt die Fähigkeit des Hörens bereits weit vor der Geburt. Ab wann allerdings dieser Prozess genau beginnt, kann nicht präzise datiert werden. Anatomisch ist die Schnecke als erstes Sinnesorgan bereits am Ende des vierten Schwangerschaftsmonats voll ausgebildet. Ihre Größe verändert sich im Laufe des Lebens kaum noch. Erste Reaktionen wie Körperbewegungen und Änderungen des Herzschlags können bei hohen Schallstärken ab 105 dB beobachtet werden; es ist jedoch nicht auszuschließen, dass der Schall bei solchen Lautstärken als Vibration taktil wahrgenommen wird, also gleichsam mehr gespürt als gehört wird (vgl. Fassbender 1993, S. 271)[5].

Die pränatale Hörwelt besteht vornehmlich aus Darmgeräuschen und dem Herzschlag der Mutter sowie Umweltgeräuschen, die – gedämpft durch das Fruchtwasser – auf das fötale Ohr treffen. Von diesem Geräuschhintergrund hebt sich die Stimme der Mutter durch die direkte Körperübertragung ab (vgl. Fassbender 1993, S. 270 und S. 279). Wahrgenommen wird der gesamte hörbare Frequenzbereich, dessen Anteil über 2000 Hz im Fruchtwasser allerdings beträchtlich abgeschwächt wird. Frauen- und Männerstimmen

---

5 Eine Literaturübersicht über aktuelle Forschungsergebnisse zur pränatalen akustischen Wahrnehmung geben Schmidt, H. U., Lamparter, U. & Deneke, F.-W. (2004).

können im verbleibenden Frequenzbereich nicht auseinander gehalten werden, sehr wohl jedoch Sprachmelodie und Prosodie des jeweiligen Sprechers. Experimente belegen, dass ab dem 9. Schwangerschaftsmonat bestimmte akustische Informationen von anderen Eindrücken unterschieden und nach der Geburt erinnert werden.

Man darf sich jedoch nicht verleiten lassen, aus der organisch frühen Entwicklung des Ohrs auf eine entsprechende Hörreifung im Gehirn zu schließen. Grundsätzlich muss bei der Entwicklung der Sinnesorgane unterschieden werden zwischen ersten Reaktionen (z.B. beim Tastsinn die ersten Reaktionen des Ungeborenen, wenn die Mutter über die Bauchdecke streicht) und der Ausreifung des Sinns, wenn die Entwicklung und Vernetzung der zuständigen Nervenbahnen weitgehend abgeschlossen und die *volle* Funktionsfähigkeit erreicht worden ist. Tastrezeptoren funktionieren schon in den ersten Schwangerschaftsmonaten, ausgereift ist der Tastsinn jedoch erst mit einem Lebensjahr. Für den Hörsinn ist die Funktionsfähigkeit im 8. Schwangerschaftsmonat eindeutig nachweisbar, neuronal ausgereift ist das auditive Wahrnehmungssystem aber erst im 3. Lebensjahr.

Weder die relativ frühe Entwicklung des Ohrs in der Phylogenese und Ontogenese des Menschen noch die äußere Ähnlichkeit von Ohrmuschel und Embryo erlauben den Schluss, dass das Hören unser primärer Sinn bzw. dem Sehen übergeordnet sei. Zahlreiche populärwissenschaftliche Veröffentlichungen (z.B. Berendt 1988; Tomatis 2000) suggerieren diesbezüglich Zusammenhänge und Sachverhalte, die esoterischem Wunschdenken entstammen und empirisch nicht haltbar sind.

Es gibt keine ernst zu nehmenden Untersuchungen, die belegen, dass der Mensch als Erwachsener in der Lage ist, sich an pränatale Stadien zu erinnern. Die geistigen Leistungen des Ungeborenen und des Säuglings können nur schwerlich mit denen Erwachsener in Beziehung gesetzt werden, denn bestimmte für die Langzeiterinnerung zuständige Hirnbereiche wie der Hippocampus und die Schläfenlappen reifen erst im Kleinkindalter aus. *Wie* sich das Erleben gestaltet, welche Gefühle und Wahrnehmungen der Säugling konkret hat, kann aus der Erwachsenenperspektive nicht rekonstruiert werden.

Somit entbehren auch Erinnerungstherapien, die Erwachsene zur Aufdeckung pränataler Traumata u.a. mit Klängen in die Welt des Mutterleibs zurückführen wollen, jeglicher empirischen Grundlage (vgl. Hartogh 2003, S. 168f.). Alle Erinnerungen Erwachsener an diese frühe Lebensphase entstehen auf der Basis bisheriger Lebenserfahrungen und sind daher keine wahrheitsgetreuen Abbilder tatsächlicher Ereignisse.

In diesem Zusammenhang ist auch von pränatalen Erziehungs- und Bildungsmaßnahmen abzuraten, wie sie in Bezug auf Mathematik- und Musikunterricht vor allem in den USA propagiert werden. Mittlerweile werden auch auf Tonträgern im deutschen Sprachraum immense Intelligenzzuwächse durch pränatales Lernen versprochen, und es finden sich in einer auf Leistung und intellektuellen Frühstart angelegten Gesellschaft scheinbar genug Eltern, die ihren Kindern durch vorgeburtlichen Unterricht einen Vorsprung verschaffen wollen (vgl. zu den Unterrichtsmethoden Bürkler 1999, S. 73; Hardenberg 2001, S. 38f.). Dass die Wahrnehmungsorgane vorgeburtlich noch nicht ausgereift und der Uterus ein Schon- und Schutzraum und kein Klassenzimmer ist, wird dabei geflissentlich übersehen.

3.2.2 Peri- und postnatales Hören

Das Hören beginnt also nicht erst bei oder gar nach der Geburt. Dennoch stellt sie für die akustische Wahrnehmung sicherlich einen qualitativen Sprung dar, weil sich die Situation für den Hörsinn durch die stark veränderte Umwelt und auch für die direkte Umgebung des Ohres erheblich verändert: Die starke Dämpfung durch das Fruchtwasser und die Einschränkungen durch das Eingeschlossensein im Uterus – verbunden mit den zwangsläufig vorherrschenden Geräuschen im Mutterleib – fallen weg; der Weg ist offen für das allmähliche Erschließen der neuen akustischen Umgebung und den Aufbau von Reaktionen auf das Wahrgenommene – jetzt im direkten Kontakt mit den Mitmenschen. Das Medium, das die Ohren umgibt und die Schwingungen überträgt, ist jetzt in erster Linie die Luft. Mit dieser Entwicklung geht aber auch ein zunehmendes Gefahrenpotential einher, weil die schützende Hülle durch die Mutter wegfällt; das Ohr ist neuen Herausforderungen und gleichzeitig neuen Gefahren ausgesetzt.

Die akustische Welt von Säuglingen ist spätestens seit den 1970er Jahren Gegenstand empirischer Forschungen. Man hatte längst erkannt, dass die Cochlea zum Zeitpunkt der Geburt funktionstüchtig ist und dass Neugeborene bereits über Hörfähigkeiten und auch Hörerfahrungen verfügen. Die Fähigkeit, hören und bereits eine Schallquelle orten zu können, wurde z.B. nachgewiesen, indem man den Säuglingen aus 20 cm Entfernung vor ihrem rechten oder linken Ohr ein lautes Klappergeräusch darbot und dabei beobachtete, wie häufig sie sich der Schallquelle zuwandten (Versuche von Muir & Field, n. Goldstein 1997, S. 385). Noch spannender erwiesen sich Untersuchungen, bei denen die Fähigkeit zum Erkennen von Schallsignalen belegt wurde, die die Neugeborenen vorher schon einmal gehört hatten: So änderten die Säuglinge ihr Saugverhalten, um die Stimme ihrer Mutter zu hören (vgl. DeCasper & Fifer 1980). Erst zwei Tage alte Kinder steuerten ihr Saugverhalten in der Weise, dass sie über ein angekoppeltes Abspielgerät und einen Kopfhörer die Stimme ihrer Mutter insgesamt länger hörten als eine fremde Stimme. Sie scheinen die Stimme wiederzuerkennen und zu bevorzugen, die sie schon im Mutterleib gehört haben, auch wenn sie sich jetzt akustisch gänzlich anders darstellt. In anderen Tests wurde gezeigt, dass Neugeborene sogar Geschichten wiedererkannten, die ihre Mütter vor der Geburt vorgelesen hatten, oder dass sie die Muttersprache gegenüber einer Fremdsprache deutlich bevorzugten (vgl. Davidson & Pitts 2001, S. 99; Fassbender 1993, S. 270f.; Mehler et al. 1987).

Babys benötigen nach ihrer Geburt zunächst eine stärkere Schallenergiezufuhr; die Hörschwelle liegt ungefähr 25 bis 30 dB höher als beim Erwachsenen, gleicht sich dann aber allmählich an, bis sie nach ungefähr zwei Jahren mit der Kurve der Erwachsenen übereinstimmt. Diese Abweichungen in den frühen Hörschwellenkurven stellen einen Schutz des Kindes dar, sie sichern ihm noch ein wenig die Ruhe und Abschottung gegen Umweltgeräusche und gewährleisten den Schlaf in einer möglicherweise lauten Umgebung; die Dämpfung beruht u.a. auf einer noch vorläufigen Weichheit der Gehörknöchelchen (vgl. Bruhn 1993, S. 278f.; Bruhn 2004, S. 59). Veränderungen in der Frequenz und in der Lautstärke können sehr früh schon überaus subtil wahrgenommen werden, in gewissen Frequenzbereichen sogar besser als von Erwachsenen (vgl. Gembris 2002, S. 269).

Zu den Wahrnehmungsleistungen der Neugeborenen zählen auch von Anfang an spezielle Fähigkeiten auf musikalischem Gebiet. So sind Kinder z.B. schon in den ersten Lebenstagen in der Lage, auf ein Wiegenlied anders zu reagieren als auf ein Kinderlied (vgl. Gembris 2002, S. 270). Damit beweisen sie, dass sie die unterschiedliche Ausprägung bestimmter Parameter von Musikstücken unterscheiden können. Spätestens mit einem halben Jahr sind die Säuglinge auch in der Lage, verschiedenartige Melodien auseinander zu halten oder einfache rhythmische Veränderungen zu bemerken. Ebenso erkennen sie Strukturen in dem fortlaufenden Strom der Sprache, die zur Segmentierung dienen (z.B. Beginn und Ende von Wortgruppen oder Silben; vgl. Gembris 2002, S. 271f.).

Der entscheidende Faktor bei der Entwicklung aller Hörfähigkeiten, also der Festigung der neuronalen Verbindungen der Hörbahn, ist die Konfrontation des Neugeborenen mit auditiven Reizen. Sie fördern die Reifung der Markscheiden der Nervenfasern und die Aktivierung der Synapsen, deren Verbindungen zugrunde gehen, wenn sie nicht zur auditiven Informationsverarbeitung genutzt werden (vgl. Neumann 2001, S. 300). Dieser Gefahr sind die Kinder auch ausgesetzt, wenn die auditiven Reize auf dem komplizierten Weg durch den Hörapparat aus verschiedenen Gründen nicht bis zum Hörzentrum vordringen können: An dieser Stelle wird bereits deutlich, wie wichtig es ist, einen Hörschaden so früh wie möglich zu erkennen und so schnell und so gut wie möglich auszugleichen. Ebenso wichtig ist die Sicherstellung einer sozialen Umgebung, die dem Neugeborenen die notwendigen Reize zur Anbahnung des auditiven Systems optimal garantiert. Da die neuronale Hörbahnreifung mit 18-24 Monaten weitgehend abgeschlossen ist, wird die Entwicklung der Sprache durch eine nicht rechtzeitig erkannte und behandelte Hörstörung stark beeinträchtigt (vgl. Neumann 2001, S. 300). Durch die schnell erworbene Fähigkeit der Babys, auf akustische

Wahrnehmungen, auch der selbst erzeugten Laute, zu reagieren, ergeben sich wichtige Möglichkeiten der Diagnose (vgl. Kap. 5.2).

Der amerikanische Säuglingsforscher Daniel Stern konnte aufzeigen, dass die Wahrnehmungen des Ungeborenen und des Neugeborenen *crossmodal* ausgerichtet sind, d.h. die Wahrnehmung ist nicht so stark in einen visuellen, auditiven und haptischen Bereich differenziert wie beim größeren Kind oder Erwachsenen. Die Sinne des Säuglings sind durch die gemeinsamen Wahrnehmungsmuster Intensität, Zeit und Gestalt eng miteinander verwoben. Diese Wahrnehmungsmuster (Stern: „Vitalitätsaffekte") dienen vor allem der Affektabstimmung mit der Mutter bzw. der primären Bezugsperson, die ihrerseits (unbewusst) ihre Interaktionen auf diese Wahrnehmungsmuster einstellt (z.b. durch Heben der Stimme, Änderung der Sprachmelodie, Schaukelbewegungen, Streicheln der Haut), um in einen Gleichklang mit den Stimmungen und Emotionen des Babys zu kommen.

Versuche mit Säuglingen zeigen, dass es Verbindungen zwischen den verschiedenen Wahrnehmungskanälen gibt, die von Geburt an bestehen und somit angeboren sind. Nachgewiesen wurde diese Fähigkeit u.a. durch den Versuch, ob drei bis vier Monate alte Babys erkennen können, ob die Stimme zu einem im Film gezeigten Gesicht synchron ist oder nicht (vgl. Gembris 2002, S. 269; Streri 2004, S. 56). Die Vernetzung der Sinne ist eine wichtige Voraussetzung für das einheitliche Erleben der Welt, die uns sonst als getrennte Tast-, Hör- und Sehwelt erschiene.

3.2.3 Hören im Kindes- und Jugendalter

Die physiologischen Bedingungen für das Hören ändern sich im Kindes- und Jugendalter nicht mehr, da die vollständige Größe der Hörorgane und ihre biologische Funktionsfähigkeit schon im Mutterleib fertig ausgebildet sind. Wachstumsschübe in der Pubertät haben keinen Einfluss auf die anatomischen Merkmale des Gehörsinns. Die hormonellen Veränderungen, die kurzfristig eine Kontrolle über die Stimme durch das Längenwachstum der Stimmlippen beim Jungen unmöglich machen, betreffen nicht die Funktion des Ohres. Im Freizeitverhalten nimmt die akustische Belastung mit zunehmendem Alter wohl zu, während sie im Schulbereich z.B. durchaus auch zurückgehen kann (vgl. den Lärmpegel im Kindergarten mit der relativen Ruhe einer Klasse im Oberstufenbereich).

Es ist bekannt und mittlerweile auch eine Erfahrung, auf die bereits ältere Menschen zurückblicken können, dass in der Jugendphase extrem viel Musik konsumiert wird. Mit zunehmender Intensivierung körperorientierter Erlebensweisen und verstärkter Emotionalisierung erhält die Musik stimulierende Funktionen. Der hohe Konsum und die Funktionalisierung der Musik setzen aber nicht erst plötzlich in der Jugend ein, sondern führen nur verstärkt fort, was in der Kindheit bereits angelegt ist. Musik dient der atmosphärischen Begleitung des Alltags. Nicht nur morgens zu Hause wird bereits neben den zu verrichtenden Tätigkeiten Musik aus dem Radio oder Fernsehen gehört, auch in manchen Kindergärten laufen schon am frühen Vormittag CDs und Kassetten und bieten eine permanente Klangkulisse, die von den Betroffenen kaum noch wahrgenommen wird, aber durchaus Folgen haben kann: Unkonzentriertheit, Einfluss auf das Kommunikationsverhalten, fehlende Zeit für gezielte Wahrnehmungsschulung, Mitprägung eines einseitigen Musikgeschmacks u.a. Diese Beschallung setzt sich für den Rest des Tages fort, im Extremfall bis zum Einschlafen mit der Sleeper-Funktion des Radioweckers oder sogar Fernsehers.

Erfreulicherweise gibt es viele Kinder und Jugendliche, die selbst Musik machen. Mit der Hinwendung zum Bandinstrumentarium, den Proben im Übekeller und dem Einsatz von Verstärkern steigen jedoch die Schallbelastung und damit auch das Gefahrenpotential. Gefahren bergen aber nicht nur die zu laut gespielte Musik, sondern auch eventuelle Rückkopplungen an den Verstärkern, bei denen plötzliche hoch dosierte Schallleistungen auftreten und schlimmstenfalls zu einem Hörsturz bis zur Ertaubung mit und ohne Tinnitus führen können. Die aktuelle Versuchung des kurzfristigen Lustgewinns durch den Aufenthalt in allzu nahem Abstand von den Boxen siegt dabei nicht selten über ein vernunftgesteuertes Verhalten zu einer langfristigen Erhaltung der Gesundheit (vgl. Hanel 2001, S. 276f.).

Ältere Kinder entwickeln zunehmend musikalische Vorlieben und gestalten sich ihre musikalische Umwelt gemäß ihrem persönlichen Geschmack und dem Urteil ihrer Freunde. Fanatische Begeisterung für die (augenblicklich) bevorzugte Musik wird dabei genauso heftig ausgelebt wie die Ablehnung anderer Musik (vgl. Gembris 2002, S. 336). Die Loslösung vom elterlichen Musikgeschmack geschieht heute bereits sehr früh. Musikhören während des Computerspielens ebenso wie beim Erledigen der Hausaufgaben ist nahezu selbstverständlich geworden. Mit zunehmendem Alter rückt Musik für den jungen Menschen immer mehr in das Zentrum seines Denkens, Fühlens und auch Handelns. Er investiert enorme Summen in die Hard- und Software dieses Mediums und nutzt Musik einerseits als Mittel der persönlichen und sozialen Identitätsfindung, andererseits zur Abgrenzung gegenüber den Eltern, Geschwistern, Lehrern oder auch anderen Gruppen Gleichaltriger. Unmengen an Daten werden zur sofortigen Verfügung aus dem Netz gezogen und gespeichert, der Computer ergänzt vor allem durch die MP3-Technik zunehmend CD- und DVD-Sammlungen, dennoch kann der Besitz eines Tonträgers als „greifbares" Medium eine wichtige Bedeutung behalten. Neben Liebe und Freundschaft – und meistens in Verbindung mit ihnen – gehört Musik zu den bevorzugten Themen, denen sich nahezu alle Jugendlichen intensiv zuwenden (vgl. Gembris 2002, S. 334ff.; Hill 2004, S. 332-334). Jeder definiert sich dabei über *seine* Musik oder die seiner Clique und grenzt sich damit auch von anderen ab. Stars aus der Rock- und Popmusik dienen als Modelle für eigene Identitätsentwürfe und der richtige Musikgeschmack verschafft Zugang zu angestrebten Freundeskreisen. Neben der Musik sind es Kleidung, Frisur und eine charakteristische Sprache, die die Zugehörigkeit zu einer bestimmten Szene markieren (vgl. Müller 2004, S. 7; Struck 1996, S. 167). Bevorzugte Musikgattungen sind also eng verknüpft mit dem Lebensgefühl und dem Verhalten bestimmter Szenen. Über das eigentliche Musikhören hinaus wird auch viel Zeit investiert in die „Peripherie" der Musik, vor allem im Bereich der Fanaktivitäten (z.B. Chats und Foren im Internet).

Viel stärker und bewusster noch als Kinder nutzen Jugendliche die Musik als Mittel der Problem- und Alltagsbewältigung. Sie kann von Problemen (vorübergehend) ablenken und die eigene Stimmung verbessern (*Mood Managing*, vgl. Hill 2004, S. 329f.; Müller et al. 2002, S. 21), Kommunikation ersetzen und als Flucht- und Rückzugsmöglichkeit von den Realitäten des Alltags dienen. Musik unterstützt den Aufbau von Traum- und Fantasiewelten und kann auch eine gewisse Geborgenheit vermitteln. Exzessiv genutzte Musik stimuliert und kann bereits ohne zusätzlichen Drogenkonsum in einen Rauschzustand versetzen, natürlich erst recht im Zusammenwirken mit Drogen.

Gerade bei diesen letztgenannten Aspekten kommt ganz besonders die Lautstärke ins Spiel: einerseits beim individuellen Musikhören „unter der Haube" des Walk-, Discman und MP3-Players, andererseits beim gesellschaftlichen Musikkonsum auf Partys, in Diskotheken und bei Konzerten. Nachdem der 5. Internationale Kongress über *Lärm und Gesundheit* 1988 in Stockholm eine gewisse Signal- und Auftaktfunktion für eine intensivere Beschäftigung mit dieser Problematik hatte – zumal als bekannt wurde, dass mehr als ein Drittel aller norwegischen 18-jährigen Männer zum Zeitpunkt ihrer Musterung Hörverluste von über 20 dB aufwies – entstanden mehrere Untersuchungen zur Lautstärkenpräferenz beim Hörverhalten von Jugendlichen (vgl. Kap. 8.2).

3.2.4 Hören im mittleren und fortgeschrittenen Erwachsenenalter

Die Lautstärkewahrnehmung verschlechtert sich mit zunehmendem Alter, allerdings nicht zwangsläufig wie die Sehkraft, die infolge der Alterung der Linse als ein mechanischer Teil des Auges nachlässt (vgl. u.a. Bruhn 2003, S. 135f.; Gembris 2002, S. 369f. und sehr ausführlich Wisotzki 1996). Mindestens ein Drittel aller Menschen über 60 Jahre und mindestens die Hälfte der über 70-Jährigen sind als schwerhörig zu bezeichnen, wobei die Rate mit zunehmendem Alter noch rapide ansteigt und z.B. in der Gruppe der über 80-Jährigen bei über 80% liegt (vgl. u.a. Tesch-Römer & Wahl 2000, S. 315). In gewisser Weise handelt es sich dabei um eine kulturspezifische Problematik, weil sie z.B. bei Afrikanern, die den Lautstärkeexpositionen der Industrienationen nicht ausgesetzt sind, nicht beobachtet werden konnte (vgl. Wisotzki 1996, S. 19f.). Insofern kann die typische Altersschwerhörigkeit weitgehend als eine Form der *Soziakusis* beschrieben werden, ein Hörschaden also, der auf Umwelteinflüsse zurückzuführen ist. Allerdings scheinen auch genetische Faktoren eine Rolle zu spielen und eine Veranlagung zur Schwerhörigkeit vererbbar zu sein (vgl. Oeken & Behrendt 1999).

Beim älteren Menschen sind – natürlich individuell völlig unterschiedlich ausgeprägt – physiologische Veränderungen mit möglichen Konsequenzen auf das Hörvermögen zu beobachten, deren Ursachen sehr vielfältig und sowohl in der inneren „biologischen Uhr" des einzelnen als auch in Umwelteinflüssen begründet sein können. U.a. wird beschrieben, dass

- die Gelenke der Gehörknöchelchen, bedingt durch Verkalkung oder Arthritis, zur Verhärtung neigen (vgl. Stuart-Hamilton 1994, S. 24; Tesch-Römer 2001, S. 20),
- die Elastizität des Trommelfells nachlässt (vgl. Tesch-Römer 2001, S. 20),
- es zu einem Verlust von Rezeptorzellen im Innenohr kommt, die auf hohe Töne ansprechen,
- der Umfang des Hörnervs abnimmt, wohl als Folge einer geringeren Blutzufuhr und eines starken Knochenwuchses, der den Faserkanal verengt (vgl. Stuart-Hamilton 1994, S. 24), und
- Tinnitus das Hören erschwert.

Diese zum Teil auf das biologische Altern zurückzuführenden Verluste des Hörvermögens werden durch Umweltbedingungen noch verstärkt (vgl. Stuart-Hamilton 1994, S. 23), so dass es gerade bei Vorschädigungen in jüngeren Jahren schon sehr frühzeitig zu erheblichen Einschränkungen kommen kann: Die Folgen dieser erworbenen Schäden beginnen sich mit denen des biologischen Alterns zu überlappen und zu summieren. Diese Entwicklung des nachlassenden Hörvermögens beginnt bei den meisten Menschen schon recht früh, ohne dass sie allerdings zunächst als störend empfunden wird oder auch nach außen hin bemerkbare Spuren hinterlassen muss. Die größten Defizite treten in der Regel bei dieser als Altersschwerhörigkeit oder *Presbyakusis* bezeichneten Leistungseinbuße in den oberen Frequenzbereichen auf, hauptsächlich gerade dort, wo die Lautbildung wichtiger Konsonanzen der Sprache anzusiedeln und damit die Verständigung unmittelbar gefährdet ist. Die Hörschwelle verschiebt sich während dieser Entwicklung bei Männern deutlich schneller als bei Frauen. Hier spielt wohl die berufliche Tätigkeit an stärker lärmbelasteten Orten statistisch eine Rolle. Insgesamt wird also das Syndrom Altersschwerhörigkeit als sehr komplex beschrieben, da viele Variablen nicht nur in der Person des Betroffenen, sondern auch in seiner Umgebung liegen. Die körperlichen Symptome haben wie bei allen Krankheiten und Behinderungen unmittelbare Auswirkungen auf die psychische Befindlichkeit der Betroffenen. Typische Merkmale sind:

- schnellere Ermüdung durch hohe Konzentrationsleistung,
- Stress,
- Depression,
- Gefühl der Einsamkeit,
- Frustration und
- Schreckhaftigkeit.

Die prognostische Entwicklung der Altersstruktur unserer Gesellschaft lässt vermuten, dass diesen Aspekten in Zukunft eine verstärkte Aufmerksamkeit zuteil werden sollte und dringend präventive Maßnahmen für eine intensive Gesundheitserziehung ergriffen werden müssen (vgl. Wisotzki 1996, S. 24).

3.3 Funktionen und Bedeutung des Gehörs

Bei der Weiterleitung und Verarbeitung akustischer Reize übernimmt das Gehör die folgenden wichtigen Aufgaben:

- Information
- Warnung und Alarmierung
- Kommunikation
- Orientierung
- ästhetische Funktion.

3.3.1 Information

Die wohl vorrangigste Funktion des Gehörs ist, uns fortwährend über die Umwelt und die von außen an uns gerichteten Absichten zu informieren. Es bildet den Empfänger für die Sprache, das geläufigste Verständigungsmedium für den Menschen, aber z.B. auch für Naturgeräusche, Umweltgeräusche oder für Musik. Das bedeutet, dass immer und zu jeder Zeit, also auch im Schlaf, all das von den Ohren aufgenommen – wenn auch nicht bewusst verarbeitet – wird, was die akustische Umwelt anbietet. Wir können die Ohren nicht wie die Augen verschließen – sie lassen damit auch unerwünschte Reize und Informationen zu, sofern man sich nicht die Ohren zuhält oder zustopft. Wenn ein System rund um die Uhr auf Empfang geschaltet ist, kann es auch unfreiwillig in einem dauernden Spannungszustand gehalten werden, der möglicherweise belastenden Stress mit allen negativen Folgen auslöst. Nicht jedes akustisch aufgenommene Signal ist also eine erwünschte Information.

Funktioniert dieses System nicht (mehr) einwandfrei, besteht die Gefahr, dass alltägliche Informationen für Menschen mit einer Hörminderung zum Teil nur noch schwer oder auch gar nicht mehr wahrzunehmen sind, z.B.

- Lautsprecherdurchsagen auf Bahnhöfen,
- kurzfristige Informationen im Radio wie Verkehrsfunk oder Wettervorhersagen,
- Geräusche einer sich öffnenden Tür und sich nähernde Schritte,
- ungewöhnliche Geräusche im Haushalt, z.b. ein defekter Kühlschrank oder
- auffällige Motorgeräusche im Auto (vgl. Eitner 1996, S. 38).

Auf diese akustischen Ereignisse reagieren wir vornehmlich willkürlich, indem wir uns bewusst entscheiden, unsere Aufmerksamkeit auf die jeweiligen Informationen bzw. Geräusche zu lenken. Auch in einem Gespräch sind wir in der Lage, uns gezielt auf die Sprache (Nutzschall) zu konzentrieren und Hintergrundgeräusche (Störschall) auszublenden. Dieser Vorgang wird auch als *selektives Hören* bezeichnet. Unwillkürliche, d.h. automatische Reaktionen ohne willentlichen Einfluss, sind vor allem in Gefahrensituationen zu beobachten.

3.3.2 Warnung und Alarmierung

Hören steuert Verhalten, um z.B. Gefahren aus dem Weg zu gehen. Damit übernimmt das Gehör auch eine existenziell bedeutsame Warn- und Alarmierungsfunktion. Die unwillkürlichen Reaktionen lassen sich in zwei Bereiche einteilen: gelernte und eingeübte Reaktionsmuster, z.B. das Ausweichen bei einem sich mit Sirene nähernden Krankenwagen, und angeborene Schreckreaktionen, z.B. das blitzschnelle und automatische Wegspringen vor einem klingelnden Radfahrer, wenn man tagträumend auf den Radweg geraten ist. Hier handelt es sich um ein instinktives Fluchtverhalten in einer Gefahrensituation. Erst zu überlegen und dann erst zu reagieren könnte bedeuten, dass die angemessene Reaktion zu spät erfolgt. Akustisch evozierte Reflexe werden schon nach 5-7 msec. im Hirnstamm ausgelöst, während zentral verarbeitete akustische Signale ca. 0,5-1 sec. benötigen (vgl. Dieroff 1994, S. 239).

Besonders deutlich wird die Alarmierungs- und Warnfunktion, wenn wir sie von den funktionalen Möglichkeiten des Sehens abgrenzen. Während wir nur das sehen, was in unser Blickfeld gerät, hören wir alles, was um uns herum und über uns geschieht. Das Hören erweitert somit wesentlich den Ausschnitt unseres Wahrnehmungsfensters, wir können quasi um die Ecke hören. Auch weit entfernte Ereignisse sind uns zugänglich, sofern die Schallstärke entsprechend stark ist. Wegzuhören ist streng genommen nicht möglich, allenfalls etwas zu überhören. Eine Vielzahl von technischen Einrichtungen warnt uns akustisch, etwa eine Anzeige, die auf eine Betriebsstörung in unserem Auto hinweist. Der blinde Mensch orientiert sich vorwiegend an auditiv wahrgenommenen Informationen, z.B. an den unterschiedlichen Impulsen einer akustischen Signalanlage an den Fußgängerampeln.

Akustische Starkreize werden in der Regel auch von Menschen mit Hörminderungen wahrgenommen, es sei denn, der Hörverlust ist hochgradig und bewegt sich genau in dem Frequenzspektrum, in dem die jeweiligen Signale ertönen. Wichtig werden dann die Möglichkeiten der visuellen Wahrnehmung, mit denen z.B. Krankenwagen und Feuerwehrautos zusätzlich ausgestattet sind.

3.3.3 Kommunikation

Watzlawick, Beavin & Jackson (2003) haben in ihren Forschungen grundlegende Regeln der menschlichen Kommunikation formuliert. Eins ihrer Axiome besagt, dass es unmöglich sei, *nicht* zu kommunizieren. Die Autoren machen mit ihrer Aussage deutlich, dass selbst ein Schweigen eine Botschaft hat, nämlich möglicherweise unausgesprochen die, dass kein Kontakt erwünscht ist.

Kommunikation verläuft also ständig, mit verbaler Sprache ebenso wie nonverbal mit Blicken, Mimik, Gestik und Körpersprache. Den meisten Menschen sind diese Abläufe selbstverständlich: Morgens treffen wir den Nachbarn und unterhalten uns kurz, an unserem Arbeitsplatz geht das Gespräch mit Kollegen weiter. Das Bestellen des Essens in der Kantine oder des Brötchens in der Bäckerei erfolgt ohne Schwierigkeiten, und abends telefonieren wir mit Freunden und/oder unterhalten uns mit unseren Partnern. Selbst am Telefon benutzen wir dabei nonverbale Anteile, obwohl der Gesprächspartner sie visuell gar nicht erfassen kann.

Für einen Menschen mit einer Hörminderung ist dieses Spektrum der Kommunikation in dieser Form allerdings nicht selbstverständlich und die fehlenden Informationsmöglichkeiten auf der akustischen Ebene verändern die Qualität und Quantität der Kommunikation erheblich: Den Gruß des Nachbarn hat er vielleicht nicht wahrgenommen und erwidert ihn daher nicht, was ihn in den Augen des Nachbarn wohl bald als unhöflich oder arrogant erscheinen lässt, sofern dieser nicht Bescheid weiß. Die Kollegen empfinden die Kommunikation als zu anstrengend, weshalb sie dem Schwerhörigen aus dem Weg gehen, und bei der Arbeit hat er manche Anweisungen nicht richtig verstanden, was zu falschen Ergebnissen oder zu folgenreichen Missverständnissen führt und unbefriedigend für alle Beteiligten ist. Den Preis beim Bäcker oder in der lauten Umgebung der Kantine versteht er erst im dritten Anlauf, was peinlich ist gegenüber denjenigen, die in der Schlange dahinter warten. An ein Gespräch bei Tisch ist gar nicht zu denken, weil die Gespräche an den Nachbartischen und das Geschirrgeklapper zu sehr stören und die gewünschten Signale nicht mehr herausgefiltert werden können. All diese Erlebnisse führen nach und nach zu Verunsicherung und schließlich auch zu einem Vermeidungsverhalten. Bei der *auditorischen Rehabilitation*, also z.B. der Versorgung mit Hörgeräten, stellt die Wiedererlangung und die Erhaltung der Kommunikationskompetenz daher auch das zentrale Rehabilitationsziel dar (vgl. Tesch-Römer 2001, S. 221).

Kommunikation ist komplex: Nicht nur *was* gesagt wird, sondern auch *wie* es gesagt wird, setzt den Kommunikationspartner über Haltungen, Meinungen, Stimmungen, die Art und Qualität der Beziehung etc. in Kenntnis. Betonungen, Intonation, der gesamte Sprachausdruck geben wesentliche Informationen weiter. Allein schon die Beschaffenheit der Stimme, die belegt sein kann, kräftig oder schwach im Ausdruck etc., gibt vieles über den Sprecher preis. Er offenbart seine Absichten sehr häufig über diese paraverbalen Anteile beim Sprechen; dabei kommen die Qualität der Beziehung zwischen den beiden Kommunizierenden ebenso wie ein möglicher Appell des Sprechenden zum Ausdruck (vgl. Schulz v. Thun 2001, S. 26).

Ein eindringliches Beispiel stellt die Ironie dar: Menschen, die von einer Hörminderung betroffen sind, können zum Teil die besondere Sprachmelodie des versteckten Spottes nicht erkennen. Sie können somit in der Situation nicht adäquat reagieren und fühlen sich eventuell persönlich angegriffen, da sie die feinen Unterschiede nicht wahrnehmen können. So entstehen z.B. Situationen, in denen Hörgeschädigte während eines Gespräches nicht verstehen, warum manchmal alle um sie herum lachen, obwohl das Gesagte eigentlich rein inhaltlich gar nicht witzig ist.

3.3.4 Orientierung

Unsere Umwelt ist gegenwärtig deutlich auf ein visuell gesteuertes Zurechtfinden angelegt. Dennoch findet auch permanent eine akustische Orientierung statt. Menschen, die ertaubt sind, berichten, dass sie auf sehr viele Informationen verzichten müssen und sich zum Teil erst langsam auf die ausschließlich visuelle Orientierung einlassen können (vgl. Eitner 1996, S. 40), ein Zustand, der zu einer starken Verunsicherung führen kann. Insgesamt ist die Fähigkeit gut zu hören sehr wichtig für eine uneingeschränkte räumliche Orientierungsfähigkeit. Die Tatsache, dass wir zwei Ohren besitzen, ist durch die akustische Wahrnehmung der Richtung und Entfernung einer Schallquelle möglich. Außerdem sind wir in der Lage, einzelne Schallquellen herauszufiltern, ihnen besondere Aufmerksamkeit zu schenken und dadurch andere Schallereignisse in den Hintergrund treten zu lassen, obwohl sie möglicherweise die gleiche oder eine noch größere Schallintensität aufweisen. Das kann eine wichtige Rolle z.B. beim Musizieren oder dem Leiten eines Ensembles spielen, ebenso aber auch in normalen Unterhaltungssituationen, in denen mehrere Menschen durcheinander reden oder viele Hintergrundgeräusche vorhanden sind.

Das *Richtungs- und Entfernungshören* basiert auf den Parametern Laufzeitdifferenz und Pegeldifferenz: Die Schallwelle trifft zuerst auf das der Schallquelle nähere Ohr und dann, mit geringer Zeitverzögerung, auf das der

Schallquelle entferntere. Hinzu kommt, dass die Lautstärke auf dem der Schallquelle näheren Ohr größer ist als auf dem der Schallquelle entfernteren, da der Kopf einen Schallschatten wirft. Das wirkt sich allerdings nur auf hochfrequente Töne aus, sodass es für den Hörer keine Rolle spielt, wo z.b. im Raum ein subwoofer steht, denn tiefe Frequenzen haben lange Wellenlängen (vgl. Kap. 2.2), für die die Größe des Kopfes kein Hindernis ist. Hohe Frequenzen ab etwa 1000 Hz werden hingegen vom Kopf reflektiert. In einem gewissen Umfang dient auch die Ohrmuschel zur Lokalisation von Schallereignissen. Dabei spielen wohl Reflexionen von verschiedenen Frequenzkomponenten in der Ohrmuschel eine Rolle, die dann Informationen über den Ort des Schallereignisses liefern. Blinde Menschen, die ihr Gehör speziell trainiert haben, machen sich das Prinzip der Echolotung – ähnlich wie Fledermäuse – zunutze, indem sie mit der Zunge Klickgeräusche produzieren und aus dem Echo schließen können, ob sich vor ihnen ein Baum oder ein Auto befindet. Dank des hochsensiblen Empfangsorgans Ohr ist es einigen Sehbehinderten sogar möglich, mit dieser Methode Fahrrad zu fahren. Mittlerweile gibt es für blinde Menschen schon elektronische Echolothilfen, mit denen sie sich in der Umwelt orientieren können (vgl. Rechter 2004).

3.3.5 Ästhetik

Im Alltag ist das Hören eingebettet in einen multimodalen Wahrnehmungsprozess. Die auditive Wahrnehmung ist eng mit den anderen Wahrnehmungsformen des Menschen – vor allem mit dem Sehen – vernetzt. So sind z.B. für den einen Motorengeräusche nervig, während ein anderer über den Sound und das dazugehörige Gefährt geradezu entzückt ist. Auch Wissenschaftler haben sich mit diesem Phänomen der „multimodalen Interaktion" beschäftigt und festgestellt: ein Sportwagen mit einer grellen Farbe wirkt lauter und damit sportlicher als z.B. ein lindgrünes Modell, das auf unseren Straßen auch kaum zu finden ist. In einer Präsentation auf einer Videoleinwand schätzten Versuchspersonen die Lautstärke eines fahrenden Zugs in einer Schneelandschaft leiser ein als in einer Sommerlandschaft – auch wenn beide Male die gleiche Lautstärke eingespielt wurde (vgl. Strassmann 2004, S. 31). Die psychophysischen und neurobiologischen Ursachen dieser vernetzten Wahrnehmungsprozesse sind noch weitgehend unerforscht.

Schon länger bekannt ist die psychologisch-neurologische Besonderheit der *Synästhesie*. Bei Synästhetikern wird unwillkürlich bei einer Sinneswahrnehmung ein anderer Sinn mitaktiviert. Diese hochgradige „Vermischung der Sinne" tritt bei etwa 0,05% der Bevölkerung auf. Meist kommt das so genannte Farbenhören vor, bei dem Betroffene beim Hören von Musik oder Sprache Farben oder geometrische Formen vor ihrem geistigen Auge sehen. Zum Teil werden auch Akkorde oder Tonarten exakt bestimmten Farben zugeordnet.

In abgeschwächter Form verfügen auch Nicht-Synästhetiker über einen Mechanismus, der Seh- und Hörsinn miteinander verbindet: So ordnen wir z.B. in der Regel hohen Tönen helle Farben zu und assoziieren mit tiefen Tönen dunkle Farben. Sprachliche Ausdrücke wie „schreiendes Rot" belegen diese Verknüpfung verschiedener Sinneseindrücke. Höchstwahrscheinlich ist die synästhetische Wahrnehmungsfähigkeit schon in der crossmodalen Vernetzung der Sinne von Säuglingen angelegt (vgl. Kap. 3.2.2).

Die neuralen Informationen im Hörnerv beeinflussen direkt Strukturen im limbischen System, das für emotionale und motivationale Prozesse verantwortlich ist (vgl. Kap. 3.1). Salvi et al. (1999) konnten bei ihren Tinnitusforschungen mit Hilfe der Positronen-Emissions-Tomografie den engen neuroanatomischen und funktionalen Zusammenhang von auditivem und limbischem System nachweisen. Es ist also nicht verwunderlich, dass Gehörtes unmittelbar Emotionen in uns auslöst. Vor allem die Musik als Hörkunst bindet die Aufmerksamkeit der auditiven Wahrnehmung und gilt als „stärkster emotionaler Kommunikationsträger der menschlichen Kultur" (Spintge & Droh 1992, S. 27). Seit Urzeiten erfreut sich der Mensch an schönen Klängen und Rhythmen und genießt Musik, die in ihm Assoziationen und innere Bilder wachruft. Musik ist eingebunden in das Leben und durch technische Tonträger ist Musik heute allgegenwärtig nicht nur in Konzerten, sondern z.B. auch in der Werbung, im Film, im Kaufhaus und beim Zahnarztbesuch, um dort jeweils unsere Stimmung zu beeinflussen. Musik „geht unter die Haut". Sie ist nicht nur ein geistiges Produkt, das ästhetischen Kriterien von Schönheit und Harmonie genügt, sondern hat auch eine messbare physische Wirkung auf Puls, Blutdruck, Atmung, Hautwiderstand und hormonellen Status und damit auf unser Wohlbefinden. Da sowohl aktiv Musizierende als auch Musikhörende ihre musikalische Welt auf der Basis ihrer individuellen Vorlieben und Vorerfahrungen schaffen, gibt es keine pauschale Wirkung von Musik.

4. Hörschäden

Wir haben das Ohr als ein leistungsstarkes und differenzierungsfähiges Organ beschrieben. Auf der anderen Seite ist es aber auch äußerst verletzlich. Seine komplizierte und fragile Beschaffenheit bietet diverse Angriffsflächen für Schädigungen, die die Funktionen des Ohres selbst, die Bereiche der Hörbahnen oder die für die Verarbeitung im Gehirn zuständigen Zentren betreffen können (vgl. Abb. 16). Hörschäden können genetisch bedingt sowie vor, während oder kurz nach der Geburt oder auch im späteren Leben plötzlich oder eher schleichend erworben sein. Medizinisch werden folgende Ursachen unterschieden:

– Presbyakusis, ein Hörverlust erfolgt durch physiologische Alterungsprozesse,

– Soziakusis, der Hörverlust ist auf Lärm oder andere Schallereignisse zurückzuführen,

– Nosoakusis, ein Hörverlust wird durch nicht-akustische Schädigungen infolge Verletzungen, Infektionen, Gifte oder Drogen verursacht.

Diese Phänomene verursachen eine Schwerhörigkeit oder gar eine Gehörlosigkeit sowie häufig auch weitere Symptome wie Tinnitus und Lautheitsempfindlichkeiten.

Abb. 16: Ursachen von Hörschäden

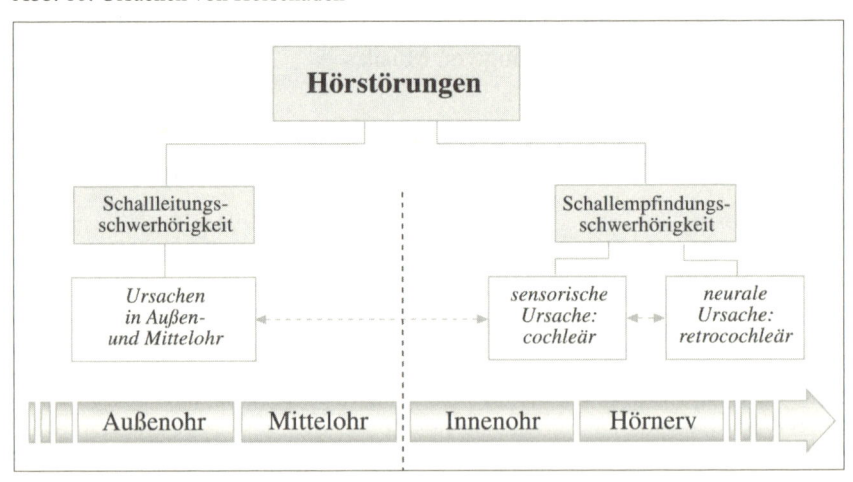

4.1 Grade der Schwerhörigkeit

Die Bandbreite einer möglichen Hörbeeinträchtigung ist enorm groß. Es bleibt für den Außenstehenden sehr schwierig, sich einen genauen Eindruck von einer Schwerhörigkeit zu verschaffen und das Problem des jeweils Betroffenen, vor allem die individuelle subjektive Wahrnehmung und Verarbeitungsfähigkeit seines Hörverlustes, angemessen zu verstehen und zu beurteilen. In Abbildung 17 sind die Grade der Schwerhörigkeit, die jeweilige prozentuale Hörbeeinträchtigung und Beispiele für nicht hörbare Ereignisse aufgelistet:

Abb. 17: Grade der Schwerhörigkeit (vgl. Loß 2004; Plath 1995, S. 204; Probst, Greves & Iro 2004, S. 177)

Grad der Schwerhörigkeit	Hörverlust in %	Beispiele für nicht hörbare Ereignisse
Normales Gehör	0 - 20%	
Geringgradiger Hörverlust	20 - 40%	z.B. Ticken der Armbanduhr
Mittelgradiger Hörverlust	40 - 60%	z.B. Grundgeräusche in Wohngebieten
Hochgradiger Hörverlust	60 - 80%	z.B. Gesprächspartner
An Taubheit grenzender Hörverlust	80 - 95%	z.B. laute Musik oder Geräusche einer sehr belebten Straße
Taubheit	100%	

Schwerhörigkeit bedeutet auch eine Behinderung, die je nach Ausmaß nach dem Schwerbehindertengesetz (SchwbG) anerkannt und in Prozenten taxiert wird. In Deutschland werden zur Ermittlung des Grades einer Behinderung (GdB) die sogenannte Feldmann-Tabelle herangezogen und die Ergebnisse auf der Basis audiometrischer Untersuchungen festgelegt. Die Eckwerte betragen (n. Leonhardt 2002, S. 24):

– 20% GdB für einseitige Taubheit
– 80% GdB für beidseitige Taubheit
– von 20 bis 40% GdB für beidseitige mittelgradige Schwerhörigkeit
– von 40 bis 60% GdB für beidseitige hochgradige Schwerhörigkeit
– von 80% bis 100% GdB für angeborene oder in der Kindheit erworbene Taubheit.

Zu bedenken ist, dass die audiometrisch ermittelten Prozentangaben noch nichts darüber aussagen, inwieweit der Mensch auch anderweitig von einer Hörschädigung betroffen ist, denn die auditive Wahrnehmung steht in enger Wechselbeziehung mit den anderen Sinnesorganen, dem hormonalen und limbischen System (vgl. Kap. 3.1). Auch bei vergleichbarem Hörverlust und gleicher Art des Hörschadens können die individuellen Auswirkungen und Folgeerscheinungen sehr unterschiedlich ausfallen.

Schon geringe Hörverluste können erste Probleme bei der Sprachverständlichkeit bedingen. Von einem Hörschaden ist die Rede, wenn ein Hörverlust von 25 dB vorliegt. Dieser Wert muss über die Oktaven von 500, 1000 und 2000 Hz gemittelt sein. Ausschlaggebend sind also auch hier die betroffenen Frequenzen in den wichtigen Bereichen des Sprachfeldes.

4.2 Formen der Schwerhörigkeit

Als übergeordnete Hauptformen der Schwerhörigkeit werden unterschieden:
- die Schallleitungsschwerhörigkeit und
- Schallempfindungsschwerhörigkeit, die auch
- kombiniert auftreten können (vgl. Abb. 16 und Abb. 18).

Abb. 18: Hörstörungen

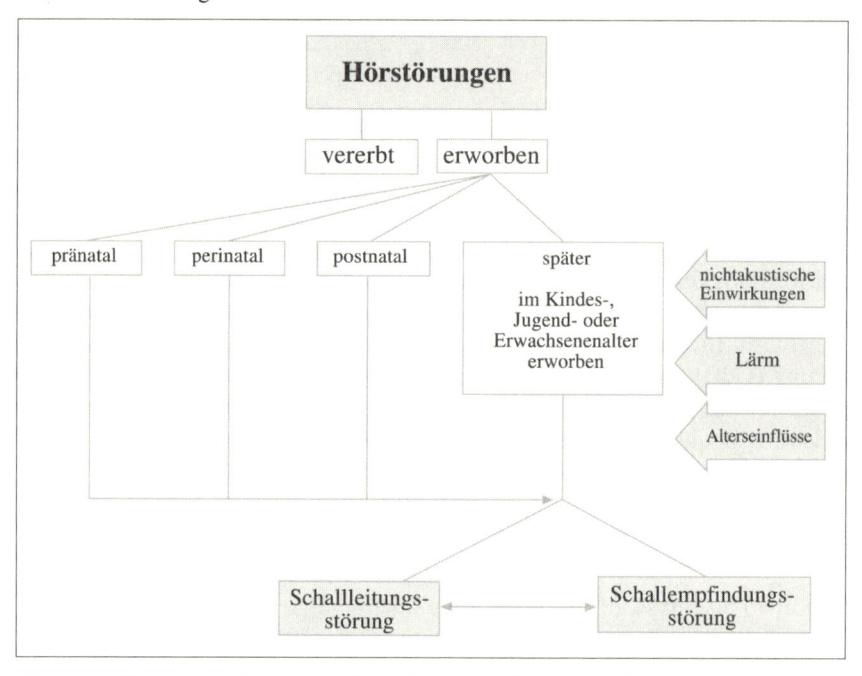

Die Schallleitungsschwerhörigkeit ist eine Schwerhörigkeit mit dem Ursprung im Außen- und/oder Mittelohr, also in den schallzuleitenden Teilen des Hörorgans. Ihre Ursachen liegen z.B. in

- mehreren Mittelohrentzündungen und anderen Mittelohrerkrankungen,
- angeborenen Fehlentwicklungen des äußeren Gehörgangs (kongenitale Atresie),

- Verschluss des Gehörgangs durch Ohrenschmalz (Cerumen) oder Fremdkörper,
- einer Perforation oder Vernarbung des Trommelfells, z.B. durch Schläge auf das Ohr oder einen Aufprall auf Wasser,
- einer Unterbrechung der Gehörknöchelchenkette und Otosklerose (Verknöcherung des Mittelohrs).

Ohrfehlbildungen treten ungefähr im Verhältnis 1:20.000 auf, der genetische Faktor liegt bei 90%, der Rest entsteht durch fruchtschädigende Faktoren, u.a. Infektionen, radioaktive Strahlungen oder Medikamente (vgl. Neumann 2001, S. 295). Bei der Schallleitungsschwerhörigkeit ist der Hörverlust bei allen Frequenzen ziemlich gleichmäßig verteilt, das Hören wird insgesamt leiser. Dieser Verlust kann in der Regel mit medizinischen, zum Teil operativen Eingriffen (z.b. Mittelohrchirurgie) oder in seltenen Fällen mit Hörgeräten gut ausgeglichen werden. Bei Kindern wird auch recht häufig das Mittelohr bei Verschleimung durch ein Paukenröhrchen belüftet. Die Entfernung von Ohrenschmalz oder Fremdkörpern im Ohr stellt ohnehin kein Problem dar (sollte aber unbedingt dem Arzt überlassen werden).

Wesentlich schwieriger verhält es sich mit der Schallempfindungsschwerhörigkeit.

Sie hat ihren Ursprung im Innenohr, im Hörnerv oder im Hirnbereich. Zu ungefähr 98% entstehen die Schallempfindungsstörungen durch eine meist lärmbedingte Schädigung im Innenohr (vgl. Kap. 8.1). Ca. zwei von 1000 Kindern kommen bereits mit einem Hörschaden zur Welt (vgl. Neumann 2001, S. 299).

Nach dem Ort der Entstehung wird unterschieden in

- Sensorische Schwerhörigkeit (cochleäre, auch Innenohrschwerhörigkeit)
- Neurale Schwerhörigkeit (retrocochleäre Schwerhörigkeit).

Diese zusammenfassend als sensorineural beschriebene Schwerhörigkeit kann ihre Ursachen haben in

- einer Vererbung,
- Lärm,
- Durchblutungsstörungen,
- Erkrankungen der Mutter (z.B. Röteln) oder Intoxikationen (Nikotin, Alkohol, Rauschgift, Medikamente) während der Schwangerschaft,
- entzündlichen Krankheiten vor, während und nach der Geburt (z.B. Masern und Mumps),
- ototoxischen (für die Ohren schädlichen) Medikamenten,
- Hörsturz oder
- Tumoren, die den Hörnerv befallen.

Im Vergleich zur Schallleitungsschwerhörigkeit senkt sich die Hörfähigkeit nicht gleichmäßig ab. Die höheren Frequenzen sind häufiger stärker betroffen. Das macht sich vor allem im Sprachbereich bemerkbar und führt zu den typischen Verstehensproblemen von Sprache bereits bei Kurvenverläufen, bei denen z.b. das Musikhören noch kaum Schwierigkeiten bereitet. Möglich ist auch eine Kombination von Schallleitungs- und Empfindungsschwerhörigkeit, die sich im Audiogramm dadurch zeigt, dass sowohl die Luftleitung als auch die Knochenleitung einen Hörverlust aufweisen, wobei die Luftleitungskurve den größeren Verlust zeigt.

Die retrocochleären Schallempfindungsstörungen betreffen den Hörnerv. Sie können im Bereich der Hörbahn durch Tumore wie das Akustikusneurinom oder das Meningeom verursacht werden, die meist im Erwachsenenalter auftreten und operativ durch Bestrahlung (sog. Gammaknife) entfernt werden können (vgl. Kap. 7.5.3).

4.3 Schwerhörigkeit in verschiedenen Lebensaltern

4.3.1 Frühkindliche Schwerhörigkeit

Das frühe Kindesalter spielt bei der Erkennung und Behandlung von Hörschäden eine besondere Rolle, weil die gesamte Entwicklung des Menschen wesentlich von einer möglichst einwandfreien Hörfähigkeit in diesem Alter mitgeprägt wird. Hörschäden von Kindern können nur behandelt und ausgeglichen werden, wenn sie rechtzeitig von den Eltern, Ärzten und betreuenden Personen als solche wahrgenommen werden. Die Betroffenen beklagen nie eine Schwerhörigkeit, sondern machen immer nur indirekt auf ihre Probleme aufmerksam. Somit ist es außerordentlich wichtig, Auffälligkeiten, die mit Hörstörungen in Verbindung gebracht werden könnten, sofort nachzugehen. Das betrifft insbesondere den Umgang mit jungen Kindern, spielt aber letztlich in jedem Alter eine Rolle bis hin zur Unterstützung älterer Menschen, die sehr häufig Hilfe und Ermutigung beim Angehen ihrer Hörprobleme benötigen.

Die Ausreifung der neuronalen Verschaltungen der für das Hören zuständigen Nervenbahnen ist bei der Geburt nicht abgeschlossen. Sie muss auch postnatal weiterhin durch akustische Reize aus der Umwelt stimuliert werden. Wenn Hörschwierigkeiten allerdings nicht frühzeitig erkannt werden, verstreicht wertvolle Zeit für die Entwicklung der Hörwahrnehmung, da die Vernetzung der Hörbahnen im Gehirn bis zum 3. Lebensjahr weitgehend abgeschlossen ist (vgl. Kap. 3.2.2). Die Früherkennung ist umso wichtiger, als die Entwicklung der Sprache durch schwere Hörschäden stark eingeschränkt wird. Es können auch schon leichtere länger dauernde Erkrankungen, z.B. langwierige Paukenhöhlenergüsse, ernsthafte Folgen haben. Defizite in der Sprachentwicklung lassen sich nach dieser sensiblen Phase der ersten beiden Lebensjahre nur zum Teil und unter großen Mühen aufholen.

Auf jeden Fall gilt die Regel: Je eher Hörschäden erkannt werden, spätestens bis zum 6. Lebensmonat, desto größer sind die Chancen auf eine aussichtsreiche Behandlung und damit erfolgreiche Sprachanbahnung. Daher ist deutschlandweit ein Hörscreening direkt nach der Geburt zu fordern, so wie es in den USA, Belgien und Österreich Standard ist (vgl. Kap. 5.1). Eine frühkindliche Schwerhörigkeit ist nach statistischen Erhebungen mit einer Häufigkeit von 0,05% bis 0,1% in der Normalbevölkerung zu erwarten. Immerhin gehören 4% bis 6% aller Neugeborenen zu der Risikogruppe, bei der im Vergleich zur Normalbevölkerung eine vielfach höhere Wahrscheinlichkeit einer Hörstörung besteht (vgl. Probst, Grevers & Iro 2004, S. 198; Zorowka 1996, S. 96). Erkennen und Behandlung der frühkindlichen Hörstörungen unterliegen oft einer nicht gerechtfertigten Verzögerung, da sie bei vielen Kindern erst bei der Einschulung erkannt werden (vgl. Sohn & Jörgenshaus 2001, S. 143).

Für Eltern und andere Bezugspersonen können folgende Verhaltensweisen Anhaltspunkte für den Verdacht einer Hörstörung liefern:

- in der 4. bis 6. Lebenswoche sollten Säuglinge bei plötzlichen lauten Geräuschen erschrecken,
- mit drei bis vier Monaten sollten sich die Augen des Babys erkennbar zu einer Schallquelle hinbewegen,
- in der Regel reagieren Babys mit sechs bis sieben Monaten sichtbar auf Musik,
- mit zehn bis zwölf Monaten sollten sie ein leises Ansprechen aus einem Meter Entfernung verstehen.

Durch die schnell erworbene Fähigkeit der Babys, auf akustische Wahrnehmungen, auch der selbst erzeugten Laute, zu reagieren, ergeben sich noch andere Möglichkeiten der Diagnose: Ein Baby schreit anders als hörende Gleichaltrige, wenn es sich selbst nicht oder nicht richtig hört. Mittels Computeranalysen digitalisierter Aufnahmen von Schreien können diese Veränderungen (Auffälligkeiten in der Frequenz, Rhythmik oder Melodik) erkannt und z.B. dazu benutzt werden, die Indikation eines Cochlea-Implantats zu stützen (vgl. König 1998, Kap. 7.5.2). Erste Beobachtungen in diese Richtung können aber auch erfahrene Hebammen und anderes Personal machen, wenn z.B. die Stimme des Babys, das sich selbst praktisch nicht hört, dumpf und zittrig klingt.

Auch nur einem leisen Verdacht einer Hörstörung sollte sofort nachgegangen werden: Eltern oder andere vertraute Personen des Kindes entwickeln in der Regel ein gutes Gespür für ein Verhalten, das von der Norm abweicht; diese Verhaltensmerkmale sind dann aber in ihrer Ausprägung oftmals noch so schwach, dass ein Arzt, der sich dem Kind nur kurzfristig zuwenden kann, sie möglicherweise nicht sofort bemerkt. Vor allem sind eine ausbleibende Sprachentwicklung oder plötzliche Sprachstörungen im weiteren Verlauf des Kindesalters ein alarmierendes Symptom, das sofort zumindest den Verdacht auf eine Hörstörung lenken muss.

An Risiken für eine während der Schwangerschaft sowie während oder unmittelbar nach der Geburt erworbene Schallempfindungsschwerhörigkeit werden vor allem beschrieben (nach Zorowka 1996, S. 96):

- unzureichende Sauerstoffversorgung der Plazenta,
- während der Schwangerschaft erworbene Infektionen,
- während und kurz nach der Geburt erworbene Ansteckungen, die zu einer Blutvergiftung oder auch Gehirnhautentzündung führen können,
- drohende Erstickungen während des Geburtsvorganges,
- schwere Schäden am Corti-Organ durch das Rötelvirus und
- ungenügender Abbau des roten Gallenfarbstoffs Bilirubin nach der Geburt.

Diese frühen, peripher bedingten Hörstörungen können bei nicht rechtzeitigem Erkennen und Behandeln zusätzlich die funktionelle Entwicklung der zentralen Hörbahn und die Ausbildung der neuronalen Vernetzung in dieser kritischen Phase behindern und sehr leicht Sprachentwicklungsbehinderungen zur Folge haben (vgl. Zorowka 1996, S. 97).

4.3.2 Hörschäden im weiteren Kindes- und Jugendalter

Besteht ein Verdacht auf Hörstörungen beim Kind im Kindergarten oder in der Grundschule, erfordert die Anamnese spezielle audiometrische Untersuchungen (vgl. Zorowka 1996, S. 102; Kap. 5). Gerade auffälliges Verhalten im Schulalter, vor allem Interesselosigkeit und Isolierung, können Anzeichen für Defizite im auditiven und sprachlichen Bereich sein. Solche Einbußen können durch gestörte Prozesse im Bereich der Hörbahn und des auditiven Zentrums verursacht werden, die als Auditive Verarbeitungs- und Wahrnehmungsstörung (AVWS) bezeichnet werden.

Diese funktionelle Hörstörung geht mit vielen nicht-auditiven Symptomen wie Unkonzentriertheit, motorischer Unruhe, sozialer Isolierung und schulischem Leistungsabfall einher und wird meist erst bei einer gestörten Sprachentwicklung des Kindes diagnostiziert. Obwohl Außen-, Mittel- und Innenohr normal entwickelt sind und audiometrische Tests eine normale Hörschwelle ausweisen, zeigen diese Kinder Auffälligkeiten beim Richtungshören und dem Sprachverständnis im Störgeräusch. Hier können computergestützte Testverfahren Hilfestellungen zur eindeutigen Diagnose von AVWS geben. Um eventuelle Auffälligkeiten feststellen zu können, sollten Kinder besonders in ihrem sozialen und kommunikativen Verhalten beobachtet und beurteilt werden. Hier sind Erzieher, Sozialpädagogen und Lehrer gleichermaßen gefragt. Zorowka (1996, S. 101f.) schlägt folgende Fragen zur Aufmerksamkeit und Konzentration des Kindes in kommunikativen Situationen vor, deren Beantwortung erste Hinweise geben können:

- Reagiert das Kind häufig ausweichend, wenn es angesprochen wird?
- Redet es oft dazwischen?
- Fragt es und rennt weg, ohne die Antwort abzuwarten?
- Hat es Schwierigkeiten, ruhig zu sitzen, während es mit einer Aufgabe beschäftigt ist?
- Ist es leicht durch die Umgebung und durch unwichtige Reize ablenkbar?
- Wie ist die Konzentration des Kindes?
- Wie ist die Ausdauer, kann es bei der Sache bleiben?

Die Beantwortung dieser Fragen kann gleichzeitig eine Anregung sein für die funktionelle Beobachtung des Kindes im Alltag sowie in pädagogischen Situationen, wenn ein Anfangsverdacht besteht. Um die Ursachen von Auffälligkeiten dann genauer abzugrenzen, müssen von Fachleuten wie Pädaudiologen die für die Wahrnehmung von Sprache relevanten zentralen Funktionen (auditive Aufmerksamkeit, Lautheitsempfinden, Richtungshören, Lautdifferenzierung, selektives Hören etc.) geprüft werden.

Im Jugendalter können sich die Hörprobleme verstärkt als soziale Probleme herauskristallisieren, wenn die Kommunikation in der Peergroup eingeschränkt ist, kosmetische Aspekte mit Hörgeräten eine stärkere Rolle spielen und vor allem, wenn jugendtypisches Risikoverhalten hinzutritt. Neben zu lautem Musikkonsum (vgl. Kap. 8.2) kann vor allem die Silvesterknallerei eine Gefährdung für das Gehör darstellen, zumal es in diesem Alter Phasen gibt, in denen der präventive Zugriff nur begrenzt möglich ist. Während in der Kindheit das Erkennen und Behandeln von möglicherweise bereits vorhandenen Hörschäden im Vordergrund stehen, stellt beim Jugendlichen eher der Schutz vor gefährdendem Schalldruck den wichtigsten Aspekt präventiven Handelns dar.

4.3.3 Hörschäden bei Erwachsenen

Bei Erwachsenen, aber auch schon bei älteren Kindern und Jugendlichen zeichnet sich eine Hörbehinderung z.B. durch folgende typische Anzeichen im Alltag ab:

- bei Unterhaltungen schreien müssen,
- Fernsehen oder Radio so laut drehen, dass andere sich beschweren,
- sich beim Hören sehr anstrengen und konzentrieren müssen,
- bei Unterhaltungen ständig missverstehen,
- ein Ohr beim Hören bevorzugen,
- häufig Menschen bitten, etwas Gesagtes noch einmal zu wiederholen,

- sich aus sozialen Kontakten, vor allem von geselligen Ereignissen (Empfänge, Partys, Stammtisch) zurückziehen (vgl. Fördergemeinschaft Gutes Hören 2004).

Aufgrund der demographischen Entwicklung wird es in der Bundesrepublik in den nächsten Jahren prozentual immer mehr ältere Menschen geben: Im Jahre 2030 werden ca. 35% unserer Bevölkerung über 60 Jahre alt sein. Damit wird ein großer Anteil der Bevölkerung unter einer verschlechterten Hörleistung zu leiden haben, denn auch ohne äußere Einwirkungen treten im Alter Einbußen des Hörvermögens aufgrund physiologischer Veränderungen und zunehmender pathologischer Prozesse auf.

Höreinbußen gehören zu den häufigsten chronischen Einschränkungen, die mit dem Alter verknüpft sind (vgl. Tesch-Römer & Wahl 2000, S. 314f.). Mindestens ein Drittel aller Menschen über 65 Jahre ist als schwerhörig zu bezeichnen. Männer sind dabei häufiger betroffen. Ein Grund dafür ist, dass sie in der Regel an lärmintensiveren Orten arbeiten als Frauen. Die Schädigungen, die zur Altersschwerhörigkeit führen, sind irreversibel und können zurzeit noch nicht mit operativen oder pharmazeutischen Mitteln behoben werden. Als Hilfsmittel steht nur die audiologische Rehabilitation – in erster Linie durch Hörgeräte – zur Verfügung.

Abb. 19: Individuelle und soziale Folgen von Schwerhörigkeit

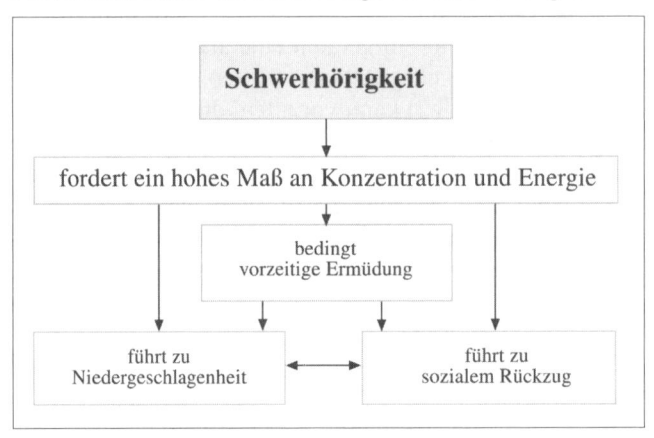

Besondere Verständnisprobleme entstehen für alte Menschen bei Störgeräuschen aus der Umwelt oder durch einen Tinnitus, durch verhallte Räume oder durch zu schnelles Sprechen der Kommunikationspartner. Unter Umständen spielen hier auch nachlassende Aufmerksamkeitsressourcen im Alter eine Rolle. Um dennoch an Gesprächen teilhaben zu können, muss der Betroffene sich sehr auf das Verstehen seiner Kommunikationspartner konzentrieren und alle Komponenten mit einbeziehen, die ihm zusätzliche Verstehenshilfen anbieten, wie die Körperhaltung, den Gesichtsausdruck, die Lippenbewegungen und die Gestik seiner Gesprächspartner. Das erfordert ein hohes Maß an Konzentration und damit an Kraft und Energie, die oftmals zu früher Ermüdung und zu Missverständnissen führen, die wiederum Ursachen für Unsicherheit, Niedergeschlagenheit und Enttäuschung sind (vgl. Abb. 19). Wird dieser Teufelskreis nicht durchbrochen, ist sozialer Rückzug eine zwangsläufige Folge gescheiterter Kommunikation (vgl. Hartogh & Wickel 2004b, S. 370-372; Tesch-Römer & Wahl 2000, S. 316; Tesch-Römer 2001, S. 11). Psychosomatische Beschwerden, Kopfschmerzen, Schlafstörungen und Depressivität sind häufig Begleiterscheinungen von Schwerhörigkeit. Die Unerträglichkeit der Situation lässt sich daran ablesen, dass die Zahl der Selbstmordversuche unter Schwerhörigen zehnmal so groß ist wie in der Normalbevölkerung (vgl. Müller 2002, S. 61; Wisotzki 1996, S. 17).

5. Diagnose von Hörschäden

In der Hörakustik und der HNO-Medizin gibt es mehrere Möglichkeiten der Hörüberprüfung (*Audiometrie*), bei der man auf objektive und subjektive Hörtests zurückgreift (vgl. Abb. 20). Bei subjektiven audiometrischen Verfahren, z.B. bei der Untersuchung des Sprachverständnisses, wird das Hörvermögen unter aktiver Mitwirkung des Patienten untersucht; objektive Tests, die für die Differenzialdiagnose und besonders bei Säuglingen und Kleinkindern eingesetzt werden, können ohne Mithilfe der Probanden durchgeführt werden.

Abb. 20: Übersicht Hörtests

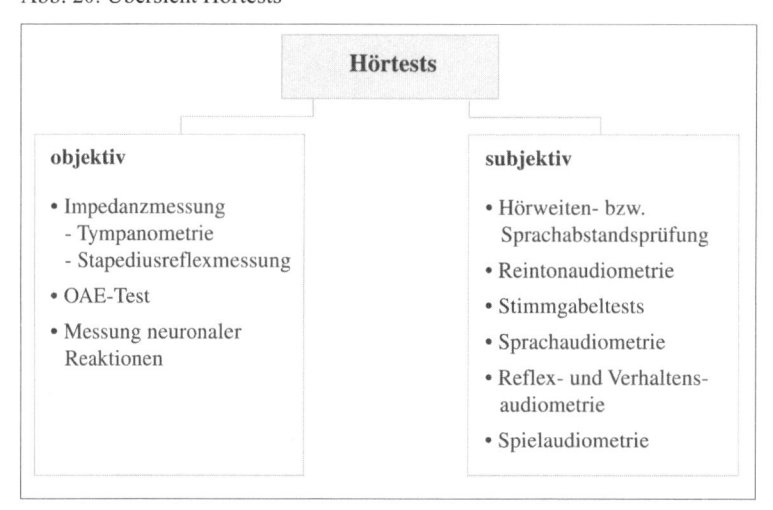

objektiv	subjektiv

• Impedanzmessung
  - Tympanometrie
  - Stapediusreflexmessung
• OAE-Test
• Messung neuronaler Reaktionen
	• Hörweiten- bzw. Sprachabstandsprüfung
	• Reintonaudiometrie
	• Stimmgabeltests
	• Sprachaudiometrie
	• Reflex- und Verhaltensaudiometrie
	• Spielaudiometrie

Die einzelnen audiometrischen Tests erlauben die Untersuchung des Gehörs unter verschiedenen diagnostischen Fragestellungen. Im Folgenden werden die wichtigsten Verfahren kurz vorgestellt.

5.1 Objektive Tests

Impedanzmessungen

Unter *Impedanz* versteht man allgemein den Widerstand eines Systems bei der Energieübertragung. Im Bereich der Psychoakustik ist das betroffene System das Ohr und als spezifische Energieform fungiert die Schallenergie. Hohe akustische Impedanz bedeutet also eine niedrige Durchlässigkeit von Schallenergie im Ohrsystem.

Verbreitete Impedanzmessungen sind:

- Tympanometrie
- Stapediusreflexmessung

Bei der *Tympanometrie* werden mittels einer an einer Sonde angeschlossenen Druckpumpe die Veränderungen der Trommelfellbeweglichkeit bei definierten unterschiedlichen Drücken beurteilt. Ergebnis ist das *Tympanogramm*, das die Trommelfellbeweglichkeit in Abhängigkeit vom Luftdruck zeigt.

Bei einem gesunden Ohr wird der größte Teil der Schallenergie über das Trommelfell und die Gehörknöchelchen an das Innenohr weitergegeben. Ist das Trommelfell durch Über- oder Unterdruck gespannt, setzt es dem Schall einen hohen Widerstand (= hohe Impedanz) entgegen. Wird dann verhältnismäßig viel Schallenergie reflektiert, werden also hohe Impedanzwerte gemessen, können diese u.a. verursacht sein durch Steifheit der Gehörknöchelchen, eine Mittelohrentzündung oder eine Tubenfunktionsstörung.

Bei lauten Tönen über ca. 90 dB zieht sich der Stapediusmuskel, der am Kopf des Steigbügels ansetzt, reflexartig zusammen, um die Schallweiterleitung zu mindern und das Innenohr vor dem lauten Schall zu schützen. Bei der *Stapediusreflexmessung* wird festgestellt, ob dieses unwillkürliche Ansprechen auf hohen Schalldruck einsetzt. Erfolgt der Reflex nicht, liegt eine Schallempfindungsschwerhörigkeit vor, die ihre Ursache in der Hörbahn oder im Hirnstamm hat, oder die Beweglichkeit der Gehörknöchelchenkette ist gestört (z.B. bei Otosklerose).

OAE-Test (Messung otoakustischer Emissionen)

Bei otoakustischen Emissionen (OAE) handelt es sich um Schallsignale, die beim Hörvorgang im Innenohr entstehen und über das Mittelohr und den Gehörgang nach außen abgestrahlt werden. Dieser schwache Schall wird durch die äußeren Haarsinneszellen im Innenohr als Antwort auf akustische Reize produziert. Beim OAE-Test werden diese Schallsignale mit einem Mikrofon aufgenommen und aufgezeichnet. Fehlende otoakustische Emissionen weisen auf eine Innenohrschädigung hin. In vielen Ländern gehört die OAE-Messung zum Standard bei den Untersuchungen von Neugeborenen, um Hörstörungen frühzeitig zu erkennen („Hör-Screening").

Messung neuronaler Reaktionen

Schwerhörigkeit kann nicht nur durch Funktionsstörungen im Außen-, Mittel- und Innenohr verursacht werden, sondern auch durch Störungen in der Hörbahn und im Hörzentrum (vgl. Kap. 3.1). In solchen Fällen kann die Messung von Hirnströmen, die durch Schall evoziert werden, Aufschluss über Ursachen von Schwerhörigkeit liefern. Zu diesem Zweck werden Elektroden an bestimmte Stellen der Kopfhaut befestigt und die Hirnstromaktivitäten über Kabel in ein Verstärker- und Auswertungsgerät geleitet. Mittlerweile werden auch bei der Messung neuronaler Reaktionen bildgebende computergestützte Verfahren wie Computertomografie und Magnetresonanztomografie eingesetzt.

Die häufigsten Tests sind:

ERA (Evoked Response Audiometry)
Bei diesem objektiven Audiometrietest werden über am Kopf angebrachte Elektroden elektrische Potentiale im Hörnerv, im Hirnstamm und/oder in der Hirnrinde erfasst. ERA wird vor allem in der Neugeborenen- und Kinderaudiometrie, aber auch bei der Diagnose vieler Formen von Schwerhörigkeit erwachsener Patienten eingesetzt. Durch die Messungen kann die neurale Reaktion auf akustische Reize im Bereich der Hörbahn beurteilt werden: ob Informationen über den Hörnerv an das Gehirn weitergeleitet werden und ob die Weiterverarbeitung im Gehirn funktioniert. Mit ERA können auch Akustikusneurinome (gutartige Tumore am Hörnerv) nachgewiesen werden.

BERA (Brainstem Evoked Response Audiometry)
Bei dieser besonderen Form der ERA können Hirnströme, die beim Hören von Geräuschen unterschiedlicher Lautstärke in einem Frequenzbereich zwischen 2000 bis 4000 Hz gemessen werden, Aufschluss geben über das Vorhandensein einer Funktionsstörung im Hirnstamm. Der Test kommt auch im Vorfeld von Cochlea-Implantationen zum Einsatz.

ABR-Screening (Auditory Brainstem Response)
Beim ABR-Screening werden Hirnströme gemessen, die als Reaktion auf Schallwellen im Ohr des Kindes entstehen; aus der Analyse der Hirnwellen werden dann die Hörschwellen ermittelt. Auch mit Babys wird dieser schmerzlose Test durchgeführt, indem weiche Sonden vorsichtig ins Ohr geführt und Elektroden auf der Kopfhaut angebracht werden.

5.2 Subjektive Tests

Hörweiten- bzw. Sprachabstandsprüfung

Die einfachste Hörprüfung, die ohne medizinische Apparate durchgeführt werden kann, ist die *Hörweitenprüfung* bzw. *Sprachabstandsprüfung*, die z.B. bei Fahrtauglichkeitstests, bei den gängigen Vorsorgeuntersuchungen aber auch zur ersten Orientierung vom HNO-Arzt eingesetzt wird. Bestimmt wird in einem ruhigen Raum – für beide Ohren getrennt – der „auditive Aktionsradius", in dem ein Proband Alltags- und Flüstersprache gleich gut hört; ein Hörgesunder kann geflüsterte Sprache bis zu etwa vier Metern Entfernung verstehen.

Reintonaudiometrie

Die Reintonaudiometrie ist das gängigste Verfahren, das in einer HNO-Praxis bei einem Verdacht auf eine Hörstörung angewandt wird. Um die aktuelle Hörschwelle zu bestimmen, werden den Patienten durch ein *Audiometer* Sinustöne über Kopfhörer eingespielt.

Dieses Gerät besteht aus einem Tongenerator, der Sinustöne mit Frequenzen in der Regel zwischen 125 und 8000 Hz im Oktavabstand erzeugt. Über einen Lautstärkeregler lässt sich jeder Ton bis auf ca. 120 dB verstärken. Die Lautstärke der eingespielten Töne wird beginnend im unterschwelligen Bereich langsam (meist in 5-dB-Schritten) erhöht und dann der Dezibel-Wert festgehalten, bei dem der Proband eine Hörempfindung äußert, indem er z.B. durch Knopfdruck signalisiert, wann ein Ton für ihn gerade erkennbar ist. Das Hörvermögen beider Ohren wird getrennt getestet und die erhaltenen Werte werden in ein Audiogramm eingetragen, das dann die Hörschwellen für die einzelnen Frequenzen wiedergibt.

Abbildung 21 zeigt ein Audiogramm eines Patienten mit einer Hochtonschwerhörigkeit, einer typischen Kurve z.B. nach einem Knalltrauma oder extremer Musikbeschallung: Hier handelt es sich um einen Hochtonsteilabfall mit einer c^5-Senke (vgl. Kap. 2.4).

Auf der Ordinate (x-Achse) wird die Frequenz der Testtöne in Hz angegeben und auf der Abszisse (y-Achse) der Hörverlust in dB. Da Audiogramme dazu dienen, Hörbeeinträchtigungen zu erfassen und diese gegenüber der Normalhörigkeit „negativ" bewertet werden, trägt man die dB-Werte auf der y-Achse im negativen Bereich auf (anders als z.B. in Abb. 7). Die horizontale 0 dB-Linie (Hearing Level HL) markiert die durchschnittliche Hörschwelle eines jungen Erwachsenen mit gesundem Gehör. Wie in Kapitel 2.4 dargelegt ist die Hörschwelle des Ohres bei tiefen und hohen Frequenzen relativ hoch und um 4000 Hz am niedrigsten (vgl. auch Abb. 7). Dieser ungleiche Kurvenverlauf wurde international genormt und die Audiometer so geeicht, dass die Hörschwelle im Audiogramm als horizontale Linie auftaucht und die Darstellung dadurch vereinfacht ist (dieser Kniff ist möglich, weil Dezibel keine physikalische Messgröße ist, vgl. Kap. 2.3).

Um festzustellen, ob eine Mittelohrschwerhörigkeit oder ein Innenohrschaden vorliegt, können Töne über die Knochen hinter dem Ohr eingespielt und mit der Luftleitung verglichen werden. Während eine Schallempfindungsschwerhörigkeit nahezu identische Kurven aufweist, zeigt die Luftleitungskurve bei der Schallleitungsschwerhörigkeit einen schlechteren Verlauf als die Knochenleitung an, die das Signal direkt über den Schädelknochen an das Innenohr weitergibt.

Abb. 21: Audiogramm eines Patienten mit einer Hochtonschwerhörigkeit.

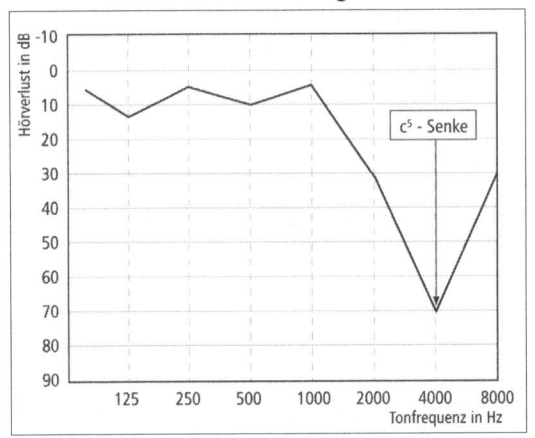

[Audiogramm: Hörverlust in dB vs. Tonfrequenz in Hz, mit Markierung "c⁵ - Senke"]

Da bei diesen audiometrischen Messungen die Möglichkeit besteht, dass der Schall über die Schwingungen des Schädelknochens auf dem anderen, nicht zu prüfenden Ohr gehört wird, ist es häufig notwendig, das Gegenohr zu *vertäuben*, um die Höreinschränkungen des Prüfohres genau zu bestimmen. Dies geschieht, indem dem Gegenohr über Kopfhörer ein Schmalbandrauschen zur Vertäubung von Sinustönen bzw. ein Breitbandrauschen zur Vertäubung von Sprache eingespielt wird.

Stimmgabeltests

Als Stimmgabeltests werden der Weber- und der RINNE-Versuch bezeichnet. Beide Hörtests dienen zur Unterscheidung zwischen Schallleitungs- und Schallempfindungsschwerhörigkeit mit einer einfachen Methode und dienen häufig einer ersten Überprüfung.

Weber-Versuch

Im Weber-Versuch wird überprüft, ob eine einseitige Innenohr- oder Schallleitungsschwerhörigkeit vorliegt. Um dies zu ermitteln, setzt der Arzt eine schwingende Stimmgabel auf die Kopfmitte des Patienten. Bei einem hörgesunden und einem beidseitig gleichermaßen schwerhörigen Menschen wird der Ton der Stimmgabel in beiden Ohren oder in der Kopfmitte wahrgenommen. Liegt eine Innenohrschwerhörigkeit vor, so wird der Ton der Stimmgabel im schlechter hörenden Ohr leiser wahrgenommen. Bei einer Schallleitungsstörung wird der Ton der Stimmgabel über die Knochenleitung lauter als in dem gesunden Ohr wahrgenommen.

RINNE-Versuch

In diesem Versuch werden Luftleitung und Knochenleitung des Schalls miteinander verglichen. Zu diesem Zweck wird die schwingende Stimmgabel an den Knochen hinter dem Ohr gesetzt. Erreicht die abnehmende Lautstärke das Niveau der Hörschwelle, hält der Arzt die noch schwingende Stimmgabel vor das Ohr. Ein hörgesunder Mensch nimmt diesen Ton über die Luftleitung wahr.

Bei einer Schallleitungsschwerhörigkeit hört der Patient die Stimmgabel am Knochen hinter seinem Ohr lauter und länger als direkt vor seinem Ohr. Bei einer Innenohrschwerhörigkeit verhält es sich dann wie bei einem Normalhörenden: der Patient hört die Stimmgabel vor seinem Ohr lauter und länger als über die Knochenleitung.

Sprachaudiometrie

In der Sprachaudiometrie werden das Sprachgehör und das Sprachverständnis überprüft. Sie dient vor allem als Grundlage für die Anpassung und Überprüfung der Effektivität von Hörgeräten. In dem am häufigsten verwendeten Freiburger Sprachtest werden dem Patienten von einer CD bei verschiedenen Lautstärken Zahlen und einsilbige Begriffe dargeboten und der Anteil der verstandenen Wörter ermittelt. Während die Sprachaudiometrie erst ab einem Alter von ungefähr acht Jahren möglich ist, gibt es für jüngere Kinder ab etwa dem 3. oder 4. Lebensjahr spezielle Kindersprachtests, die Bildmaterial und altersgemäße Begriffe einsetzen (z.B. Göttinger oder Mainzer Sprachtest).

Das Hörzentrum an der Universität Oldenburg (2004) hat für Diagnoseverfahren einen Kinder-Reimtest entwickelt, bei dem mit Hilfe von Reimwörtern („Beule-Keule-Eule") die Sprachverständlichkeit in unterschiedlichen Wortkombinationen und Schwierigkeitsgraden gemessen werden kann. Der Test eignet sich insbesondere für Kinder, die ungefähr die 2. bis 6. Klasse besuchen.

Reflex- oder Verhaltensaudiometrie

Neben den genannten Testverfahren kann das Gehör von Säuglingen und Kleinkindern bis zu zwei Jahren auch durch das Auslösen von Reflexen getestet werden. Mit Hilfe von kindgerechten Schallerzeugern wie Brummbären, Babyrasseln, Glöckchen und anderen Spielsachen werden Störgeräusche erzeugt, die bei gesundem Gehör Lidschlag bzw. Augen- oder Kopfbewegungen zur Schallquelle auslösen. Diese Reflexe geben dann Auskunft über die ungefähre Hörschwelle, das Lautstärkeempfinden und das Sprachverständnis.

Die Hörschwelle und die Knochenleitung können mit diesem subjektiven Verfahren nicht bestimmt werden. Die Verhaltensaudiometrie kann auch angewendet werden, wenn Kinder z.B. aufgrund von Behinderungen nicht in der Lage sind, die im Folgenden beschriebene Spielaudiometrie aktiv mitzugestalten.

Spielaudiometrie

Bis zum 4. Lebensjahr wird die Bestimmung der Hörschwelle in der Regel in eine Spielhandlung eingebaut, wobei die aktive Mitarbeit des Kindes erforderlich ist und z.b. bei mehrfach geschädigten Kindern deren Einschränkungen im Spielverhalten berücksichtigt werden müssen. Ungefähr ab dem Ende des 4. Lebensjahres kann die Hörschwelle bei den Kindern bei normaler Entwicklung auch ohne spielerischen Kontext untersucht werden. Die Ergebnisse liefern wichtige Hinweise über die Ausprägung eines möglichen Hörschadens und bilden die Grundlage für weiterführende Untersuchungen (vgl. Leonhardt 2002, S. 95; Zorowka 1996, S. 104).

Zorowka (1996, S. 103) weist auch darauf hin, dass sich die Untersuchungsergebnisse der subjektiven Tests im Vergleich zu den Resultaten der objektiven Messverfahren häufig widersprechen können und eine Diagnose daher nicht einfach ist, weil der Gesamtzusammenhang sich als äußerst komplex darstellt und eine interdisziplinäre Diagnostik erfordert. Da das hörgeschädigte Kind nicht mit den Ohren des Erwachsenen hört, ist die Auswahl geeigneter Verfahren der Kinderaudiometrie erforderlich, die den allgemeinen Entwicklungsstand des Kindes berücksichtigen (vgl. Kap. 3.2.3). Erfahrung und die Fähigkeit zum sensiblen Umgang mit den Kindern spielen bei diesen Verfahren eine besonders große Rolle.

6. Spezielle Krankheitsbilder

Es gibt Krankheitsbilder, die mit einer Hörminderung in Verbindung stehen können und diese dann möglicherweise noch in ihren negativen Auswirkungen für die Betroffenen verstärken. Die bekanntesten Phänomene sind Ohrgeräusche, Lautheitssymptome und Schwindel. Insbesondere auch schlagartig einsetzende Hörverluste, meist einseitig und entstanden in Stresssituationen, nach Knallen, anderer lauter Beschallung oder auch ohne erkennbare Ursache, haben in den letzten Jahren merklich zugenommen. Mit ihnen gehen die erstgenannten Erscheinungen oftmals einher.

6.1 Tinnitus

Es wird geschätzt, dass etwa fünfeinhalb Millionen Deutsche Ohrgeräusche (*tinnitus*) von Krankheitswert haben (vgl. Hocker 2002, S. 11). Insgesamt leiden in der Bundesrepublik Deutschland ungefähr 800.000 Mitbürger derart an Tinnitus, dass sie intensiver ärztlicher Hilfe bedürfen. Die Ohrgeräusche sind so massiv beeinträchtigend, dass die Betroffenen ohne fremde Hilfe ihre Probleme nicht mehr bewältigen können (vgl. Schönenberg 2004). Nach Hocker (2002, S. 11) haben 7 % der erwachsenen Bevölkerung schon einmal den Arzt wegen Tinnitusbeschwerden aufgesucht und 1% der erwachsenen Bevölkerung erlebt die Ohrgeräusche derart stark, dass sie die Lebensqualität schwerwiegend beeinträchtigen. Tinnitus tritt sehr häufig bei Menschen mit einer Hörschädigung auf, befällt aber durchaus auch Menschen, die normal hören. Besonders betroffen sind altersschwerhörige, aber auch normal hörende ältere Menschen. Bei Kindern und Jugendlichen kommt er als chronisches Phänomen eher selten vor, bei jungen Erwachsenen offensichtlich mit steigender Tendenz.

6.1.1 Das Syndrom

Der Begriff *Tinnitus* leitet sich aus dem Lateinischen ab und bedeutet so viel wie *Klingeln, Geklingel* des Ohres. Mit Tinnitus ist nicht das kurzfristige Pfeifen im Ohr oder die Wahrnehmung anderer vorübergehender hoher Töne gemeint, sondern ein dauerhaftes, als störend empfundenes Geräusch, das vielerlei Ursachen haben kann: Neben organischen Defekten im Ohr kommen auch Schäden am Hörnerv, Probleme bei der Durchblutung oder Fehlstellungen der Halswirbelsäule und der Kiefergelenke oder besonders auch Stress in Frage – um nur einige wichtige zu nennen. In vielen Fällen lassen sich aber die wahren Ursachen für einen chronischen Tinnitus nicht genau ergründen, oftmals sind die Symptome auch polykausal in nur schwer durchschaubaren psychischen und physischen Zusammenhängen begründet.

Bei der Einordnung (Klassifikation) von Tinnitus wird unterschieden zwischen einem

- objektiven Entstehungsmechanismus, bei dem eine körpereigene physikalische Schallquelle in der Nähe des Ohres existiert, deren Schallaussendungen gehört werden, z.b. gefäß- oder muskelbedingte Schallgeräusche, und einem (häufiger vorkommenden)
- subjektiven Mechanismus, bei dem eine Einwirkung eines akustischen Reizes nicht vorliegt.

Als Orte der Entstehung des objektiven Tinnitus kommen das äußere Ohr, das Mittelohr, das Innenohr, der Hörnerv oder das zentrale auditorische System in Frage. Objektiver Tinnitus kann weitaus häufiger geheilt werden als subjektiver.

Der Verlauf eines Tinnitus wird zeitlich unterteilt in

- akut (besteht weniger als 3 Monate),
- subakut (zwischen 3 Monaten und einem Jahr) sowie
- chronisch (länger als ein Jahr).

Zudem wird noch unterschieden, ob der Betroffene das Ohrgeräusch kompensieren, also ohne großen Leidensdruck damit umgehen kann, oder ob der Tinnitus noch dekompensiert ist und einen hohen Leidensdruck ausübt und die Lebensqualität wesentlich beeinträchtigt (vgl. Lenarz 1998, S. 1f.).

Für den subjektiven Tinnitus gibt es unterschiedliche Entstehungsorte: Er kann entweder zentral, also im Bereich des Nervensystems, oder peripher, im Innenohr ausgelöst werden. Für den peripheren Tinnitus spricht z.B. eine gleichzeitige Verschlechterung der Hörfähigkeit aufgrund eines Hörsturzes, aber auch die Altersschwerhörigkeit, vor allem, wenn die Frequenz des Ohrgeräusches identisch ist mit dem Frequenzbereich, der abgesenkt ist. Werden die Ohrgeräusche in Frequenzbereichen wahrgenommen, die beim Hören nicht gestört sind, oder tauchen sie sehr unregelmäßig auf und verschwinden immer mal wieder, spricht vieles für eine zentrale Störung. Wie ein Phantomphänomen, z.B. ein empfundener Schmerz an einem bereits amputierten Glied, produziert das Gehirn Klänge und Geräusche, die objektiv nicht existieren, aber dennoch vom Betroffenen wahrgenommen werden.

Das klangliche Spektrum eines Tinnitusphänomens reicht vom tiefen Brummen über zischende Geräusche bis hin zu hohen pfeifenden Tönen. Die Tinnitusliga bietet ein Tinnitus-Telefon an, an dem typische Tinnitusgeräusche zu hören sind (s. Anhang: Adressen II). Nicht selten werden auf einem Ohr auch mehrere Geräusche gleichzeitig wahrgenommen, dabei treten zum Teil die Geräusche auf beiden Ohren unterschiedlich auf.

Der Tinnitus wird oftmals als extrem belastend empfunden, daher sind emotionale Probleme in vielen Fällen typische Begleiter. Je nach Ausprägung der Tinnituswahrnehmung reicht das Spektrum der physischen und psychischen Beeinträchtigungen von Konzentrationsmängeln und Schlafstörungen über Depressionen, oft verbunden mit Angst- und Panikzuständen, bis hin zum Suizid.

Gerade beim ersten Auftreten des Tinnitus ist die Angst davor, dass der Tinnitus nun ein Leben lang bleiben könne, sehr groß. Häufig werden Tinnitus-Patienten von der Angst geplagt, der Tinnitus könne sich verschlimmern, da bisherige Therapien keinen sicheren Erfolg bringen. Tinnitus-Geräusche werden in ihrer Wirkung überaus subjektiv bewertet. Die Palette reicht von leise über laut mit allen möglichen Zwischenstufen bis zu unerträglich laut. Bemerkenswert dabei ist, dass sich die allermeisten Tinnitus-Geräusche nur um 10 bis 15 dB von der Hörschwelle abheben, also noch wesentlich leiser sind als geflüsterte Sprache. So kann auch ein Geräusch, das von dem Betroffenen als unerträglich laut eingestuft wird, sich nach einer Tinnitus-Bestimmung objektiv durchaus bei diesen niedrigen Intensitätswerten befinden.

Unabhängig von der angegebenen Lautstärke des Tinnitus kann abweichendes bzw. auffälliges Verhalten, insbesondere nicht nachvollziehbarer Rückzug oder auch Aggression, seine Ursache in diesen für die Umwelt nicht wahrnehmbaren Geräuschen haben.

Verschiedene Faktoren können die Intensität des Geräusches beeinflussen. So berichten die meisten Betroffenen, dass in Lebensphasen, in denen sie sehr gefordert sind, z.B. partnerschaftliche Krisen, Prüfungssituationen, Trauer etc., sich das Ohrgeräusch verschlimmert. Gelingt es dem Betroffenen, dieses Phänomen zu integrieren und als Anzeichen dafür zu nehmen, mit diesen Stressoren (nach Möglichkeit) anders umzugehen, gilt dies als wesentlicher Schritt auf dem Weg zum kompensierten Tinnitus.

Häufig wird auch das Phänomen beobachtet, dass ein Geräusch nach Einwirkung von Lautstärke, z.B. auf einer Party, den Tinnitus im Anschluss zeitweilig lauter erscheinen lässt. Es dauert dann mehrere Stunden oder auch Tage, bis sich das Geräusch wieder auf die bisherige subjektiv empfundene Lautstärke einpegelt. Die auch bei „tinnitusfreien" Menschen nach exzessivem „Lautstärkekonsum" auf Rockkonzerten, Technopartys oder bei Diskothekenbesuchen zunächst meist kurzfristig erlebten Taubheits- und Ohrgeräuschphänomene sind aber nicht zu verwechseln mit dem oben beschriebenen Tinnitus. Allerdings können solche Erlebnisse den Betroffenen (meist Jugendliche und jüngere Erwachsene) ein Bild davon vermitteln, welche Auswirkungen ein chronischer Tinnitus haben kann. Verunsicherung und Betroffenheit lassen jedoch meist schnell nach, wenn die ernst zu nehmenden körperlichen Anzeichen wieder aufhören. Diese Erfahrungen können jedoch zumindest ein Ansatzpunkt für die Prävention sein (vgl. Kap. 9).

Die Häufigkeit des Auftretens von Tinnitus kann auch von der Lebens- und Berufswelt einzelner gesellschaftlicher Gruppen abhängen. Eine Untersuchung des dänischen Arbeitsumweltinstitutes vom Januar 2002 weist aus, dass Lehrer und Erzieher außergewöhnlich stark von Tinnitus betroffen sind. Das wird zum Teil auf die schlechte Akustik in Klassenzimmern zurückgeführt. Allgemein leiden sehr viele Lehrer der unteren und mittleren Klassenstufen unter Hörproblemen. Unter den Frauen fallen insbesondere auch Erzieherinnen in Tageskindergärten durch eine relativ hohe Häufigkeit von Tinnitus auf. Eine mögliche Erklärung ist, dass durch die hohe Lärmbelastung in kleinen Räumen eine Stresssituation entsteht, durch die der Widerstand des Gehörs gegen Geräusche herabgesetzt wird (vgl. hear-it AISBL 2004).

Tinnitus wirkt sich wie viele andere Krankheiten und Behinderungen belastend nicht nur auf die Befindlichkeit des Betroffenen selbst, sondern in hohem Maße auch auf die ihm nahe stehenden Mitmenschen, Freunde, Familie, Ehepartner, mitunter auch auf das berufliche Umfeld aus. Gerade der gesellschaftliche Rückzug, um „seine Ruhe zu haben", bringt sehr häufig Probleme für die Partnerschaft. Die negativen Reaktionen der Umwelt reichen vom Unverständnis bis zum Spott. Spezielle Ratgeber wenden sich an die Partner von Betroffenen und werben unter den Stichworten Verständnis, Anteilnahme, Einfühlungsvermögen, Ermutigung, Rücksicht und Toleranz für Verstehen und angemessenes Verhalten (z.B. Kallert 1997).

6.1.2 Behandlung von Tinnitus

Die Behandlung von Tinnitus erweist sich nach wie vor als sehr schwierig. Generell fehlt es immer noch an fundierten pathophysiologischen Erkenntnissen in der Diagnostik und Therapie von Tinnitus. Häufig beginnt nach Auftreten eines Tinnitus für den Betroffenen ein langes und oftmals zermürbendes Suchen nach der geeigneten Therapie. Hier besteht die Gefahr, dass durch die Vielzahl der angewandten Behandlungsverfahren nicht nur eine große Verwirrung für die Betroffenen entsteht, sondern möglicherweise durch Nebenwirkungen der Behandlungen noch zusätzliche Schäden auftreten und das Leiden damit noch verstärkt bzw. eine wirksame Behandlung verhindert wird (vgl. Lenarz 1998). Da vor allem chronischer Tinnitus sehr häufig kaum Heilungschancen hat, muss sich die Behandlung und Betreuung der Betroffenen auf eine Akzeptanz der Geräusche und ihre Integration in den Alltag ausrichten.

Die Patienten-Versorgungssysteme für Tinnitusbetroffene reichen in Deutschland von der ambulanten Tinnitustherapie, meist durch den HNO-Arzt, über mehrtägige Kompakttherapien bis zur Kur in einer auf Tinnitus spezialisierten Klinik. Bei der Nachsorge spielen vor allem die Förderung einer positiven Einstellung sowie Hilfestellungen bei der Entwicklung von Strategien im Umgang mit Tinnitus eine wesentliche Rolle.

An erster Stelle der Behandlung steht auf jeden Fall der HNO-Arzt, der eine ausführliche Anamnese, verbunden mit einer Tinnitus-Bestimmung, durchführt. Letztere gibt u.a. Aufschluss darüber, bei welcher Frequenz und Lautstärke der Tinnitus tatsächlich einzuordnen ist. Wichtig ist dieser Schritt auch im Hinblick darauf, dass der Betroffene erfährt, dass er mit seinem Befinden ernst genommen wird. Die Anamnese gilt daher schon als erster Schritt der Therapie. Ist aus medizinischer Sicht keine physiologische Ursache zu erkennen, werden die verschiedenen Therapieformen eingeleitet.

Stationäre Therapien basieren häufig auf einem psychosomatischen Ansatz. In ihnen soll primär die Lebens- und Arbeitsfähigkeit nachhaltig verbessert werden. Dabei werden dem Patienten u.a. Möglichkeiten der Entspannung aufgezeigt, z.B. durch Autogenes Training, Tai Chi oder Fußreflexzonenmassage, um nur einige zu nennen. Dieser Therapieansatz führt schon häufig zu ersten Erfolgen, denn die allmähliche und begleitete Gewöhnung an den Tinnitus sowie das Erlernen von Ersatzstrategien erleichtern oftmals den Leidensdruck und lenken die Aufmerksamkeit von der permanenten Belästigung durch die Ohrgeräusche ab. Zu den in Frage kommenden ambulanten Therapien zählen die Überprüfung der Halswirbelsäule und Psychotherapien, aber auch Zahnregulierungen.

Mittlerweile existieren auch musiktherapeutische Behandlungsmethoden, in denen Musik gehört oder aktiv gespielt wird, um die Symptombelastung bei Tinnituserkrankten zu verringern. Die Interventionen reichen von kommerziellen CDs, um das Wohlbefinden zu fördern, bis zu spezifischen Ansätzen, in denen es um die Veränderung der emotionalen und kognitiven Wahrnehmung des Tinnitus geht. Eine Übersicht über Behandlungsansätze geben Argstatter, Nickel, Rupp, Hoth & Bolay (2005, S. 3).

Eine weitere Behandlungsmöglichkeit bietet die apparative Versorgung mit einem Noiser im Zuge einer Tinnitus-Retraining-Therapie (TRT). Hierbei produziert ein kleines Gerät, der Noiser, ein gleichmäßiges weißes Rauschen, das vom Tinnituston ablenken soll (vgl. Kap. 7.4). Besteht zu dem Tinnitus zusätzlich ein Hörverlust, kann eine Versorgung mit Hörgeräten sehr sinnvoll sein. Abgesehen davon, dass der Betroffene besser hören kann, wirkt das Hörgerät ähnlich wie ein Rauschgenerator, indem es die Geräuschkulisse des Alltags an das Ohr weiterleitet. Der Patient fühlt sich dem Ohrgeräusch nicht mehr so ausgesetzt und kann es besser ertragen (Biesinger 1996, S. 111).

Soll zusätzlich zu der Hörgeräteversorgung auch ein *Retraining* durchgeführt werden, so kann auf Kombinationsgeräte zurückgegriffen werden. Sie verfügen über das Verstärkerteil des Hörgerätes und über den Rauschgenerator. Geräte dieser Art werden auch als *Tinnitus-Instrument* bezeichnet. Häufig werden die beschriebenen Therapieansätze zeitweilig mit medikamentenunterstützter Angst- und Depressionsbewältigung sinnvoll begleitet.

Ergänzend zu den möglichen Therapieformen, in die hier nur ein kurzer Einblick gegeben werden konnte, sei noch darauf verwiesen, dass sich die Teilnahme an einer Selbsthilfegruppe oft als eher kontraindiziert herausstellt. Das Gleiche gilt für das Führen so genannter „Tinnitus-Tagebücher". Die permanente Beschäftigung mit dem Thema führt dazu, dass zum Teil erreichte Therapieerfolge wieder in den Hintergrund treten. Ohrgeräusche, die zeitweilig kaum noch wahrgenommen werden, treten durch die Fokussierung immer wieder in das Bewusstsein bzw. werden wieder hervorgeholt. Viel geeigneter ist es, das Geräusch zu akzeptieren und zu lernen, damit zu leben.

6.2 Lautheitsphänomene

Ein Hörschaden geht häufig mit dem Phänomen des *Lautheitsausgleichs* oder auch *Recruitments* (loudness recruitment) einher.

In der Kommunikation mit einem altersschwerhörigen Menschen äußert sich diese Erscheinung z.B. dahingehend, dass der Hörgeschädigte bei leisen Gesprächen nichts versteht, weil die Hörschwelle angehoben ist. Nach der Aufforderung, lauter zu sprechen, beschwert er sich allerdings wiederum über die zu hohe Lautstärke. Auch ein leicht zu hoher Pegel beim Musikhören wird als sehr unangenehm empfunden, die Musik erscheint merklich verzerrt. Der Grund dafür ist, dass der Bereich zwischen Wahrnehmungsschwelle des Schalls und der Schmerzgrenze infolge der Schwerhörigkeit – normalerweise die ganze Bandbreite von 0 bis ca. 120 dB umfassend – deutlich zusammengestaucht wird. Die Isophone (vgl. Abb. 10), die Kurven gleichen Lautstärkeempfindens, rücken also enger zusammen, so dass in dem übrig bleibenden Bereich sehr schnell der scheinbar paradoxe Eindruck entsteht, die Lautstärke würde unnatürlich stark und schnell ansteigen (vgl. Abb. 22). Die Unterschiede der Lautstärke werden also in diesen Bereichen vom geschädigten Ohr stärker erfasst als vom gesunden Ohr, weil es schon bei einer geringen Lautstärkeerhöhung viele Isophone rekrutiert. Bei großen Lautstärken pendelt sich dieses Phänomen wieder ein, so dass die Empfindung in diesem Bereich der von Normalhörenden entspricht.

Abb. 22: Recruitment

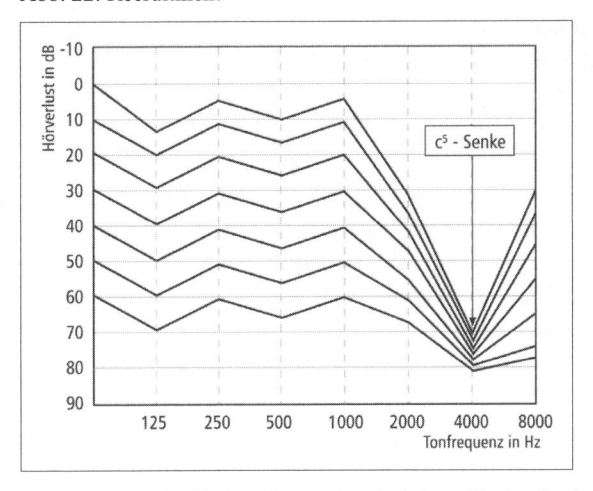

Die unterschiedliche Hörweise beider Ohren bedeutet gerade für Musikliebhaber, vor allem aber für ausübende Musiker, Instrumentenbauer und -stimmer sowie Tonmeister ein weit größeres Problem als eine eingeschränkte Lautstärkenwahrnehmung. Für die Hörgeräteanpassung stellt das Recruitment eine immense Herausforderung dar, da dem komplizierten Verlauf der Isophone Rechnung getragen werden muss. Ein Recruitment kann sich zu einer *Hyperakusis* ausweiten oder in eine *Phonophobie*, einer Angst gegenüber Schallereignissen, einmünden. Es kann allerdings auch mehr oder weniger erfolgreich kompensiert werden, wenn ein starkes Schon- und Vermeidungsverhalten und allzu große Vorsicht vermieden werden. Durch eine gezielte Gewöhnung an Geräuscherfahrungen kann die Geräuschüberempfindlichkeit abgebaut werden (vgl. Schaaf, Klofat & Hesse 2003, S. 1005ff.).

Unter Hyperakusis wird generell eine Überempfindlichkeit gegenüber Geräuschen normaler Lautstärke und höheren Lautstärken verstanden. Diese Reaktionen auf Geräusche haben ihre Ursache im Innenohr oder in der Hörbahn und können physische Schreckreaktionen auslösen (z.B. plötzliche Blutdruckveränderungen, Schweißausbrüche, Unruhe) oder zunehmende Muskelverspannungen bedingen. Meist geht Tinnitus mit Hyperakusis einher, neue Schätzungen liegen bei ca. 450.000 Betroffenen in Deutschland, die zugleich unter Tinnitus und Hyperakusis leiden, wobei die Betroffenen häufiger durch die Geräuschüberempfindlichkeit als durch den Tinnitus belastet sind. Nicht selten wird die Hyperakusis auch bereits vor einer Tinnitusentstehung beobachtet.

Bei einer Phonophobie muss keine Hörstörung vorliegen. Es handelt sich dabei um Überreaktionen auf Geräusche, die mit speziellen negativen Erfahrungen verbunden sind, z.B. Kinderstimmen für Erzieherinnen und Lehrer oder Telefonklingeln bei Büroangestellten etc. Die Frequenz und Lautstärke spielen hier nicht die entscheidende Rolle, sondern die dem Geräusch subjektiv beigemessene Bedeutung. Traumatische Erlebnisse können durch Konditionierung entsprechend extreme Angst- und Fluchtreaktionen auslösen (vgl. Schaaf, Klofat & Hesse 2003, S. 1005ff.).

6.3 Hörsturz

Ein plötzliches Nachlassen des Hörvermögens wird alltagssprachlich gerne als *Hörsturz* beschrieben. Dieses Phänomen birgt noch viele Rätsel, weil seine Entstehungsmechanismen noch nicht eindeutig geklärt sind. So ist die Rede von Hörstürzen nach Rockkonzerten, man liest von der „Modekrankheit" Hörsturz und dass immer mehr junge Menschen davon betroffen sind. Die Zahl der Betroffenen in Deutschland, Männer und Frauen in gleichem Maße, wird im Jahr auf ungefähr 250.000 geschätzt.

Medizinisch ist der Hörsturz ein abgegrenztes Symptom, zu dessen Verursachern Lärm nicht gehört. Der Hörsturz ist ein Hörverlust, der in der Regel einseitig, auf jeden Fall plötzlich und oftmals mit dem für Vertaubungen üblichen Druckgefühl im Ohr sowie pelzigem Gefühl um die Ohrmuschel auftritt und innere Ursachen hat. Daher wird der Hörsturz auch als Ohrinfarkt bezeichnet. Möglicherweise ist Stress einer der Hauptgründe für dieses Symptom: die psychische Belastung bewirkt eine Kontraktion der Muskulatur der ohnehin sehr feingliedrigen Blutgefäße, so dass die Blutzufuhr zum Innenohr gemindert oder gar unterbrochen wird, was zum Absterben von Hörzellen führen kann (vgl. Fleischer 2000, S. 125). Andererseits wird ein Verschluss der Blutgefäße durch kleine Gerinnsel angenommen. Die Bildung solcher Thrombosen wird durch die üblichen Risikofaktoren (Rauchen, Bluthochdruck, Diabetes, hoher Cholesterinspiegel etc.) begünstigt. Häufig wird diese Erscheinung noch von Tinnitus und/oder – aber weit seltener – von Schwindel begleitet. Oftmals regeneriert sich die Hörfähigkeit wieder und auch die anderen Symptome lassen nach. Der Hörsturz kann aber auch der Beginn einer bleibenden Schwerhörigkeit sein, wenn sich das Gehör nicht oder nur teilweise erholt. Im Extremfall kann das betroffene Ohr komplett ertauben. Akut wird vor allem durch Infusionen versucht, die Innenohrdurchblutung und den Zellstoffwechsel wieder anzuregen. Einen gesicherten Nachweis über den Erfolg dieser Therapie gibt es jedoch nicht. Erstaunlicherweise kommen Spontanheilungen ohne medizinische Hilfe in gleicher Häufigkeit vor wie Heilungen mittels Infusionen und Medikamentation (vgl. Fleischer 2000, S. 130ff.).

6.4 Morbus Menière

Bei der *Menièreschen Krankheit* ist nicht nur das Gehör, sondern auch das Gleichgewichtsorgan betroffen. Neben lauten Ohrgeräuschen gehören Erbrechen und heftiger Drehschwindel zu den Symptomen. Bei den akuten Anfällen tritt auch Schwerhörigkeit auf, die sich meist wieder zurückbildet, sich bei häufigem Auftreten aber auch manifestieren kann. Die Anfälle können schnell vorübergehen, Stunden dauern oder sich unregelmäßig wiederholen. Ursache für die beschriebenen Symptome ist wohl eine Druckerhöhung der Innenohrflüssigkeit (*Hydrops* = Überdruck im endolymphatischen System), die im schlimmeren Fall zu Rissen der feinen Membranen führt. Ausgelöst werden diese Prozesse vermutlich durch Stress, Stoffwechsel, Hormon- oder Kreislaufstörungen, Schädelverletzungen oder auch sehr laute Schallereignisse. Die genauen Gründe sind aber noch nicht hinreichend erforscht. Durch die Risse in der Membran vermischen sich Endo- und Perilymphe und es kommt zu einer Veränderung der elektrolytischen Zusammensetzung der Innenohrflüssigkeiten, die zu starken unerwünschten Erregungen der Nervenzellen im Corti-Organ und in den Gleichgewichtsorganen führt.

7. Behandlung von Hörschäden

7.1 Akute Maßnahmen

Akute Maßnahmen werden erforderlich, wenn das Hörvermögen plötzlich deutlich abnimmt, gewohnte Höreindrücke verzerrt wahrgenommen werden und/oder ein oder mehrere Ohrgeräusche zu hören sind. Medizinisch wird ein Hörsturz nicht mehr – wie noch vor wenigen Jahren – als Notfall, sondern als Eilfall definiert, der nicht unverzüglich behandelt werden muss. Die Symptome sollten jedoch innerhalb von 48 Stunden von einem HNO-Arzt untersucht und behandelt werden, um eventuelle Folgeschäden in Form einer irreversiblen Hörstörung oder eines bleibenden Tinnitus möglichst gering zu halten.

7.2 Hörgeräte

Eine Indikation für Hörgeräte liegt dann vor, wenn sich herausstellt, dass ein Hörschaden nicht z.B. durch Medikamente oder einen chirurgischen Eingriff behandelt werden kann. In den allermeisten Fällen handelt es sich dabei um eine irreversible Schädigung der Haarsinneszellen im Innenohr. Hier stellt das Hörgerät die bisher einzige Therapieform dar. In der Regel werden die Hörgeräte vom HNO-Arzt verordnet, bei den Krankenkassen kann dann der gesetzliche Festbetrag für eine Hörgeräteversorgung beantragt werden.

Hörgeräte sind heute in der Regel elektronische Geräte, die den Schall verstärken. Allerdings entspricht der über das Hörgerät gehörte Schall nicht dem Originalschall, weil eine gleichmäßige Verstärkung aller Frequenzen nicht möglich ist. Vergleichen lässt sich das Hören unter Einsatz von Hörgeräten mit der eigenen Stimme, wenn man diese von einem Wiedergabegerät hört. Moderne Hörgeräte übertragen ein Frequenzspektrum bis maximal 8 kHz. Sie decken damit den Frequenzbereich, der für das Verstehen von Sprache notwendig ist, bestens ab.

Hörgeräte bestehen aus einem Mikrofon, das den Schall aufnimmt und in elektrische Signale umwandelt, einem Verstärker und dem Hörer, der diese Impulse wiederum in Schallschwingungen umwandelt und an das Ohr abgibt. Die Hörgeräte werden auf den jeweiligen Hörverlust eingestellt, so dass auch leise Sprache und Geräusche gehört und verstanden werden können. Um eine zu laute Übertragung der Geräte zu verhindern, wird die maximale Lautstärke der Geräte technisch begrenzt.

Historische Vorläufer des Hörgerätes sind Hörrohre und Hörschläuche. Ein bekannter Nutzer solcher Hörrohre war der Komponist Ludwig van Beethoven, der sich von dem Instrumentenbauer und Erfinder des Metronoms, Johann Nepomuk Mälzel (1772-1832), Hörrohre bauen ließ, um seine allmähliche Vertaubung zu überwinden.

Während die älteren analogen Hörgeräte eine einfache Verstärkung bewirkten, lassen die modernen digitalen Hörgeräte zusätzlich eine komplizierte Be- und Verarbeitung des aufgenommenen Schalls zu. Diese Hörgeräte können sehr viel genauer auf den vorliegenden Hörverlust eingestellt werden. Je nach Hörverlust ist eine mehr oder weniger aufwändige Technik notwendig. Die Vorstellungen und Ansprüche des Hörgeräte-Trägers sollten daher sehr genau mit dem jeweiligen Hörakustiker besprochen werden, damit aus der Vielfalt der am Markt erhältlichen Hörgeräte das sinnvollste ausgewählt werden kann.

Digitale Hörgeräte verfügen über verschiedene Möglichkeiten, Schallanteile, wie etwa lärmender Hintergrund, mittels eines digitalen Signalprozessors zu dämpfen. Dazu wird z.B. die Hörgeräte-Verstärkung im Bereich der tiefen Frequenzen abgesenkt (vgl. Fleischer 2000, S. 118). Diese Abdämpfung von störenden Hintergrundgeräuschen ermöglicht ein besseres Verstehen in geräuschvoller Umgebung wie z.B. in Gesellschaft oder auch im Straßenverkehr. Die neueste Generation der digitalen Hörgeräte verfügt über eine noch weitaus differenziertere Schallerkennung als die oben beschriebene und ermöglicht damit eine bessere Anpassung der Hörgeräte an das jeweilige akustische Umfeld. Diese Anpassung erfolgt automatisch, so dass für den jeweiligen Hörgeräte-Träger die bisher notwendigen Regelungen per Lautstärkesteller oder Programmwahltaster entfallen. Das bedeutet, dass das Hörgerät selbstständig erkennt, dass und welche Hintergrundgeräusche vorhanden sind. Es wählt dann automatisch den Verstärkungsmodus, der in der jeweiligen Situation das bestmögliche Sprachverstehen erlaubt. Gerade auch für Menschen mit motorischen Einschränkungen stellt diese automatische Regelung eine wesentliche Erleichterung dar. Für die gezielte Differenzierung von Sprachschall und Störschall verfügen viele Hörgeräte mittlerweile über Richtmikrofone. Meistens befinden sich zwei, zum Teil auch drei Mikrofone in einem Hörgerät, die so platziert sind, dass sie den Schall aus verschiedenen Richtungen aufnehmen. Der digitale Prozessor im Gerät erkennt, ob es sich um Sprache oder Geräusche handelt und verstärkt dementsprechend die Sprache.

Ein bisher unzureichend gelöster Punkt in der Hörgeräteversorgung, die störenden Windgeräusche, können mit dieser Mehrmikrofontechnologie ebenfalls deutlich besser unterdrückt werden. Weitere klare Verbesserungen sind bei der Rückkopplungsunterdrückung und der Verkleinerung der Geräte erzielt worden. Rückkopplungen, die ein permanentes Piepen des Hörgerätes auslösen, werden von den Geräten automatisch erkannt und durch gegenphasige Signale, die das Hörgerät selber produziert, unterdrückt. Dies stellt eine enorme Erleichterung z.b. beim Telefonieren dar. Insbesondere auch das Phänomen des Recruitments (vgl. Kap. 6.2) wird von den digitalen Hörgeräten wesentlich besser bewältigt.

Allen Hörgeräten gemein ist, dass sie auf einen Energieversorger angewiesen sind. Diese Aufgabe leistet in der Regel eine Batterie, die alle 7 bis 10 Tage ausgewechselt werden muss. Die Ausnahme stellt ein Hörgerät dar, das über einen Akku betrieben wird. Der Träger legt seine Geräte abends in eine spezielle Schatulle, die per Netzgerät über die Steckdose betrieben wird. Auf diese Weise können die Geräte über Nacht aufgeladen werden. Neben dem angenehmen Aspekt, sich keine Gedanken mehr über die Stromversorgung der Geräte machen zu müssen, stellt dieses Akkusystem natürlich eine sinnvolle Versorgung bei verschiedensten motorischen Störungen dar.

Abb. 23: Hörgeräte

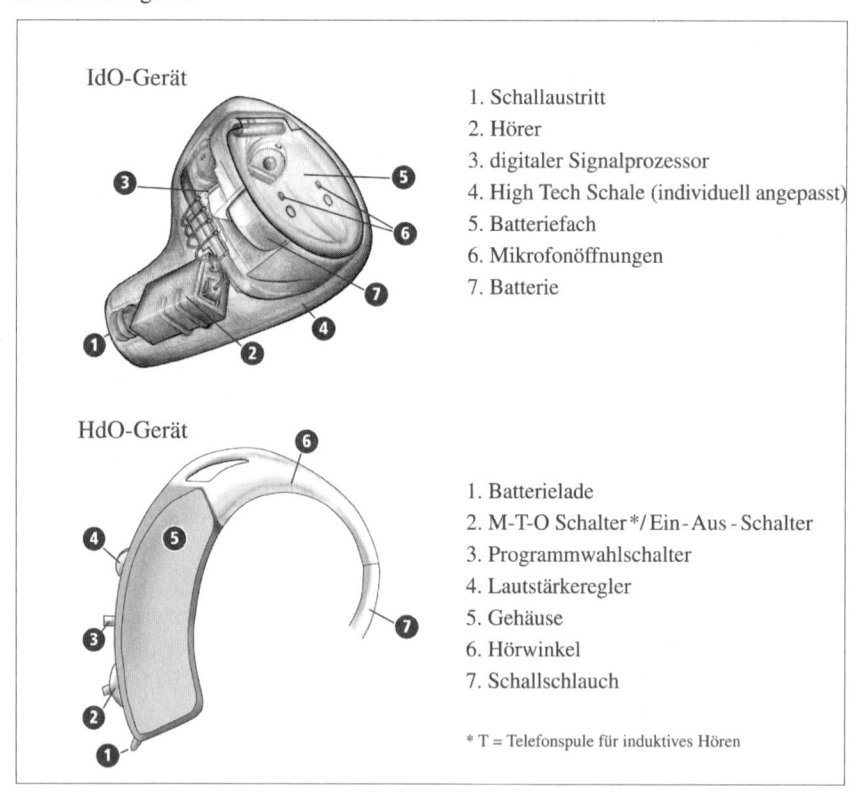

IdO-Gerät

1. Schallaustritt
2. Hörer
3. digitaler Signalprozessor
4. High Tech Schale (individuell angepasst)
5. Batteriefach
6. Mikrofonöffnungen
7. Batterie

HdO-Gerät

1. Batterielade
2. M-T-O Schalter*/ Ein-Aus-Schalter
3. Programmwahlschalter
4. Lautstärkeregler
5. Gehäuse
6. Hörwinkel
7. Schallschlauch

* T = Telefonspule für induktives Hören

Hörgeräte werden zu 60 bis 65 % als *Hinter-dem-Ohr-Hörgeräte (HdO)* gebaut. Bei dem übrigen Drittel handelt es sich um *Im-Ohr-Hörgeräte (IdO oder IO)*, die im Gehörgangseingang getragen werden (vgl. Abb. 23). Eine weitere Form stellen die *CIC-Geräte* dar (completly in the channel). Sie werden im Gehörgang platziert und bieten damit die kosmetisch unauffälligste Form der Hörgeräte-Versorgung. IdO- und CIC-Geräte haben den Vorteil, dass sich das Mikrofon direkt am Geschehen der natürlichen Schallaufnahme befindet. Der Höreindruck und auch das Richtungshören, die Lokalisation der Schallquelle, werden dadurch verbessert. Allerdings ist die Verstärkungsleistung bei IO-Geräten insgesamt geringer, so dass u.a. Betroffene mit starken Hörbeeinträchtigungen auf den HdO-Typ angewiesen sind.

HdO-Geräte sind in ihrer gebogenen Form der Ohrmuschel angepasst, hinter der sie getragen werden. Vom HdO-Gerät führt ein kleiner Plastikschlauch zu einem Ohrpassstück (Otoplastik), das individuell angefertigt wird. Durch Modifikationen an der Otoplastik kann der Klang des Hörgerätes deutlich beeinflusst werden. Ein einwandfreier Sitz der Otoplastik ist notwendig, um u.a. ein angenehmes Tragen der Hörgeräte zu ermöglichen. Darüber hinaus ist die perfekte Passform Voraussetzung für eine rückkopplungsfreie Schallübertragung. Rückkopplungen können entstehen, wenn das Passstück nicht gut genug mit dem Gehörgang abschließt. Eine Lösung bietet hier eine digitale Rückkopplungsunterdrückung durch einen phasenverschobenen Gegenlaut. Die Technologie des HdO-Gerätes kann auch mittels eines speziellen Adapters an den Brillenbügeln angesteckt werden, ist dadurch allerdings an das Tragen der Brille gekoppelt.

Generell gilt, dass Hörgeräte so offen wie möglich am Ohr getragen werden sollten, um ein natürliches Hören, besonders der eigenen Stimme zu ermöglichen. Bei leichten und mittelgradigen Hörverlusten ist dies möglich, besonders durch die Rückkopplungsunterdrückung in den digitalen Geräten. Bei bestimmten anderen Hörstörungen, wie z.B. bei hochgradigen Hörschädigungen, muss das Ohrstück komplett abdichten, damit es nicht zu Rückkopplungen kommt. In diesen Fällen ist die Rückkopplungsunterdrückung in den digitalen Hörgeräten nicht effektiv genug.

Sowohl HdO- als auch IO-Geräte lassen sich auch per Fernbedienung steuern. Sinnvoll ist eine Fernbedienung bei motorischen Einschränkungen sowie bei dem Wunsch nach einer unauffälligen Kosmetik, denn auch ein häufiges Regeln der Geräte am Ohr ist für Außenstehende zu identifizieren. Aus diesem Grunde werden die modernen Fernbedienungen in einer funktionstüchtigen Uhr oder in Schlüsselanhängern angeboten, die ihrem Aussehen nach den modernen elektronischen Autoschließanlagen nachempfunden sind.

Neben den HdO- und IO-Geräten gibt es auch Taschenhörgeräte, die in ihrer Bauform an einen Walkman erinnern. Dabei wird das Taschengerät mit

Mikrofon und Verstärker am Körper getragen. Der Hörer wird in eine spezielle Otoplastik, die eine ähnliche Größe wie bei einer HdO-Versorgung besitzt, eingearbeitet und per Kabel mit dem Taschengerät verbunden. Aufgrund der Baugröße der Geräte sind diese in der Lage, sehr hohe Verstärkungsleistungen zu erbringen. Rückkopplungseffekte treten nicht auf, weil Mikrofon und Hörer weit auseinander liegen. Da die Regler wesentlich größer sind als bei den Ohrgeräten, funktioniert auch die Bedienung merklich einfacher. Der Prozentsatz der Taschenhörgeräteträger liegt bei unter einem Prozent, es handelt sich eher um eine Sonderversorgung, z.B. bei Mehrfachbehinderungen und den damit verbundenen möglichen Problemen der Handhabung eines Hörgerätes oder bei der Notwendigkeit einer außerordentlich hohen Verstärkung (vgl. Leonhardt 2002, S. 131). Da die moderne Hörgeräte-Technik mittlerweile in der Lage ist, sehr hohe Schallpegel auch in kleinen HdO-Geräten anzubieten, sind Taschengeräte sehr selten geworden.

Generell gilt: Das Tragen von Hörgeräten erfordert einige Gewöhnung, die nur durch konsequentes regelmäßiges Benutzen und allmähliches Anpassen an die neuen Hörbedingungen zu leisten ist. Auf jeden Fall bedeutet das Hören mit Hörgeräten für viele Menschen eine deutliche Umstellung. Wichtig ist, sich von diesen Veränderungen nicht irritieren zu lassen und sowohl das soziale Umfeld als auch den Hörgeräteakustiker von möglichen Eingewöhnungsschwierigkeiten in Kenntnis zu setzen. Gegebenenfalls empfiehlt der Akustiker ein Hörtraining, in dem mit gezielt ausgebildeten Audiopädagogen bzw. -therapeuten und Hörtrainern Schritt für Schritt die Gewöhnung an die Geräte besprochen und mit Hörübungen unterstützt wird.

Auch sollte bei beidseitigem Hörverlust eine beidseitige (binaurale) Hörgeräte-Versorgung erfolgen. Wichtig ist dies im Hinblick auf das Richtungshören und das Konzentrieren auf die erwünschte Schallquelle sowie für das Ausblenden von Störschall.

Leider wird gerade die Versorgung älterer schwerhöriger Menschen mit Hörgeräten durchweg als ungenügend beschrieben: Wahrscheinlich ist maximal nur ein Viertel aller Betroffenen mit Hörgeräten versorgt (vgl. Tesch-Römer 2001, S. 41). Nach Sohn und Jörgenshaus (2001, S. 143f.) ist sogar nach einer im Durchschnitt 10-jährigen Schwerhörigkeit nur jeder sechste Behandlungsbedürftige im Besitz eines Hörgerätes, wobei die finanzielle Belastung als stärkster Hemmfaktor anzusehen ist. Bei dem unbehandelten Fortschreiten der Hörstörung werden viele, gerade leise Geräusche ab einem bestimmten Ausmaß der Schädigung nicht mehr gehört, z.B. Kleiderrascheln. Es findet über die Jahre eine Hörentwöhnung statt, die sich bei den meisten Menschen auf das Sprachverstehen auswirkt. Viele hörgeschädigte Menschen haben sich über die Jahre an die größere Ruhe gewöhnt und können bei erfolgter Hörgeräteversorgung die breite Palette der akustischen

Wahrnehmung nur schwer integrieren. Sie empfinden diese als störend, und der notwendige Prozess des selektiven Hörens – z.B. Sprachverständnis in geräuschvoller Umgebung – wird oft als zu anstrengend empfunden. Aus diesem Grund werden viele Geräte trotz guter Technik und Anpassung nur unzureichend getragen.

7.3 Zusatzgeräte/Hilfsmittel

Mittlerweile existiert eine Fülle von technischen Möglichkeiten, die dem Menschen mit einer Hörbehinderung den Alltag erleichtern und helfen, die Hördefizite auszugleichen, indem z.b. die Informationsweitergabe auf andere Wahrnehmungskanäle umgelenkt wird.

7.3.1 Visuelle und taktile technische Hilfsmittel

Wenn die Hörstörung so weit fortgeschritten ist, dass trotz Hörgeräten eine eindeutige Wahrnehmung der verschiedenen Schallquellen im häuslichen Umfeld unmöglich wird, ist es sinnvoll, die Wohnung mit einer *Licht-Signal-Anlage (LISA-Anlage)* auszustatten, um eine autonome Alltagsgestaltung weiterhin zu gewährleisten. Bei der LISA-Anlage werden, je nach Bedarf, z.B. Wecker, Telefon, Türklingel, Kinderzimmer (um das Schreien des Babys zu hören) oder ein Bewegungsmelder mit einem Sender verbunden. In den Wohnräumen wird je eine Blitzlampe per Netzstecker installiert. Sobald eine Schallquelle aktiv ist, wird in jedem Wohnraum eine bestimmte Blitzfolge sichtbar, so dass der Hörgeschädigte sofort eine Zuordnung vornehmen kann. Oder es besteht die Möglichkeit, einen kleinen Vibrationsempfänger am Körper zu tragen, der die jeweilige Schallquelle per Vibration meldet. Der Vorteil dieses Empfängers liegt in der Mobilität, so dass er z.B. auch draußen im Garten getragen werden kann.

Neben der Lichtweckmethode besteht die Möglichkeit, den Weckmechanismus mit einem Vibrations-Wecker zu erzeugen. Dieser wird unter das Kopfkissen gelegt und kann am Bettbezug befestigt werden. Auch eine Vibrationsanlage, die das gesamte Bett in Schwingungen versetzt, ist erhältlich. Die Kosten für die LISA-Anlage werden bei einer Verordnung durch den HNO-Arzt von der Krankenkasse übernommen.

7.3.2 Technische Hilfen zur Knochenleitungsversorgung

Reine Schallleitungsschäden können in vielen Fällen durch eine hörverbessernde Operation beseitigt oder zumindest verringert werden. Liegt jedoch eine chronische Mittelohrentzündung vor oder bestehen Ohrmissbildungen, ist eine Knochenleitungsversorgung indiziert. Hierbei wird mittels eines Vibrators der Schädelknochen in Schwingungen versetzt. Diese Schwingungen reizen das Innenohr und führen dadurch zu einem Höreindruck. Die

Knochenleitungshörgeräte werden häufig in der Form einer Knochenleitungsbrille angepasst. Dabei dient ein spezieller Brillenbügel dazu, den Schädelknochen in Schwingungen zu versetzen. Bei Kindern wird diese Art der Versorgung häufig in ein spezielles Stirnband eingebaut. Eine andere Möglichkeit für eine Knochenleitungsversorgung bietet ein knochenverankertes Hörgerät, das so genannte *BAHA (Bone-Anchored-Hearing-Aid)*. Hierbei wird in einem kleinen operativen Eingriff – entsprechend modernen Zahnimplantaten – eine kleine Titan-Schraube in den Knochen (Mastoid) hinter der Ohrmuschel eingesetzt. Das Ende der Schraube liegt oberhalb der Haut, so dass hier das Hörgerät aufgeklippt werden kann. Aufgrund des verwendeten Metalls besteht eine gute Verträglichkeit über Jahre. Eine Knochenleitungsversorgung setzt jedoch immer eine ausreichende Innenohrfunktion voraus.

7.3.3 Höranlagen

Micro Link und *Mikroportanlagen* bieten die Möglichkeit, per Funk bzw. per Kabelübertragung Schallsignale direkt in das Hörgerät zu spielen. Der Sender befindet sich in der Nähe des Redners, der Empfänger wird entweder mit einem Adaptersystem – dem so genannten *Audioschuh* – auf das Hörgerät geklippt oder in einem Gerät, das einem Walkman gleicht, am Körper getragen. Auch hierfür wird ein Audioschuh benötigt. Wichtig sind solche Maßnahmen z.B. in der Schule, damit betroffene Kinder dem Unterricht folgen können.

7.3.4 Ringschleifen/Telefonspulen

Als weiteres Hilfsmittel – insbesondere für öffentliche Räume – steht die Ringschleife zur Verfügung. In einem Raum oder in einem bestimmten Bereich eines Raumes wird ein Kabel verlegt, das ein elektromagnetisches Feld erzeugt. Das Hörgerät verfügt über eine Telefonspule und kann dieses magnetische Feld aufnehmen und in hörbare Schallsignale wandeln. In vielen Kirchen gibt es für Hörgeräteträger ausgewiesene Plätze, wo Ringschleifen verlegt sind. Auch Theater und pädagogische Einrichtungen verfügen z.T. über Ringschleifen. In den meisten HdO-Geräten ist eine Telefonspule integriert (vgl. Abb. 23). Aus kosmetischen Gründen werden Telefonspulen jedoch nicht serienmäßig in IO-Geräte eingebaut, denn je weniger Technik sich im Gerät befindet, umso kleiner und damit unauffälliger kann es gebaut werden. In diesem Fall ist es notwendig, den Hörgeräteakustiker auf die Telefonspulenfunktion anzusprechen.

7.3.5 Telefon und Hörgerät

Spezielle Telefonverstärker ermöglichen ein angenehmes Telefonieren. Mit einem kleinen Gerät, das einfach zwischen Telefon und Telefonhörer montiert wird, kann der Hörgeräteträger die Lautstärke mit einem gut sicht- und bedienbaren Regler einstellen. Ein portabler Telefonverstärker ist ebenfalls erhältlich.

Darüber hinaus gibt es spezielle Telefone, bei denen sich direkt die Lautstärke verstellen lässt und ein Telefonieren mit Hilfe der Telefonspulenfunktion der Hörgeräte möglich ist. Diese ursprüngliche Funktion der Telefonspule lässt sich mittlerweile bei vielen Telefonen aufgrund der neuen Technik nicht mehr verwenden. Sinnvoll ist, beim Ausprobieren eines Hörgerätes immer das Telefonieren zu testen bzw. beim Kauf eines neuen Telefons dies vorher mit den Hörgeräten im Geschäft zu testen.

Für das Telefonieren mit Hörgeräten und Handy bietet sich eine portable Ringschleife an. Das Handy wird per Steckverbindung mit einer Kabelschlinge gekoppelt. Diese Schlinge erzeugt ein elektromagnetisches Feld, das vom Hörgerät in der T-Funktion aufgenommen werden kann. Eine identische Möglichkeit bietet die Kopplung des Handys mit einer „T-Link"-Einheit. Dort werden kleine, dünne Plättchen in Form eines HdO-Gerätes neben das HdO-Gerät hinter das Ohr gelegt. Diese Plättchen erzeugen ebenfalls ein Induktionsfeld, das dann wieder vom Hörgerät in T-Funktion aufgenommen wird.

7.4 Noiser

Bei vorliegendem Tinnitus kann es sinnvoll sein, den Patienten mit einem *Noiser* zu versorgen. Dabei handelt es sich um einen Rauschgenerator, der ein breitbandiges, so genanntes weißes Rauschen erzeugt. Es bietet die Möglichkeit, von dem subjektiv gehörten Geräusch des Tinnitus abzulenken. Viele Patienten empfinden dieses zusätzliche Geräusch als sehr angenehm, besonders in ruhigen Situationen, in denen der Tinnitus meistens recht deutlich wahrgenommen wird, z.B. beim Lesen. Bei der Noiser-Anpassung macht man sich die Tatsache zunutze, dass Geräusche, die von außen an das Ohr dringen, besser akzeptiert und letztlich schneller überhört werden können als das Tinnitus-Geräusch, das häufig mit Angst besetzt ist. Generell wird der Noiser leiser eingestellt als das subjektive Ohrgeräusch. Frühere Ansätze, die mittels eines Maskers (ebenfalls ein Rauschgenerator) das Tinnitusgeräusch überdeckten, stellten sich als weniger effektiv heraus.

Noiser sind in der Bauform als HdO-Geräte erhältlich, aber auch als kleine Kapseln, die lediglich im oberen Teil der Ohrmuschel getragen werden und mittels Schlauch das Rauschen in den Gehörgang leiten. Diese Variante kann aufgrund der kleinen Bauform auch nachts zum Einschlafen getragen werden.

Übergeordnetes Ziel des Noisers ist es, die Hörwahrnehmungen auf Dauer umzulenken (TRT = Tinnitus-Retraining-Therapie): Dadurch, dass die akustische Wahrnehmung vom eigenen Tinnitus auf das externe Geräusch fokussiert wird, besteht die Möglichkeit, die akustische Wahrnehmung des Gehirns dahin gehend zu beeinflussen, das eigene Geräusch nicht mehr wahrzunehmen. Dieser Prozess kann durchaus bis zu einem Jahr und länger dauern und ist nicht immer erfolgreich.

Liegt in Kombination mit einem Tinnitus eine Hörminderung vor und wird keine TRT angestrebt, lassen sich mit der Anpassung eines bzw. zweier Hörgeräte ebenfalls gute Erfolge erzielen. Durch die Korrektur des Hörverlustes mittels Hörgerät werden viele akustische Informationen angeboten, die im Vorfeld aufgrund der Hörstörung nicht mehr oder kaum gehört wurden. Diese Erweiterung des akustischen Umfeldes sorgt dafür, dass die eigenen Geräusche in den Hintergrund treten und somit an Brisanz verlieren. Dieser Effekt kann nach einiger Zeit sogar nach Ablegen der Hörgeräte zur Nacht fortbestehen. Ein weiterer positiver Effekt stellt sich dadurch ein, dass die Sprache besser verstanden werden kann und somit eine Erleichterung in der Kommunikation erfolgt. Das führt zu einer weiteren Entspannung im Bereich des Hörens und wird daher von den meisten Tinnituspatienten als durchweg angenehm empfunden. Soll bei vorliegendem Tinnitus und gleichzeitig vorliegender Hörminderung sowohl eine TRT als auch eine Hörgeräte-Versorgung vorgenommen werden, so bietet sich eine Kombination der beiden oben beschriebenen technischen Möglichkeiten an: das *Tinnitus-Instrument*. In diesem Gerät, das von der Bauform einem Hörgerät gleicht, befinden sich sowohl ein Rauschgenerator als auch ein Verstärker für das Hörgerät. Der Patient hat die Möglichkeit, per Schalter zwischen beiden Funktionen zu wählen. Er kann dadurch den Hörverlust ausgleichen und in ruhigen Situationen auf die Funktion des Noisers zurückgreifen, sodass auch tinnitusbedingte Schlafstörungen gemindert werden (vgl. Kap. 6.1).

7.5 Operationen

Chirurgische Eingriffe am Trommelfell oder am Mittelohr können in vielen Fällen einen Hörschaden beheben, ohne dass es zu einer Hörgeräteversorgung kommen muss.

7.5.1 Mittelohroperationen

Es besteht u.a. die Möglichkeit, künstliche Trommelfelle einzusetzen, die aus Muskelhaut, Knorpelhaut oder Knorpel selbst gewonnen werden. Im Mittelohr lassen sich Prothesen für die Gehörknöchelchen Hammer, Amboss und Steigbügel einsetzen.

7.5.2 Cochlea-Implantat (CI)

Seit den 1970er Jahren, damals noch mit recht mäßigem Erfolg, ist es medizinisch möglich, durch einen operativen Eingriff eine elektronische Innenohrprothese zu installieren. Dieses *Cochlea-Implantat (CI)*, auch: Cochlea Implant, übernimmt ausgefallene Funktionen des Innenohrs. Hochgradig schwerhörigen und ertaubten Menschen, bei denen die Hörgeräteversorgung an ihre Grenzen stößt, ermöglicht dieser operative Eingriff, (wieder) Sprache zu verstehen und verbal kommunizieren zu können. Auch besonders taub geborenen und resthörigen Kindern kann mit einem Cochlea-Implantat geholfen werden, sofern ihr Hörnerv und das zentrale Hörsystem intakt sind. Im Jahr 2002 wurden ungefähr weltweit 50.000 Menschen mit einem CI versorgt (vgl. Brockmeier 2002, S. 37).

Ein solches Cochlea-Implantat (vgl. Abb. 24) besteht aus

- einem Mikrofon, das ähnlich wie ein Hörgerät hinter dem Ohr getragen wird und Schallschwingungen in elektrische Impulse umsetzt,

- einem Sprachprozessor, der mittlerweile in ein HdO-Gehäuse integriert werden kann; er wählt aus und kodiert die Sprach-, Geräusch- und Musikanteile, die für das Verstehen von Bedeutung sind,

- einer Sendespule als externem, am Kopf getragenem Gegenstück zur Empfängerspule mit ihrem Magneten, die unter der Kopfhaut in ein ausgefrästes Knochenbett eingesetzt wird und von der aus eine

- Elektrode durch das runde Fenster in den Paukengang der Cochlea führt, die – je nach Modell – zwischen 8 und 24 Stimulationskontakte besitzt, die die entsprechenden Fasern des Hörnervs stimulieren. Der Hörnerv leitet nun die generierten Aktionspotentiale zum Gehirn weiter, wo sie als akustisches Ereignis interpretiert werden.

Abb. 24: Cochlea-Implantat

1. Mikrofon und Sprachprozessor
2. Sendespule
3. Empfängerspule
4. Elektrode

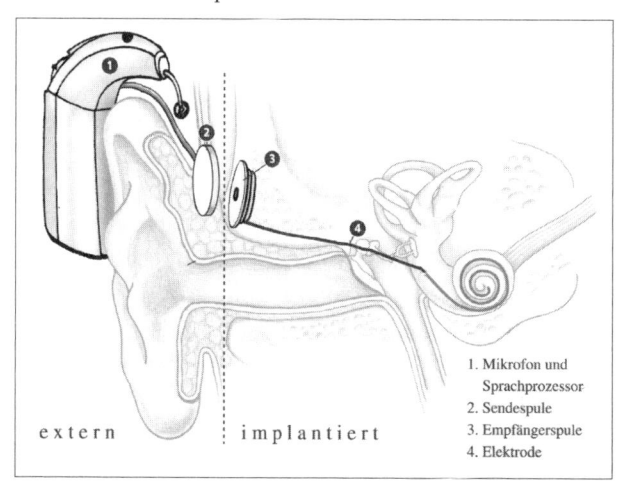

extern : implantiert

Da die Anpassungs- und Lernfähigkeit des Gehirns mit zunehmendem Alter nachlässt, ist eine möglichst frühe Operation ratsam. Das Gehirn muss in einem langwierigen Rehabilitationsprozess die Signale des CIs verstehen lernen und die so gewonnenen Höreindrücke als Sprache wahrnehmen. Die Erfahrungen zeigen, dass das frühkindliche Gehirn eine große Plastizität besitzt, die es ermöglicht, sich optimal an ein Implantat zu gewöhnen und zügig das Hören zu erlernen. Da die Cochlea bei der Geburt voll ausgebildet ist und nicht mehr wächst, ist eine Implantation schon vor dem ersten Lebensjahr möglich, ohne dass spätere Komplikationen durch das Wachstum befürchtet werden müssen. Daher werden immer häufiger CIs bei angeborener Taubheit im ersten Lebensjahr eingesetzt.

Bei der CI-Versorgung muss in jedem Fall eine eindeutige Indikation vorliegen, weil das Innenohr durch diesen Eingriff unwiederbringlich zerstört wird. Lenhardt, der Begründer der routinemäßigen CI-Operationen in Deutschland, sieht den Erfolg einer solchen Operation weitgehend abhängig von

- „dem sehr frühen Erkennen der Taubheit,
- einer intensiven Frühförderung,
- der Operation möglichst schon im 3. oder gar 2. Lebensjahr,
- einem kontinuierlichen auditorisch-verbalen Training,
- einer gewissen Sprachbegabung und
- einer hörgerichteten Gesamtpersönlichkeit" (zit. in: Leonhardt 1997, S. 28).

Die Chancen der operierten Kinder sind relativ gut: ungefähr 25% gelangen spontan zu sprachlicher Kommunikation und zu einem Sprachverstehen und können mit dieser Fähigkeit die allgemein bildende Schule besuchen. Etwa 70% dürfen auf den erfolgreichen Besuch einer Schwerhörigenschule hoffen und nur etwa 5% zeigen aus verschiedenen Gründen enttäuschende Ergebnisse (ebd.). Die Lebensdauer der Implantate wurde 1997 vorsichtig auf ungefähr 25 Jahre geschätzt (vgl. Laszig 1997, S. 43). Mit steigendem Alter lässt die Anpassungsfähigkeit des Gehirns zwar nach, dennoch sind mit modernen Geräten auch bei Spätertaubten mittlerweile recht zufriedenstellende Ergebnisse zu erzielen. In umfangreichen Trainingsstunden wird gelernt, wie sich Sprache anhört, zudem müssen Geräusche interpretiert, lokalisiert und erkannt werden.

In der Gehörlosengemeinde ist die CI-Versorgung sehr umstritten: Viele äußern sich skeptisch und zurückhaltend, sehen die Operation als Angriff auf ihre Minderheit sowie als Bedrohung der kulturellen Identität des hörgeschädigten Kindes und stellen die Frage nach der ethischen Rechtfertigung der Implantation bei Kindern (vgl. Jones-Ullmann 1997, S. 88f.). Schließlich führe die Implantation zu einer Vernachlässigung der Gebärdensprache zugunsten der Lautsprachentwicklung und damit weg von der

Bindung an die Gehörlosengemeinde. Es würden schwerwiegende Entscheidungen über den Kopf des noch unmündigen Kindes hinweg getroffen. Dem wird entgegengehalten, dass Eltern auf vielen Gebieten weitreichende Entscheidungen für ihre Kinder treffen und auch treffen müssen. In verschiedenen Chats und Internetforen lassen sich diese zum Teil äußerst emotionsgeladenen Diskussionen verfolgen. Es darf im Übrigen nicht davon ausgegangen werden, dass gehörlose Eltern trotz des hohen genetischen Faktors grundsätzlich schwerhörige Kinder bekommen, vielmehr sind 90% aller Kinder aus Ehen Gehörloser hörend (vgl. Leonhardt 2002, S. 69).

Eine Cochlea-Implantation bedarf der besonderen und multidisziplinären Nachsorge, weil die Betroffenen, vor allem die Kinder, beim Aufbau des Hörvermögens intensiv unterstützt werden müssen. Die (audio-)pädagogischen, phoniatrischen, logopädischen sowie die durch die Medizintechnik abgedeckten Anteile der Therapie benötigen weit mehr Zeit und Raum als der medizinische und ärztliche Teil (vgl. Laszig 1997, S. 44). Insbesondere ist die Nachsorge angewiesen auf die Mitarbeit der Eltern. Im Vordergrund stehen Hörerziehung und Hörfunktionstraining, um ein differenziertes Hören zu ermöglichen, sowie eine gründliche Sprachtherapie. Außerdem kostet es einen gewissen Zeiteinsatz, die Prozessoren optimal einzustellen und immer wieder anzupassen. Auch im weiteren Verlauf muss mindestens einmal im Jahr eine Nachsorgebehandlung erfolgen. In der Rehabilitationsphase ist eine Beratung und Betreuung der Angehörigen, insbesondere der Eltern, enorm wichtig. Allzu große Erwartungen an die Erfolge der Operation sowie an die Leistungen des Kindes müssen ggf. gedämpft werden. 1990 wurde in Hannover die erste spezielle Nachsorgeeinrichtung für cochlea-implantierte Kinder gegründet, mittlerweile gibt es zahlreiche weitere solcher Einrichtungen, die sich den Kliniken anschließen und eine optimale Versorgung und Betreuung gewährleisten. Leonhardt (2002, S. 143f.) beschreibt die wichtigsten Schritte einer Basisrehabilitation mit dem Ziel des grundlegenden Hörerwerbs für Erwachsene. Bertram (1997) befasst sich mit der psychischen Situation des Kindes und der Eltern im Rahmen der Erstanpassung des Sprachprozessors und zeigt die pädagogischen Aufgaben in diesem Vorgang auf.

(Audio-)pädagogen und Sozialpädagogen werden in CI-Kliniken bzw. den Nachsorgezentren beschäftigt, um vor allem den Angehörigen in diesem langwierigen und schwierigen Prozess beratend zur Seite zu stehen. Daneben können sie auch zur Unterstützung im Rehabilitationsprozess eingesetzt werden, insbesondere bei der Anpassung und der Einstellung des CIs nach der Operation, wenn es darum geht, die Technik auf die individuellen Bedürfnisse des Kindes abzustimmen. So kann möglicherweise nur auf spielerischem Wege herausgefunden werden, ob eine Einstellung zu laut oder zu leise ist, das Kind muss also ggf. während dieses Prozesses pädagogisch betreut werden, um optimale Ergebnisse erzielen zu können.

Ein normaler Höreindruck und die durch ein CI bewirkte Hörfähigkeit sind schwer vergleichbar, zumal auch ein von Geburt an hörgeschädigter Mensch keine Vergleichsmöglichkeiten hat und daher kaum Aussagen treffen kann, die dem Nichtbetroffenen einen Eindruck seiner Hörwelt vermitteln. Um sich ein Bild machen zu können, ist man auf Personen angewiesen, die von einer HdO-Versorgung auf CI umgestiegen sind. Grundsätzlich ergibt sich bei funktionsfähiger CI-Technik eine Verbesserung gegenüber dem Hörgerät (vgl. Burkhardt-Zuhayra 1999, S. 123; zum Musikhören vgl. Kap. 11.4).

7.5.3 Hirnstammimplantat

Sind die Hörnerven beidseitig zerstört (z.b. durch Krankheiten wie Neurofibromatose Typ II oder Tumorbildungen an den Hörnerven, so genannte Akustikusneurinome) besteht die Möglichkeit, ein Implantat so einzusetzen, dass nicht das Innenohr, sondern der erste Hörkern (Nucleus cochlearis) im Hirnstamm stimuliert wird. In diesem Fall wird die Elektrode auf die Oberfläche des Hörnervenkerns zur elektrischen Reizung aufgelegt (vgl. Leonhardt 2002, S. 146). Die zentrale Hörbahn muss allerdings intakt sein. Dieses auditorische Hirnstammimplantat (ABI = Auditory Brainstem Implant) ist in erster Linie für Jugendliche und Erwachsene entwickelt worden, die über Spracherfahrungen verfügen (postlingual ertaubt). Ein dadurch sehr grob ermöglichtes Hörvermögen kann in Verbindung mit anderen Verstehenstechniken wie Lippenlesen, Gebärden- und Körpersprache und auf der Basis der Wiedererkennung des vor der Ertaubung Gehörten das Hören zumindest unterstützen. Operationen bei Kindern sind mit hohen Risiken verbunden, es ist noch umstritten, ob eine Operation aufgrund der geringen Erfolgsaussicht anzuraten ist.

Neueste Forschungen zielen auf die künstliche Nachbildung des gesamten Innenohres. Im Sommer 2005 gelang es Robert White und Karl Grosh von der Universität von Michigan eine nur wenige Quadratzentimeter große Cochlea aus Silizium zu bauen, auf die eine Basilarmembran aus Galliumarsenid befestigt wurde. Schallwellen aus einem Lautsprecher können mit diesem Modell wie bei der Wanderwelle in der menschlichen Schnecke in ihre Frequenzanteile zerlegt werden – hier zeichnet sich durch die moderne Halbleitertechnologie für die Zukunft eine neue Generation von Hörhilfen ab (vgl. Maier 2005, S. 16-17).

8. Arbeitslärm, Freizeitlärm und laute Musik

Lärm stellt ein hohes Gesundheitsrisiko dar. Er verursacht nicht nur Schäden am Gehör, sondern wirkt sich auch auf andere Organe (z.b. Magen-Darm-Trakt, Herz und Kreislauf) und insbesondere auf die Psyche aus. Lärm verursacht also auch *extraaurale* Wirkungen. Unterschieden wird zwischen akuten Wirkungen unmittelbar während der Lärmexposition und Langzeitwirkungen, die sich zum Teil erst sehr viel später bemerkbar machen. Lärm kann den Schlaf schon bei relativ geringen Pegeln beeinträchtigen und bedingt damit auch indirekte gesundheitliche Folgen. Erholung, Ruhe und Entspannung sind nicht im notwendigen Maße möglich und somit gerät der Organismus unter einen verstärkten Druck. Lärm kann die Unkonzentriertheit fördern und damit z.B. Fehler in Lernprozessen oder im Arbeitsprozess herbeiführen, die wiederum je nach Arbeitsplatz für die Betroffenen nicht nur schlechtere Arbeitsergebnisse bedeuten, sondern auch ein Gefahrenpotential darstellen, das sich in einer erhöhten Unfallquote niederschlägt. Lärm kann zu Ärger, Anspannung, Reizbarkeit, Aggressivität und auch Depressionen führen und beeinflusst dabei als Stressor wesentlich das vegetative Nervensystem (z.B. Blutdruckerhöhung, Hormonfreisetzung etc.).

Als wichtigste Auswirkungen von Lärm gelten (nach Rebentisch et al. 1994, S. 24):

– Gehörschädigung

– Kommunikationsstörungen

– Lern- und Konzentrationsstörungen

– Schlafstörungen

– extraaurale Langzeitschäden

Einer Umfrage des Umweltbundesamtes zufolge fühlen sich mehr als zwei Drittel der Bundesbürger durch Straßenverkehrslärm belästigt, der heute der Hauptverursacher von Lärm ist (vgl. Schulte-Fortkamp 2005). Belastender Lärm entsteht jedoch auch in der Industrie oder am Arbeitsplatz, kann aber z.B. auch durch die Nachbarschaft (ständiges Heimwerken, Schlagzeug üben, häufige laute Partys etc.) ausgelöst werden. Wieweit Lärm wirklich als störend empfunden wird, ist von subjektiven Faktoren abhängig, auf jeden Fall spielt die innere Einstellung zu der Lärmquelle eine nicht unerhebliche Rolle für die Verarbeitung und psychosomatische Bewältigung von lästigem Schall. Jugendliche können sich sehr bewusst großen Schallpegeln (z.B. beim Schlagzeug- oder E-Gitarrespielen oder auch Musikhören) aussetzen und dabei ausgesprochen wohl fühlen, während andere diese Musik und ihre Lautstärke als unerträglich empfinden. Die Belästigung bei Belastung mit dem gleichen Lärm und Lärmpegel ist in der Bevölkerung interindividuell stark gestreut (vgl. Abb. 25). Es lassen sich jedoch ungefähre Aussagen mit dem Blick auf das Hörverhalten bestimmter Kohorten treffen. Ältere Menschen werden z.b. die lauten Klänge einer Hardrockband eher als Lärm denn als Musik empfinden, da ihre musikalische Sozialisation anders verlief.

Abb. 25: Faktoren der Lärmbelästigung

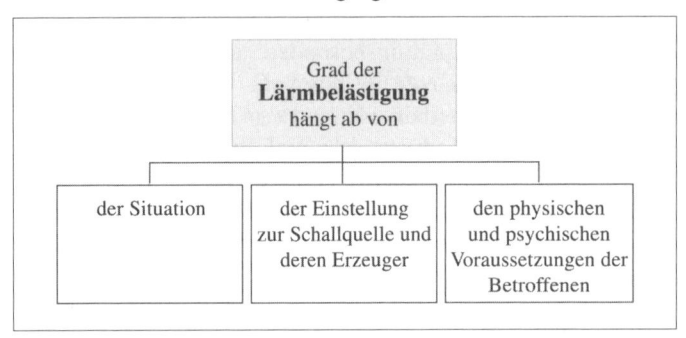

```
                    Grad der
                Lärmbelästigung
                   hängt ab von

    der Situation    der Einstellung    den physischen
                    zur Schallquelle und  und psychischen
                    deren Erzeuger     Voraussetzungen der
                                       Betroffenen
```

8.1 Arbeitslärm

Es gibt eine Vielzahl von Arbeitsplätzen, die einer konstant hohen Lärmbelastung ausgesetzt sind. Schon früher wusste man von bestimmten Berufsgruppen (Schmiede, Müller, Glöckner), dass ihre Tätigkeit prädestiniert war für einen Hörschaden und eine zunehmende Ertaubung. Schichtarbeit, Rauchen, der Kontakt mit Arbeitsstoffen, die für die Ohren giftig (ototoxisch) sind, sowie Lösungsmittel, Magnesiummangel und Stress stellen u.a. weitere mögliche Risikofaktoren dar (vgl. Ising et al. 2004, S. 33). Durch die Industrialisierung haben sich Massenproduktionsstätten entwickelt, die jeweils eine große Zahl an Menschen „ohrenbetäubendem" Lärm aussetzen. Die vielfach daraus resultierende Schwerhörigkeit zählt in den Industrienationen zu den häufigsten Berufskrankheiten. Jährlich werden in Deutschland ca. 10.000 neue Fälle von Lärmschwerhörigkeit als Berufskrankheit gemeldet, mindestens 5 Millionen Arbeitnehmer sind in Deutschland einem dauernden gehörgefährdenden Lärm von über 85 dB ausgesetzt (vgl. Ising et al. 2004, S. 6).

Glücklicherweise ist man diesen Fragen gegenüber zunehmend sensibler geworden, so dass mittlerweile weitreichende gesetzliche Bestimmungen gegen Lärm gelten. Das bedeutet aber nicht, dass sie auch konsequent befolgt werden. Insbesondere bei jungen Leuten (Auszubildende), bei denen das Tragen von Gehörschutz möglicherweise als „uncool" gilt, häufen sich die Belastungen von beruflich ertragenem Lärm sowie Lärm und lauter Musik in der Freizeit an. Arbeitgeber sind dazu angehalten, Schallpegel so niedrig zu halten, wie es nach der Art des Betriebes eben möglich ist. Der

Beurteilungspegel in Arbeitsräumen darf auch unter Berücksichtigung der von außen einwirkenden Geräusche bei überwiegend geistigen Tätigkeiten, wie z.b. dem Verfassen oder Übersetzen schwieriger Texte, 55 dB nicht übersteigen. Bei einfachen oder überwiegend mechanisierten Bürotätigkeiten, z.b. der Datenerfassung und vergleichbaren Verrichtungen liegt die Grenze bei 70 dB, bei allen sonstigen Tätigkeiten bei 85 dB. Ab 85 dB ist die Bereitstellung und ab 90 dB das Tragen von persönlichem Schallschutz (Gehörschutz) zwingend vorgeschrieben (vgl. Kap. 9.4). In Pausen-, Bereitschafts-, Liege- und Sanitätsräumen darf der Beurteilungspegel höchstens 55 dB betragen (§ 15 Schutz gegen Lärm, Arbeitsstättenverordnung). Diese Angaben beziehen sich gemäß EG-Norm auf den Durchschnittswert eines achtstündigen Arbeitstages. Erste Unfallverhütungsvorschriften gegen Lärm wurden 1974 erlassen, mittlerweile regeln EG-Richtlinien den Lärmschutz und finden auch Niederschlag in deutschen Vorschriften (vgl. Kap. 9.7). Das bedeutet aber auch, dass viele ältere Menschen bereits eine lange Zeit ohne diese schützenden Maßnahmen beruflich gearbeitet haben. Männer der derzeit mittleren Jahrgänge können durchaus noch während ihrer Bundeswehrzeit Probleme davongetragen haben, weil damals weder das Bewusstsein noch die Bestimmungen – z.B. beim G 3-Schießen – entsprechend ausgeprägt waren.

Die 16. Bundesimmissionsschutzverordnung legt die Immissionsgrenzwerte für Straßenlärm beim Neubau und bei wesentlicher Änderung von Straßen fest. So dürfen an Krankenhäusern, Schulen, Kur- und Altenheimen max. nur 57 dB am Tag und 47 dB in der Nacht gemessen werden. Ein Beispiel aus der PKW-Produktion zeigt, wie man den sich summierenden Lärm im Straßenverkehr in den Griff zu bekommen versucht: Im Jahr 1996 wurde der Lärmgrenzwert um 3 dB auf 74 dB abgesenkt. Das entspricht immerhin einer Halbierung der Schallleistung, d.h. zwei Autos aus heutiger Produktion sind zusammen nur noch so laut wie eines der letzten Generation (vgl. Bundesministerium für Umwelt, Naturschutz und Reaktorsicherheit 2001, S. 9; Kap. 2.3).

8.2 Laute Musik

Zu den bevorzugten Freizeitbeschäftigungen mit hohem Schallpegel gehören bei jungen Erwachsenen Diskotheken- und Clubbesuche (79,7%) sowie das Hören lauter Musik (71,9%), das mit 11,4 Stunden pro Woche die längste wöchentliche Schallexposition darstellt (vgl. Maschke & Hecht 2000, S. 24). Sicherlich ist es problematisch, Musik mit Lärm gleichzusetzen. Das „Organ Ohr" macht aber zunächst einmal keinen Unterschied in der Bewertung einer Schallquelle, deren Signale erst in unserer Wahrnehmung als Lärm oder als Musik registriert werden. Rücken diese Botschaften auf die Ebene des bewussten Erlebens, haben die Schallwellen bereits den gefährdeten Bereich des Innenohres passiert und möglicherweise Schaden zugefügt, weitgehend unabhängig von der Bewertung der eintreffenden Klänge und Geräusche.

Junge Menschen verhalten sich grundsätzlich lauter, sie haben eine positivere Einstellung zu höheren Lautstärken und empfinden sie weniger als unangenehm, im Gegenteil: sie suchen sehr häufig eine schallintensive Umwelt. Es scheint auch schützende Regulationsvorgänge zu geben, die dafür sorgen, dass laute, aber „willkommene" Musik besser und weniger gefährdend verarbeitet wird als gleich lauter, aber abgelehnter Lärm. Diese Vorgänge sind aber noch nicht erschöpfend erforscht und dürfen keinesfalls als Legitimation herangezogen werden, sich übermäßigem Schalldruck auszusetzen.

Das *wiederholte* Hören lauter Musik über *längere* Zeiträume kann jedoch eine schleichende Innenohrschädigung verursachen, die sich meist erst nach Jahren als bleibende Hörschwellenverschiebung äußert. Die Bundeszentrale für gesundheitliche Aufklärung stellt daher unmissverständlich fest, dass bei Jugendlichen die Musikhörgewohnheiten der größte Risikofaktor für das Gehör sind: „Ein Viertel aller jungen Menschen hat durch missbräuchlichen Musikgenuss bereits nicht heilbare Hörschäden. Sie hören bereits so schlecht wie um Jahrzehnte ältere Menschen" (BZgA 2001).

Abb. 26: Grenzwerte der jeweils akzeptablen Schalldosis pro Woche

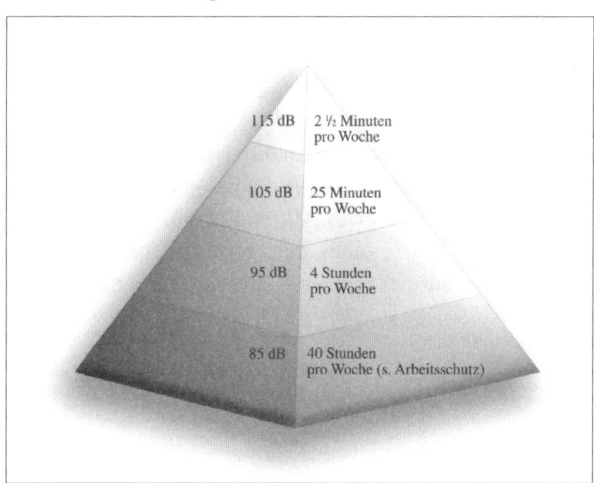

dB	Dauer
115 dB	2 ½ Minuten pro Woche
105 dB	25 Minuten pro Woche
95 dB	4 Stunden pro Woche
85 dB	40 Stunden pro Woche (s. Arbeitsschutz)

Entscheidend für die Schädigung des Gehörs ist die „Schalldosis", die bei gleicher Expositionsdauer mit dem Schallpegel und bei gleichem Pegel mit der Expositionsdauer wächst (vgl. Abb. 26). Auf Musikhören bezogen heißt das: Je lauter gehört wird – gemeint ist hier natürlich eine Lautstärke, die ein Gesundheitsrisiko birgt, also ungefähr ab 85 dB aufwärts – desto kürzer muss die „Einwirkzeit" sein, um keinen Schaden anzurichten: Während der Grenzwert bei einer Schalldosis von 85 dB noch bei 40 Stunden in der Woche liegt, ist die Schalldosis bei 95 dB bereits nach vier Wochenstunden, bei 105 dB nach ungefähr 25 Minuten und bei 115 dB bereits nach zweieinhalb Minuten erreicht (vgl. Maschke & Hecht 2000, S. 24).

Ising (1994, S. 200f.) beschreibt den Fall eines Jugendlichen, der aufgrund einer Wette etliche Stunden zwischen den beiden Boxen einer voll ausgesteuerten Hi-Fi-Anlage verbracht hat; anschließend litt er nicht nur unter heftigem Tinnitus, sondern wies auf beiden Ohren im c^5-Bereich eine Senke von 60-70 dB auf (vgl. Abb. 21). Problematisch wird es ebenfalls, wenn es zu Kombinationsbelastungen kommt. Die ermittelten Schalldruckwerte in den Diskotheken sowie beim Musikhören über die Kopfhörer tragbarer Abspielgeräte sowie die errechneten Mittelwerte der wöchentlichen Nutzungsdauer lassen erwarten, dass nach 10 Jahren bei ca. 10% der Jugendlichen ein musikbedingter Hörverlust von mindestens 10 dB auftreten wird. Da sich dieser Wert zu dem altersbedingten Hörverlust hinzuaddiert, bedeutet das für ca. 10% der 40-Jährigen eine deutliche Beeinträchtigung der Kommunikationsfähigkeit (vgl. Ising et al. 1995, S. 245ff.; Maschke & Hecht 2000, S. 28). Nach einer unveröffentlichten Studie weisen bereits 15% aller schwedischen Schüler Hörverluste auf (vgl. Maschke & Hecht 2000, S. 29).

8.2.1 Eigenes Musizieren

In einer Studie mit 18- bis 19-Jährigen nannten 7,5 % der Befragten als bevorzugte Freizeitbeschäftigung „Musik machen". Für sie wurde eine Musizierzeit von 9,7 Stunden pro Woche errechnet, was durchschnittlich 49,2 Monate im Leben ergibt (vgl. Maschke & Hecht 2000, S. 24). Bei angemessener Lautstärke stellt diese „Musizierlebenszeit" keinerlei Problem dar. Hoffmann (1997, S. 138ff.) konnte in einer Untersuchung mit Hobbymusikern und einer nicht musizierenden Vergleichsgruppe keinen Unterschied beim Hörvermögen feststellen. Gleichwohl weist Hoffmann (ebd., S. 142) darauf hin, dass vereinzelt ausgeprägte Hörschäden auftraten, bei denen durchaus ein kausaler Zusammenhang mit dem Musizieren wahrscheinlich erschien. Walter, Emmerich, Grosch & Lipsius (2004) konnten in einer audiologischen Untersuchung bei jedem 4. Musikschüler eines Musikgymnasiums einen Hörverlust um 20 dB nachweisen. Lag das Übepensum bei 20-30 Stunden, war jeder dritte Schüler betroffen und bei 30 bis 40 Stunden in der Woche waren es über die Hälfte der Schüler, die einen Hörverlust um 20 dB auswiesen.

Um sich leichter ein Bild von der Schallbelastung beim Musizieren machen zu können, spricht man von dem Wert eines Arbeitslärm-Tages, der eine achtstündige Beschallung von über 85 dB umfasst (s.o.). Untersuchungen über die Situation im Orchestergraben haben ergeben, dass auch „klassische" Musiker nicht vor einer Hörgefährdung verschont bleiben (vgl. Rudel, Emmerich, Grosch & Lipsius 2004). Die Belastung des Orchestermusikers ergibt sich aus der Lautstärke des selbst gespielten und der benachbarten Instrumente. Es gibt Instrumente, die aufgrund ihres Frequenzspektrums und ihrer Intensität besonders lärmintensiv wirken: So kann ein Trompeter mit einem einzigen kräftigen Ton dem Musiker, der im Orchester vor ihm sitzt, einen halben Tag an Arbeitslärm zukommen lassen. Eine Trompete erzeugt immerhin 100 dB, gemessen im Abstand von einem Meter unmittelbar vor dem Schalltrichter, und noch 96 dB im Abstand von zwei Metern (vgl. Ising et al. 2002, S. 38). Ein Beckenschlag direkt vor dem Gesicht kann dem Spieler „auf einen Schlag" zehn Tage Arbeitslärm zufügen (vgl. Fleischer 2000, S. 152ff.). Dabei sind Schalldruckpegel von über 120 dB keine Seltenheit, mit anderen Worten: Die akustische Arbeitsumwelt vor allem von Blasmusikern und Schlagzeugern sowie ihre direkte Umgebung ist durchaus vergleichbar mit Arbeitsplätzen der holz- und metallverarbeitenden Industrie (vgl. Billeter & Hohmann 2002, S. 72ff.) – das dürfte auch für das Musizieren in Schützenkapellen und Spielmannszügen gelten. Geiger weisen gehäuft eine Anhebung der Hörschwelle auf der linken Seite auf, also gemäß der Haltung des Instrumentes. Bei früheren Untersuchungen ergaben sich vor allem für Musiker in Bigbands und bei berufsmäßigen „Beatmusikern" auffallend höhere Hörverluste als bei Hobbymusikern (vgl. Rebentisch et al. 1994, S. 88). Eine Möglichkeit, der Gefährdung aus dem Weg zu gehen, bietet das Tragen von Gehörschutz. Ein mit entsprechenden Filtern gut ausgestatteter Hörschutz erlaubt ein relativ normales Musikhören bei abgesenkter Lautstärke in den kritischen Bereichen. Für den Bereich der Rock/Pop-Musik empfiehlt sich auch ein *ear-monitoring* (vgl. Kap. 9.4), um sich vor den häufig auf der Bühne gemessenen immensen Lautstärken zu schützen. Auf der anderen Seite bergen diese Maßnahmen die Gefahr, dass noch lauter musiziert wird und damit wiederum die Zuhörer bzw. die Mitmusiker, die keinen Hörschutz tragen, noch mehr gefährdet werden. Gehörschädigung gilt also bei Musikern durchaus als Berufskrankheit, wird aber sehr häufig verschwiegen und tabuisiert, um den eigenen Arbeitsplatz nicht zu gefährden und bei den Kollegen und vor allem den Dirigenten, Ensembleleitern und Managern nicht in den Verdacht zu geraten, auch musikalisch nicht mehr richtig hören und damit nicht mehr differenziert genug spielen zu können.

8.2.2 Konzertbesuch

Der Konzerthörer von klassischer Musik oder Volksmusik hat in der Regel keine Gefährdungen des Gehörs zu erwarten; wenn auch mitunter Spitzenwerte erreicht werden können, so liegen die Belastungen doch aufgrund des unproblematischen Durchschnittswertes im tolerierbaren Bereich. Anders verhält es sich bei Musikgroßveranstaltungen, vor allem bei Rock- und Popkonzerten. Besonders gefährdet ist hier die unmittelbare Umgebung vor den Lautsprechern, die auf das Publikum ausgerichtet sind (PA). In allen bekannten Untersuchungen wurden sowohl bei Openairkonzerten als auch in Hallen Mittelwerte von über 100 dB für das Publikum im Bereich vor der Bühne bis ungefähr zur Saalmitte gemessen. Ein „Abtanzen" vor den Boxen, möglicherweise noch in Kombination mit Alkohol oder anderen Drogen, z.B. auch auf Veranstaltungen wie den großen überregionalen Techno-Partys, ist überaus gehörgefährdend. Die HNO-Praxen kennen den „Ansturm" an den Tagen nach solchen Events. Auf größeren Stadtteilfesten kann man immer wieder ganze Scharen von Kindern beobachten, die direkt vor den Boxen sitzen oder tanzen, ohne dass Eltern oder beaufsichtigendes Personal eingreifen; selbst wenn die Lautstärke überwiegend im tolerablen Bereich liegt, besteht immer noch die Gefahr von unkontrollierten Rückkopplungseffekten, wenn z.b. jemand auf der Bühne mit dem Mikrofon vor die Boxen gerät, was gerade Laien immer wieder passiert. Diese Effekte können durch ihre starken und plötzlichen Impulse äußerst gefährlich sein. Sie erfolgen so unvermittelt, dass für das schnelle Zuhalten der Ohren meistens keine Zeit mehr bleibt. Das gilt für die Musiker auf der Bühne gleichermaßen.

8.2.3 Diskothekenbesuch

Fast 80% der Berliner Diskotheken wiesen in den Jahren 1994-97 auf der Tanzfläche Schalldruckpegel von 96-105 dB auf (vgl. Maschke & Hecht 2000, S. 24f.). In einem Feldprojekt der Dresdner TU wurden in kommerziellen Diskotheken sogar Schalldruckpegel von 102-112 dB gemessen (vgl. Joiko 2000). Die Schalldruckspitzen liegen dabei überwiegend zwischen 125 dB und 135 dB, also jenseits der Schmerzschwelle (vgl. Hoffmann 1997, S. 112f.). Während bei den meisten Diskothekenbesuchern in der Regel aufgrund der aus Pegel und Aufenthaltsdauer errechneten Schalldosis kein akutes Hörschadenrisiko zu erwarten ist, da für das Ausmaß der Lärmbelastung neben dem Schalldruckpegel auch die Expositionszeit ausschlaggebend ist (s.o.), gibt es immerhin einen Anteil von Diskothekenbesuchern, deren Schalldosis durch häufigeren Besuch und längeren Aufenthalt wesentlich höher und damit deutlich innerhalb des Gefahrenbereiches liegt. Bei einer 10%-Extremgruppe in der Berliner Untersuchung fallen die Diskothekenbesuche mit durchschnittlich 7 bis 8 Besuchen pro Monat z.B. deutlich häufiger aus. Bei einem Mittelungspegel von 105 dB ist bei 10% aller Diskothekenbesucher bei einer Testfrequenz von 4000 Hz mit einem Hörverlust von 19,6 dB zu rechnen (vgl. Babisch 2000, S. 47; Leitmann 2003, S. 142).

Aus den Untersuchungsergebnissen der Dresdener Studie konnte abgeleitet werden, dass die Reduzierung von mittleren Frequenzbereichen bei weiterhin hohem Gesamtpegel nicht zu einer wahrnehmbaren Qualitätsminderung des Musikklangs führt. Eine Absenkung der Lautstärke in den für das Gehör besonders empfindlichen Bereichen (vgl. Kap. 2.4) kann daher wesentlich zur Risikominimierung des Konsums lauter Musik beitragen. Die Studie von Leitmann (2003) macht deutlich, dass die Diskothekenbesucher die Lautstärke sehr unkritisch beurteilen, wenn ihnen die Diskothek gefällt. Demzufolge würde sich auch ein auf der Tanzfläche z.B. auf 99 dB reduzierter Schallpegel nicht wesentlich auf das Besucherverhalten der Jugendlichen auswirken (vgl. ebd. S. 144). Leitmann weist aber auch darauf hin, dass es sicherlich ein Nischenpublikum gibt, das extreme Musikschallpegel einfordert und ggf. nach Einführung eines Begrenzungsrichtwertes in andere Clubs und Diskotheken abwandert, die sich nicht an die Richtwerte gebunden fühlen (ebd. S. 145). „Es gilt, einen Kompromiss zu finden zwischen einem besonders niedrigen Grenzwert, der zwar alle Risiken ausschaltet, aber unter Umständen auch den Musikgenuss beeinträchtigt, und einer Beschallung, die für den Diskothekenbesucher ein unangemessen hohes und unnötiges Risiko birgt" (ebd. S. 144). Für Leitmann scheint „ein Mittelungspegel von z.B. 99 dB als Oberbegrenzung für die Beschallung von Diskotheken bereits ausreichend, gravierende Hörschäden auszuschließen und die Besucher von Diskotheken angemessen zu schützen" (ebd. S. 144). Dabei berücksichtigt Leitmann, dass die Lautstärke der Musik zum Teil Ausdruck eines Lebensgefühls der Jugendlichen ist. Sie muss den gewünschten Musikstil treffen, eine gewisse Präsenz besitzen und körperlich spürbar sein. „Will man die Jugendlichen durch präventive Maßnahmen vor Gehörschäden schützen, so muss man dieses Bedürfnis nach lauter Musik berücksichtigen. Bei der Begrenzung der Beschallungsstärke in Diskotheken stellt sich daher die Frage nach dem tolerierbaren Risiko" (ebd. S. 144).

Nicht nur die beiden zitierten Untersuchungen belegen, dass bei Schülern der Wissensstand und das Bewusstsein zum Thema Musik und Hörschäden ungenügend sind und bei lautstarken Veranstaltungen kaum die Möglichkeit von Gehörschutz in Betracht gezogen wird. In einer Studie des Bundesministeriums für Gesundheit und Soziale Sicherung gaben weniger als 10% der befragten Schüler an, umfassend über die Hörgefährdung in Diskotheken informiert zu sein (vgl. Neyen 2001). Allerdings ist bei Jugendlichen nach einer Wissensvermittlung über „Musik und Hörschäden" eine nachhaltige Bewusstseinsänderung zu verzeichnen. Noch nach sechs Wohen gaben immerhin 42% der Schüler an, seit der Wissensvermittlung kritischer mit Vertäubungen und Ohrgeräuschen umzugehen. Auch würde eine „Absenkung des Musikschalls auf ca. 95 dB(A) die Akzeptanz und das Besuchsverhalten der überwiegenden Mehrzahl der Jugendlichen nicht negativ beeinflussen" (Neyen 2003, S. 54). Der Hälfte der an der Studie beteiligten Jugendlichen war eine Pegelbegrenzung in Diskotheken egal, für sie spielten andere Kriterien wie Preise, Musikstil, Atmosphäre, Treffen von Freunden etc. eine übergeordnete Rolle. Allerdings wählten auch rund 20% ihre Diskothek in erster Linie nach der Lautstärke aus. Die Studie empfiehlt, bereits in der Grundschule auf das Thema einzugehen. Das Thema müsse insgesamt dringend Einzug in die Rahmenpläne halten.

Auch wenn das jugendliche Gehör vermutlich für einen gewissen Zeitraum hohe Schallbelastungen relativ gut tolerieren kann, ist eine langfristige Schädigung nicht auszuschließen. Die vom Ohrenarzt gegebene Bestätigung, noch gut hören zu können, bedeutet nicht, dass nicht trotzdem bereits eine Schädigung angelegt ist, die sich erst im Laufe der Jahre bemerkbar macht. Beobachtungen bei Industriearbeitern, die starkem Lärm ausgesetzt sind, zeigen dieses Phänomen: Eine Weile geschieht nichts, bis nach einigen Jahren das Gehör rapide nachlässt. So konnte Hoffmann (1997) zwar Hörverluste bei Personen mit intensiven Diskobesuchen im Vergleich zu Personen, die keine Diskotheken benutzen, nicht bestätigen, aber er vermutet, dass sich die Folgen erst in einigen Jahren zeigen. Daher sind lärmpräventive Maßnahmen dringend erforderlich, um Veränderungen von Hörgewohnheiten herbeizuführen. Mittlerweile gibt es mehrere lokale Projekte zur Lärmminderung in Diskotheken. So verpflichtete sich z.b. die Dresdener Diskothek *Dance Factory* in Zusammenarbeit mit der TU Dresden, Institut für Arbeitsingenieurwesen, in der Teeniedisko für ein halbes Jahr den mittleren Musikschallpegel von 98 dB nicht zu überschreiten.

Für den Freizeitbereich, speziell für Diskotheken, sind gesetzliche Bestimmungen zum Hörschutz zu fordern, wie sie bereits für das Berufsleben existieren. Die Kommission „Soziakusis (Zivilisations-Hörschäden)" des Umweltbundesamtes forderte auf ihrer 12. Sitzung u.a. eine Pegelbegrenzung für Diskotheken. Der Bundesverband deutscher Discotheken und Tanzbetriebe e.v. (BDT/DEHOGA) hat seinerseits seine Unterstützung im Kampf gegen gehörschädigenden Freizeitlärm angekündigt. Vorgeschlagen wird von der Kommission eine Begrenzung des Dauerschallpegels auf 95 dB, wobei der Dauerschallpegel auf den lautesten Bereich des Veranstaltungsorts, also zumeist auf die Tanzfläche bzw. den Bereich unmittelbar vor den Lautsprechern, bezogen wird (vgl. Leitmann 2003, S. 140ff.). Ein Gesamtschallpegel von 95 dB wird von vielen Diskothekenbesuchern durchaus akzeptiert, wie Feldversuche gezeigt haben (vgl. Joiko 2000; Leitmann 2003). Installierte Pegelampeln in Diskotheken könnten Besucher über Lichtsignale informieren, inwieweit der zulässige Schallpegel überschritten wird.

Neben diesen konkreten Maßnahmen zur Lärmminderung ist die Aufklärung bei Diskobesuchern, Betreibern und Diskjockeys sowie Eltern und Pädagogen wichtig, um ein entsprechendes Gesundheitsbewusstsein zu fördern. In der Prävention ist zu berücksichtigen, dass laute Musik in den Bereichen Pop und Techno auch Ausdruck des Lebensgefühls junger Leute ist und eine Verteufelung und rigide Beschränkung des Musikkonsums kontraproduktiv wären. Ein wichtiger Schritt ist die Sensibilisierung für die bestehenden Gefahren und der verantwortungsvolle Umgang mit der eigenen Gesundheit. Joiko (2000) und Neyen (2001) konnten nachweisen, dass das Wissen um die hörschädigende Wirkung von lauter Musik mit der Bereitschaft korreliert, niedrigere Schallpegel zu akzeptieren.

Es scheint auch ein unmittelbarer Zusammenhang zwischen der Lautstärke in Diskotheken und den Musikstilen zu bestehen: In Diskotheken, in denen vorwiegend Techno und Rock gespielt wird, werden Mittelungspegel bis zu 105 dB oder mehr gemessen, während bei Dancefloor/Charts-Diskotheken die Mittelungspegel bei 99 bis 100 dB und bei Schlagern und Tanzmusik unter 99 dB liegen (vgl. Leitmann 2003, S. 141). Die Lautstärke der Musik wird von Männern und Frauen gleichermaßen unkritisch bewertet; selbst in Diskotheken mit sehr hohen Schallpegeln wird die Lautstärke von der Mehrheit der Besucher als gerade richtig oder sogar als zu leise eingeschätzt. Es besteht ein signifikanter Zusammenhang zwischen der subjektiven Bewertung der Lautstärke und der Einstellung zur Diskothek. Steigt die besuchte Diskothek in der Gunst der Besucher, so wird die Lautstärke unabhängig vom gemessenen Schallpegel zunehmend als gerade richtig bzw. sogar zu leise bewertet, während der Anteil der Besucher zurückgeht, welche die Lautstärke als zu hoch empfinden. Je weniger sich die Befragten in der besuchten Diskothek wohlfühlen, desto eher wird die auf der Tanzfläche dargebotene Musik als zu laut empfunden (ebd. S. 142f.).

8.2.4 Walkman, Discman und MP3-Player mit Kopfhörer

Beim Musikhören mit Kopfhörern ist durch die erhöhte Schallintensität die Hörgefährdung in der Regel höher als bei Lautsprecherbeschallung.

Die Dauer des Hörens von Musik oder des Spielens am Computer unter Verwendung von Kopfhörern liegt bei etwa 7 Stunden pro Woche (Durchschnittswert unter Einschluss der Nichthörer) und ist bei den 14-Jährigen mit 9 Stunden pro Woche am höchsten. Innerhalb der Schulformen zeigen sich Unterschiede: Schüler/innen von Hauptschulen hören im Schnitt 9 Stunden pro Woche über Kopfhörer, Gymnasiasten dagegen etwa 5 Stunden (vgl. Neyen 2001).

10% der 11- bis 17-Jährigen stellen ihre Ohrhörer beim Hören von Musik auf 90-100 dB und mehr ein, 10% der 13- bis 19-Jährigen hören mit derartigen Pegeln mindestens drei Stunden am Tag. Zur Vermeidung von irreparablen Hörschäden empfiehlt der Wissenschaftliche Beirat der Bundesärztekammer (1999) für tragbare und andere Geräte mit Ohrhörern eine Begrenzung (Limiter) des Dauerschallpegels auf 90 dB. Für Kinder unter 14 Jahren sollte der Dauerschallpegel auf 80 dB begrenzt werden.

In der Schweiz, die bereits 1996 Grenzwerte für öffentliche Musikveranstaltungen einführte, wurde 1999 eine Studie mit 700 Auszubildenden durchgeführt, deren Akzeptanz von Lautstärken erfragt wurde. Rund 60% der Befragten empfanden die Musik in Musikveranstaltungen generell als zu laut: 52% die Musik in Diskos, 57% bei Rockkonzerten und 72% bei Technoveranstaltungen (vgl. Hohmann & Mercier o.J.). Wenn zu vermuten ist, dass das Risikoverhalten von Jugendlichen in den großen Städten und Ballungszentren insgesamt größer ist als in ländlichen Regionen, so lässt gerade eine Untersuchung in der „Provinz" besonders aufhorchen:

Zwischen 1991 und 1997 wurden vom Schulpsychologischen Dienst der Stadt Detmold insgesamt 1.747 Schülerinnen und Schüler aus den verschiedenen Schulformen der Sekundarstufe zum Musikhören befragt. Man überprüfte die von den Probanden bevorzugte Lautstärke beim Walkman-Hören und unterzog die Testpersonen einem Höchstton-Audiogramm (vgl. Hanel 2001, S. 270ff.). In einer der Untersuchungen hörten 463 Schülerinnen und Schüler im Alter von 10-18 Jahren Walkman in ihrer gewohnten Lautstärke. Fast die Hälfte der Schüler wählten Lautstärken oberhalb der Grenze von 85 dB – also schon jenseits der im Arbeitsleben festgeschriebenen Obergrenze, ab der Gehörschutz bereitgestellt werden muss. Über 10% der Beteiligten favorisierten sogar eine Intensität von über 100 dB. Das Hörverhalten scheint bildungsabhängig zu sein: Schüler der Gymnasien bevorzugen zumeist noch akzeptable, d.h. ungefährliche Lautstärken, während die Schüler der übrigen Schulformen die Lautstärken wesentlich risikofreudiger einstellen. Der Spitzenwert liegt bei den Sonderschulen mit durchschnittlich 92,7 dB. Mit Hilfe von Fragebögen wurde ermittelt, dass die Expositionsdauer und die Expositionspegel bei denjenigen Schülern am größten sind, die noch keine klaren Vorstellungen über ihre berufliche Laufbahn nach der Schule haben bzw. die von vornherein eine Berufsausbildung anstreben. Die Studien decken Zusammenhänge zwischen der Einschätzung der eigenen Schulleistung, der Dauer des Musikhörens und der Wahl der Lautstärke auf: „Leistungsmäßig unzufriedene Schüler/innen hören länger Musik, gehen häufiger in Diskotheken, stellen den Walkman lauter ein als diejenigen, die mit ihrer Schulleistung zufrieden sind. Interessant dürfte die Frage sein, was Ursache und was Wirkung ist" (Hanel 2001, S. 273). Damit kristallisiert sich eine Risikogruppe deutlich heraus: „Es sind vorwiegend die (männlichen) Heranwachsenden mit niedrigem Schulstatus, schlechten Schulnoten, fehlender Perspektive und geringer familialer Nähe" (Hanel 2001, S. 277). Es zeigt sich also auch an dieser Stelle, dass der Schultyp als Indikator für den Sozialstatus der Schüler einen deutlichen Einfluss auf die Hörgewohnheiten hat (vgl. Maschke & Hecht 2000, S. 27; s.o.). Dass es Faktoren geben muss, die sich schädigend auf die Ohren der Jugendlichen auswirken, beweist dann auch eine Höchstton-Audiogramm-Studie von 1997: Bei zwei Drittel aller beteiligten Schüler wurden verdächtige oder auffällige Ergebnisse mit Hörschwellenverschiebungen festgestellt. Diese Befunde wurden ebenfalls auf eine entsprechend lange und laute Musikexposition zurückgeführt (vgl. Hanel 2001, S. 273f.).

Informative Aufklärungsbroschüren, die den an der Studie beteiligten Schülern zur Verfügung gestellt wurden, zeigten kaum Wirkung.

„Das Überdenken von Musikhörgewohnheiten beginnt erst nach persönlichen Mitteilungen über deutliche Hinweise auf eine drohende Lärmschwerhörigkeit und besonders dann, wenn bereits Begleiterscheinungen wie anhaltende Vertäubung in den Ohren oder Tinnitusempfindungen erlebt wurden. Die Sorge um die eigene Gesundheit wird von vielen Befragten vehement verdrängt, indem die konkreten Rückmeldungen als Erwachsenengerede, als Übertreibung oder zumindest als etwas Störendes abgetan werden ... Besonders uneinsichtig zeigen sich diejenigen

Schüler/innen, die wenig anerkannte Schulformen besuchen oder Probleme mit den Schulnoten haben. Grundsätzliche Änderungen in den Musikhörgewohnheiten, die als subjektiv angenehm und wohltuend erlebt werden, sind auf der Basis von schulischen oder außerschulischen Appellen demnach kaum zu erzielen." (Hanel 2001, S. 275)

Beunruhigend fallen auch die Ergebnisse einer umfassend angelegten Studie von Langenbach (1994) aus, der das Hörverhalten 16- bis 18-jähriger Jugendlicher untersuchte: Dabei stellten in Befragungen zur Lautstärke beim Musikhören 60,4 % an ihrem Walkman eine Behaglichkeitsschwelle ein, die oberhalb von 90 dB lag. 27,8 % bevorzugten eine Lautstärke von über 100 dB und immerhin noch 7,9 % sogar oberhalb von 110 dB, also kurz unterhalb der Schmerzgrenze. „Bei differenzierter Betrachtung der Stichprobe stellte sich heraus, daß besonders männliche Probanden sowie Berufs- und Sonderschüler zu den besonders gefährdeten Risikogruppen zählen" (ebd., S. 220). Langenbach stuft diese Ergebnisse als höchst alarmierend ein und fordert als Konsequenz dieser Untersuchungen dringend intensivere Aufklärungsarbeit zur Vermeidung weiterer Gesundheitsschäden (vgl. Kap. 9).

Aus den Differenzierungen dieser Studien geht aber auch hervor, dass nicht grundsätzlich davon ausgegangen werden kann, dass alle junge Menschen Musik stets am Lautstärkelimit hören wollen.

8.3 Knalltrauma und Explosionstrauma

Heftige und laute Geräusche können nicht nur erschrecken, sondern bei entsprechender Intensität auch Verletzungen (Traumata) des Ohres und dadurch bedingt dann Schwerhörigkeit herbeiführen. Da extrem hohe und sehr kurze Lautstärkepegel wegen des längeren Wahrnehmungsprozesses des auditiven Systems nicht so laut empfunden werden, wie sie in Wirklichkeit sind, wird der Gefährdungsgrad häufig unterschätzt.

Knalltrauma
Unter einem Knalltrauma versteht man eine plötzliche, häufig einseitige Innenohrschwerhörigkeit, die von einem sehr kurzen, aber sehr schallintensiven Impuls ausgelöst wird (Ohrfeige, Hammerschlag, Spielzeugpistole, Böller etc.). Das Mittelohr wird davon nicht in Mitleidenschaft gezogen. Die meisten Menschen haben Knalltraumata in irgendeiner Form schon einmal erlebt. Plötzliche Knalle können kurzfristige Vertaubungen hinterlassen, man hört nur noch „wie durch Watte", die Berührung der Wange abwärts des betroffenen Ohres fühlt sich merklich anders an, ähnlich wie nach einer Zahnarztnarkose, oftmals gehen diese Symptome noch mit einem Tinnitus einher. Diese Erscheinungen verschwinden in vielen Fällen wieder, nicht selten chronifizieren sie sich aber auch, vor allem als Hochtontinnitus. Die Spontanerholung bei günstigem Verlauf nach einem Knalltrauma darf nicht darüber hinwegtäuschen, dass ein solches Ereignis, vor

allem bei Wiederholungen, durchaus langfristig zu Höreinbußen führen kann und erst viele Jahre später als Hörschaden wahrgenommen wird. Im Übrigen wird die Tendenz und Fähigkeit zur Spontanerholung nach Traumata von mal zu mal immer schlechter.

Als besonders gefährdende Knalle haben sich die Schallereignisse von Kinderspielzeug, Schreckschusswaffen und Feuerwerksknaller erwiesen, die Spitzenpegel erreichen, mit denen die Betroffenen kaum in anderen Schallsituationen konfrontiert werden können, weder beim Musikhören noch im Verkehrslärm. Kinder sind gegenüber dem Knalltrauma besonders empfindlich, die Fähigkeit zur Rückbildung des Schadens ist bei ihnen jedoch größer als bei Erwachsenen (vgl. Fleischer 2000, S. 78).

Explosionstrauma
Verheerender als das Knalltrauma wirkt ein Explosionstrauma, das häufig zum Zerreißen des Trommelfells führt. Explosionstraumata sind das Ergebnis von Explosionen, z.b. von Feuerwerkskörpern, Sprengstoff oder Schussknallen, insbesondere in geschlossenen oder halboffenen Räumen. Ein Explosionstrauma schädigt sowohl das Innen- als auch das Mittelohr, vor allem das Trommelfell, da die Druckspitze des Geräusches länger dauert (mindestens 150 dB über 1,5 ms), und verursacht somit in der Regel eine kombinierte Schallleitungs- und Schallempfindungsschwerhörigkeit. Der Steilabfall im Audiogramm beginnt oftmals schon im Sprachbereich (vgl. Dieroff 1994, S. 143). Das Zerreißen des Trommelfells und möglicherweise auch der Gehörknöchelchenkette ist sehr schmerzhaft. Der Mittelohrschaden kann in der Regel operativ behoben werden, während das Innenohr, dessen Schädigung wiederum keine Schmerzen verursacht, für eine Behandlung unzugänglich bleibt. In jedem Fall sollte nach einem Knall- oder Explosionstrauma der Arzt aufgesucht werden, auch wenn sich kurzfristig eine Erholung der Hörfähigkeit einstellt.

Während Spielzeuge wie Tröten, Pfeifen, Knackfrösche etc. in der Nähe des Ohres schon Schalldruckspitzenpegel oberhalb der Schmerzgrenze erreichen, gehen Spielzeugwaffen noch über diesen Bereich hinaus. Die Messungen zeigen hier kurzfristige Spitzenwerte oberhalb von 185 dB in unmittelbarer Nähe des Ohres (vgl. Fleischer 2000, S. 84). Die Hörfähigkeit von Kindern kann durch Kinderpistolen aufs Äußerste gefährdet werden.

Feuerwerke, insbesondere die Knallerei in der Silvesternacht, stellen ebenfalls ein hohes Risiko dar. Oftmals im Zusammenhang mit Alkoholkonsum, aber einfach auch nur aus Unachtsamkeit, Schabernack und Unwissenheit wird ein viel zu geringer Abstand zu den gezündeten Knallkörpern eingehalten, so dass jedes Jahr eine große Zahl von Menschen mit Innenohrschwerhörigkeit oder zerrissenem Trommelfell behandelt werden muss. Dabei wird auch die Wirkung der kleineren Böller gründlich unterschätzt. Bei einer Befragung von Personen mit einem Knalltrauma wiesen 73% die

Ursache für den Schaden einem Silvesterböller zu (vgl. Hoffmann 1997, S. 194).

Ohrfeigen können sowohl einen Knall als auch eine Explosion auslösen, je nachdem, wie das Ohr getroffen wird. Wenn z.b. der Daumenballen auf den Gehörgang trifft und ihn verschließt, kann der relativ lang anhaltende Überdruck durchaus das Trommelfell und in schweren Fällen auch die Gehörknöchelchenkette zum Reißen bringen (vgl. Fleischer 2000, S. 85ff.).

8.4 Nicht schallbedingte Einwirkungen im Zusammenhang mit Lärm und lauter Musik

Durch den Einfluss anderer, nicht schallbedingter Faktoren kann ein Lärmhörschaden wesentlich begünstigt werden. Für Jugendliche und junge Erwachsene spielen hier vor allem Drogen eine Rolle: Nikotin, Koffein, Alkohol und insbesondere auch illegale Suchtmittel bewirken bereits Veränderungen im Körper, z.b. Gefäßverengungen und damit schlechte Sauerstoffzufuhr in den ohnehin winzigen Versorgungssystemen des Ohres, die einer Hörschädigung durch zusätzliche Schallbelastung Vorschub leisten können. Die Folge kann z.b. ein Hörsturz sein (vgl. Kap. 6.3). Auch Medikamente, die möglicherweise ohnehin schon ototoxisch sind (z.b. bestimmte Antibiotika oder Chemotherapeutika), können hier eine Rolle spielen. Die Gefährdung für das Gehör potenziert sich etwa auf Partys, bei Großkonzerten, Diskothekenbesuchen oder auch dem abgeschotteten Walkmanhören möglicherweise erheblich, wenn – was ja nicht selten der Fall ist – der Konsum einer oder mehrerer Suchtmittel mit einhergeht. Ebenso wird vermutet, dass Stress ein Faktor ist, der eine Gehörschädigung begünstigen kann. Das kann psychische Ursachen haben (z.B. Angst, Überforderung), auf eine krankheits- oder müdigkeitsbedingte schlechte körperliche Verfassung oder einfach auf eine anfällige Disposition (Vulnerabilität) zurückzuführen sein. Daher würde das Zusammenwirken von zu lautem Schall, Drogenkonsum und einem (durch Stress) belasteten Organismus erst recht eine Gefährdung für das Gehör darstellen.

9. Prävention von Hörschäden

Lärmschwerhörigkeit zählt in Deutschland zu den häufigsten Berufskrankheiten. Erworbene Hörschäden sind Phänomene, die sich in vielen Fällen durch elterliche und erzieherische Fürsorge sowie durch eigenes verantwortungsbewusstes Handeln hätten verhindern lassen, insbesondere durch das Vermeiden bestimmter Situationen oder durch richtiges und angemessenes Verhalten in Situationen, die für das Gehör eine Bedrohung darstellen können. Diese Kompetenz zum Vorhersehen (oder in unserem Zusammenhang treffender: Vorherhören) einer Gefahr ist – neben einigen instinktiven Reaktionen – letztlich ein Ergebnis von Lernprozessen. Dabei kann es sich um angeleitetes ebenso wie um autodidaktisches Lernen handeln, möglicherweise auch um ein Wissen, das aus schlechten Erfahrungen gewonnen wurde. Dennoch bleibt bekanntermaßen zwischen Einsicht und daraus abzuleitendem „vernünftigen" Verhalten – unabhängig vom Alter und Bildungsgrad – oftmals eine große Kluft bestehen (wer würde sonst noch rauchen?).

9.1 Primäre, sekundäre und tertiäre Prävention

Es gibt eine Reihe von Begriffen, deren Bedeutung um die Verhütung möglicherweise auftretender Schäden und Krankheiten kreisen. In der Regel werden alle diesbezüglichen Konzepte und Vorgehensweisen mit *Prävention* umschrieben, dem *Zuvorkommen* eines Schadens und damit dessen Vermeidung.

Prävention zielt grundsätzlich in zwei Richtungen: Der Verhaltensprävention von Individuen und Gruppen, die z.B. durch eine Aufklärungskampagne initiiert wird, steht die Prävention gegenüber, bei der auf Veränderung der sozialen, biologischen und technischen Umwelt gesetzt wird, in unserem Fall z.B. durch konkrete gesetzliche Maßnahmen zur Reduzierung der Schallimmissionen in Diskotheken oder bei Rockkonzerten.

Die Gesundheitsförderung[6] unterscheidet drei Phasen der individuellen Prävention:

---

6 So definiert z.B. das Schweizer Bundesamt für Gesundheit (2003, S. 5) die Ziele der Prävention und Gesundheitsförderung konkret auf unser Thema bezogen folgendermaßen: „Die Prävention der musikbedingten Gehörschäden zielt darauf hin, das Bewusstsein der Jugendlichen und Kinder für das Gehör als wichtiges Sinnesorgan zu sensibilisieren, die Jugendlichen und Kinder zu einem gehörfreundlichen Verhalten zu motivieren, das Ausmaß der freizeitbedingten Gehörschäden zu reduzieren."

- Als *primäre Prävention* bezeichnet man Maßnahmen, die geeignet sind, spätere Schäden zu vermeiden oder Störungen, die sich anbahnen, zurückzudrängen. Damit sind also Aktivitäten vor dem Eintreten einer biologischen Schädigung gemeint. In diesen Bereich fallen die Aufklärung in Schulen, die Vermittlung von Wissen über Hörschäden, die Förderung von Gesundheitsverhalten und die Wahrnehmungsschulung. Kinder und Jugendliche sollen in die Lage versetzt werden, Gefahren im weiteren Leben von sich fern zu halten bzw. diesen Gefahren angemessen zu begegnen, also z.b. im Umgang mit Knallen oder zu lauter Musik. Die Maßnahmen können unspezifische Faktoren beinhalten zur Förderung des Einzelnen oder der gesamten Bevölkerung, ohne dass direkt bestimmte Krankheiten verhindert werden sollen, also z.b. die Stärkung des Selbstwertgefühls oder die Förderung der Argumentationsfähigkeit. Andererseits können die Maßnahmen spezifische Faktoren zur gezielten Verhütung bestimmter Krankheiten umfassen. Da nun mal Impfungen gegen Hörschäden nicht möglich sind, führt der Weg nur über die individuelle Einsicht, sich schützen zu wollen oder kritische Situationen zu vermeiden. Prävention bedeutet also sowohl das rechtzeitige Erkennen und Bewusstmachen von Gefahren als auch eine Einstellungs- und Verhaltensänderung. Die Stärkung von gesundheitsfördernden Handlungskompetenzen in der auditiven Lebenswelt stellt sich daher als wichtigste Schlüsselqualifikation primärer Prävention von Hörschäden dar. Unter dem Stichwort Gehörvorsorge ist dieser Präventionsbereich auch ein Thema der Arbeitsmedizin.

- Die *sekundäre Prävention* dient der Früherkennung von Hörschäden und dem frühen Erkennen von Risikofaktoren, die das Hören beeinträchtigen können. Neben den Screenings und Vorsorgeuntersuchungen und den immer wieder geforderten flächendeckenden Hörtests in Schulen gehört hierzu auch die Kontaktaufnahme mit Risikogruppen wie z.B. Diskothekenbesuchern. Sekundäre Prävention greift bei erkennbaren Gefährdungen und bereits manifesten Beeinträchtigungen, z.B. in Form von akuten Maßnahmen, Hörgeräteversorgungen oder gar Operationen.

- *Tertiäre Prävention* bemüht sich darum, dass eine Beeinträchtigung nicht noch verschlimmert wird bzw. die Betroffenen einen brauchbaren Weg finden, mit bereits eingetretenen Hörschäden umzugehen und ein den Umständen entsprechend bestmögliches Leben führen zu können. Vor allem sind die verschiedenen Phasen einer Rehabilitation der tertiären Prävention zuzuordnen. Ein wichtiges Aufgabenfeld ergibt sich aus der Tatsache, dass ungefähr 40% der Hörgerätebesitzer ihre Geräte nur selten oder gar nicht tragen; hier ist weitere Aufklärung über die mögliche Deprivation des Gehörs notwendig, außerdem kann das Hören mit Hörgerät z.B. in einer Audiotherapie bzw. einem Hörtraining geübt werden.

Die Prävention von Hörschäden umfasst viele Aspekte und setzt sich zusammen aus einem Bündel von Maßnahmen, die miteinander vernetzt sein müssen, um der Komplexität dieses Prozesses wie auch bei anderen Präventionskonzepten – etwa in der Drogen- oder Aidsprävention – gerecht zu werden. Monokausale Zuweisungen, eingleisige Belehrungen und altbackene Aufklärungsversuche erreichen erfahrungsgemäß nur wenig. Von größter Wichtigkeit für eine erfolgreiche Aufklärung ist die Mitwirkung der Betroffenen (Partizipation).

Im primären Bereich der Prävention, in dem Erzieher und (Sozial-)pädagogen vorrangig tätig sind, sollte nicht ausschließlich auf Abschreckung gesetzt werden. In der Drogen- und Suchtprävention hat man erkannt, dass die Konfrontation mit den Folgen gesundheitsschädlichen Verhaltens meist nur kurzfristig Wirkung zeigt und häufig sogar bagatellisiert wird. Auch eine rationale Aufklärung über Risiken, die auf Argumentation und kognitive Auseinandersetzung mit dem Thema setzt, greift zu kurz, denn der Erwerb von Wissen ist noch keine Gewähr für eine Änderung der Einstellung, da auch momentane Gefühle und situative Einflüsse auf das Verhalten einwirken.

Aufklärung sollte breit angelegt und durch viele Instanzen vertreten sein, hauptsächlich durch

– Schulunterricht

– Jugendzeitschriften

– Internet

– Computerspiele

– Jugendarbeit.

Gerade bei Jugendlichen ist ein lebensweltorientierter Ansatz erforderlich, der die Erfahrungswelt und das soziale Umfeld des jungen Menschen berücksichtigt. Nur so können Risiken als Teil subjektiver Wirklichkeit betroffen machen und die Relevanz von Risiken nicht nur vermittelt, sondern auch bewusst gemacht werden. Interventionsmöglichkeiten können dann in die unmittelbare Erfahrungswelt eingebettet werden, damit Bewältigungsstrategien und alternative Verhaltensweisen erlernt werden können. Dementsprechend muss auch die Thematisierung des Hörschutzaspektes in der Schule didaktisch angelegt sein. Bislang gibt es allerdings noch keine veröffentlichten Evaluationsstudien oder standardisierte Messinstrumente für den Erfolg solcher Aktionen. Ein erstes Projekt zum Erstellen von Evaluationsstudien zur Wirksamkeit von Materialien und Maßnahmen, um Hörschäden durch Freizeitlärm vorzubeugen, steht kurz vor dem Abschluss: Im Rahmen des Aktionsprogramms Umwelt und Gesundheit (APUG) im Auftrag des Bundesministeriums für Gesundheit und Soziale Sicherung wird überprüft, welche Nachhaltigkeit die Behandlung der Gehörschutzthematik mit Materialien der Bundeszentrale für gesundheitliche Aufklärung hat (vgl. Dlugosch 2005).

9.2 Gesundheitsförderung/Salutogenese

Die Vermeidung von Hörschäden ist ein wichtiges Anliegen der *Gesundheitsförderung*, die zunehmend in die Ausbildung von Sozialpädagogen und -arbeitern thematisch integriert wird. Seit der 1986 von der WHO verabschiedeten „Ottawa-Charta" zur Gesundheitsförderung findet in Präventionskonzepten eine zunehmende Abkehr von Abschreckung und Furchtappellen hin zur positiv ausgerichteten Kompetenz- und Ressourcenorientierung statt. „Gesundheitsförderung zielt auf einen Prozess, allen Menschen ein höheres Maß an Selbstbestimmung über ihre Gesundheit zu ermöglichen und sie damit zur Stärkung ihrer Gesundheit zu befähigen" (WHO 1986). Vor dem Hintergrund steigender Lebenserwartung wird Gesundheit zur zentralen Ressource für eine erhöhte Lebensqualität (vgl. Kickbusch 2003, S. 183).

Die Gesundheitsorientierung findet in der Medizin ihren konzeptionellen Niederschlag in der *Salutogenese*, die nicht nur auf die Vermeidung von Krankheit, sondern auf die Förderung von Gesundheitsverhalten ausgerichtet ist. Für das Problem Hörschäden sind aus gesundheitsfördernder bzw. salutogenetischer Sicht daher nicht nur medizinische und biologische Sachverhalte von Interesse, sondern auch die Suche nach geeigneten Präventionskonzepten, in denen die Gesamtheit aller biologischen, psychischen und sozialen Ressourcen der Zielgruppe ins Auge gefasst werden und vor allem konkrete personale sowie lebensweltliche Faktoren in die Überlegungen einfließen.

Diese Zielsetzung verfolgt auch die sozialpsychologische bzw. sozialpädagogische Idee des *Empowerments*. So wie Salutogenese ihr Denken und Handeln nicht primär von der Krankheit, sondern von der Gesundheitsförderung her entwickelt, vermeidet Empowerment den defizitären Blick auf die Klientel, indem nicht Schwächen und falsches Verhalten thematisiert werden, sondern zur Entdeckung eigener Ressourcen und Stärken angestiftet wird, um diese im Lebensalltag und in kritischen Lebenssituationen zum Tragen kommen zu lassen. Es wird bewusst auf vorstrukturierte Hilfeprogramme verzichtet, um individuellen Bedürfnissen und Bedarfen gerecht zu werden und die Selbstbestimmung und Autonomie der Klientel in der Prävention so weit wie möglich nicht zu beschneiden.

Unter Berücksichtigung der aufgezeigten handlungsleitenden Prinzipien von Salutogenese und Empowerment lässt sich anknüpfend an den Erkenntnissen aus der Drogenprävention (vgl. Hurrelmann & Bründel 1997, S. 108f.) folgendes ressourcenorientiertes Integrationsmodell für die Prävention von Hörschäden entwickeln, das auch die lebensweltlichen Bezüge des Kindes bzw. Jugendlichen berücksichtigt (vgl. Abb. 27):

Abb. 27: Prävention von Hörschäden

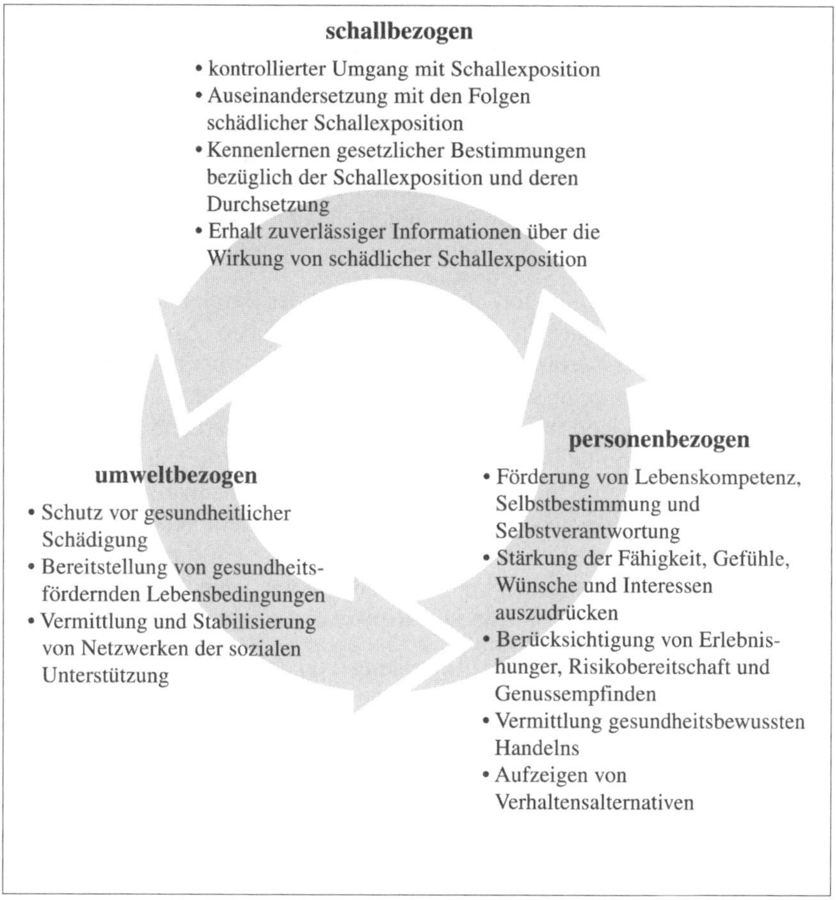

schallbezogen
- kontrollierter Umgang mit Schallexposition
- Auseinandersetzung mit den Folgen schädlicher Schallexposition
- Kennenlernen gesetzlicher Bestimmungen bezüglich der Schallexposition und deren Durchsetzung
- Erhalt zuverlässiger Informationen über die Wirkung von schädlicher Schallexposition

umweltbezogen
- Schutz vor gesundheitlicher Schädigung
- Bereitstellung von gesundheitsfördernden Lebensbedingungen
- Vermittlung und Stabilisierung von Netzwerken der sozialen Unterstützung

personenbezogen
- Förderung von Lebenskompetenz, Selbstbestimmung und Selbstverantwortung
- Stärkung der Fähigkeit, Gefühle, Wünsche und Interessen auszudrücken
- Berücksichtigung von Erlebnishunger, Risikobereitschaft und Genussempfinden
- Vermittlung gesundheitsbewussten Handelns
- Aufzeigen von Verhaltensalternativen

9.3 Aufklärung über Verhalten

Aufklärung gelingt nur, wenn die Adressaten bereit sind, zu lernen und damit ihr Verhalten zu ändern bzw. anzupassen. Für ein gesundes Hören erscheint dieser Aspekt um so dringlicher, als ein Großteil der Menschen mit Hörbeeinträchtigung die eigene Hörfähigkeit falsch einschätzt und ein mangelndes Problembewusstsein zeigt, sodass für die Betroffenen aus ihrer Sicht kein Anlass besteht, ihre Situation zu verändern (vgl. Sohn & Jörgenshaus 2001, S. 145).

Das Gelingen aufklärerischer Maßnahmen ist somit abhängig vom Grad der Einsicht und des Verständnisses der Zielgruppe. Aufklärung kann über das rein verbale Vermitteln, aber auch – und dann wirkt es in der Regel nachhaltiger – über medial gestütztes Lernen geschehen. Das Spektrum reicht also von der bloßen Unterweisung über das Anschauen eines Films oder das eigene Produzieren z.b. eines Videos, einer Reportage oder einer Präsentation bis zum Erarbeiten und Umsetzen von Rollenspielen – also vor allem auch der Aufklärung mit Hilfe kreativer und künstlerischer Medien.

Insbesondere bei Jugendlichen wird die Frage, wer auf welche Weise in welchem institutionellen Kontext aufklärt, zum entscheidenden Faktor über den Erfolg. Die Vorgehensweise wird sich daher methodisch erheblich z.b. von einer Einweisung für Bühnenmusiker oder gar den Studieninhalten eines Tonmeisters bzw. Tontechnikers unterscheiden und dem entwicklungspsychologischen Stand der Jugendlichen Rechnung tragen müssen.

Letztlich bedürfen alle, die mit der eigenen und der Beschallung anderer zu tun haben – Arbeitgeber in lärmintensiven Betrieben, Musiker, Diskjockeys, Tontechniker, Veranstalter von Konzerten etc., aber auch Pädagogen und Erzieher – einer gewissen Aufklärung, sei sie intentional oder nur funktional vermittelt: Schon bei der Arbeit mit einer Schülerband muss wegen möglicher Rückkopplungsgefahren über das Verhalten auf der Bühne gesprochen werden. Ein Kind darf ein Triangel in der musikalischen Früherziehung niemals direkt neben das Ohr halten oder einem anderen Kind mit einer Trillerpfeife direkt ins Ohr blasen usw. Selbst ein direkt neben dem Ohr zerrissenes oder angeschnippstes Blatt Papier kann ein Knalltrauma auslösen, weil eine kurze enorme Schallspitze erreicht wird.

Einen möglichen Weg für die Einweisung von Diskjockeys hat z.b. das Land Baden-Württemberg beschritten: Der Bundesverband deutscher Diskotheken und Tanzbetriebe (BDT) und das Sozialministerium Baden-Württemberg und der Berufsverband Discjockey (BDV e.V.) bieten auf freiwilliger Basis einen Discjockey-Führerschein als Sachkundenachweis für eine vernünftige Lautstärkebehandlung am Plattenteller an (vgl. www.ahgz.de/vermischtes/2004,49,412171225.html und www.dj-fuehrerschein.com). In dem Seminar werden die Teilnehmer über gesundheitliche Risiken, akustisch-technische Fragen, juristische Fragestellungen und haftungsrechtliche Aspekte aufgeklärt. Eine weitere Maßnahme ist das Sound Project Berlin – eine im Sommer 2001 gestartete Kampagne zur freiwilligen Pegelbegrenzung in Berliner Diskotheken (Ear-Safe-Net) (vgl. Unabhängiges Institut für Umweltfragen e.V. 2001). Auch an anderen Orten werden bundesweit zunehmend ähnliche Initiativen ins Leben gerufen.

Es ist unumgänglich, dass sich gesundheitsrelevante Verhaltensweisen herausbilden müssen, z.b. die Fähigkeit, ein natürliches Gespür dafür zu entwickeln, wann die Lautstärke in Konzerten oder Diskotheken eine gefährdende Belastung für sich selbst und für andere darstellt. Es muss Mut gemacht werden, Hörschutz zu tragen und sich damit nicht als Außenseiter zu fühlen. Hörschutz muss behutsam aus der Stigmatisierung des „Uncoolen" geführt werden, ggf. auch mit größer angelegten Werbekampagnen. Und Aufklärung muss bei der Stärkung des Selbstwertgefühls und des Selbstbewusstseins ansetzen. Laut darf nicht das steinzeitliche Symbol für stark bleiben. Die Vorbildfunktion spielt wie bei allen Erziehungsprozessen auch in diesem Fall eine entscheidende Rolle. Abschreckung und das Aufzeigen bitterer Konsequenzen dürfen nicht isoliert angeboten werden, sondern müssen in einen sinnvollen pädagogischen Kontext eingebunden werden, der nach Lösungen und positiv ausgerichteten Bewältigungskonzepten sucht. Zudem sollte das Thema interdisziplinär vernetzt werden, wie es z.B. die Bundeszentrale für gesundheitliche Aufklärung in ihren Materialien vorsieht, in denen Erkenntnisse der Biologie, Ökologie, Physik, Musik etc. zu einem fächerübergreifenden Ansatz miteinander verknüpft werden (vgl. Landsberg-Becher, J.-W. Bock, R. & Dix, I. o.J.).

9.4 Technische Maßnahmen zum Hörschutz

Es stehen diverse Möglichkeiten zur Verfügung, Lautstärke zu kontrollieren, zu reduzieren und in einem verträglichen Rahmen zu halten. Diese Maßnahmen können von den Betroffenen selbst, von Personen, die für die Schallsituation bzw. die Lautstärke verantwortlich sind, von Erziehungsberechtigten oder auch bereits seitens der Hersteller schallabgebender Geräte getroffen werden.

Lärmschutzmaßnahmen sind sinnvoll

– am Emissionsort, also an der Quelle des Lärms, indem z.B. möglichst geräuscharme Maschinen eingesetzt werden oder Musik leiser gestellt wird. Die Lärmreduktion um 10 dB bringt statistisch ungefähr einen Krankheitstag pro Jahr weniger,
– bei der Schallausbreitung, z.B. durch schallabsorbierende Wände und Decken in einem Klassenzimmer, in Gängen, in der Pausenhalle (Nachhallzeiten reduzieren),
– am Immissionsort durch Gehörschutz. Hierbei ist aber letztlich zu bedenken, dass Hörschutz immer auch eine Beeinträchtigung für die Kommunikation bedeutet.

Im Einzelnen bestehen u.a. folgende Möglichkeiten:

Hörschutz
Das Tragen von Hörschutz ist natürlich das sicherste Mittel, um sich vor einem Hörschaden zu bewahren. Bei vielen beruflichen Tätigkeiten ist diese Maßnahme vorgeschrieben (s.o.), auch im häuslichen Bereich oder im Garten (Kettensäge, elektrische Heckenschere, manche Rasenmäher) und bei Hobbyarbeiten im Werkkeller oder der Ausübung anderer Hobbys wie Schießen sollte Hörschutz ab einer gewissen Lautstärke selbstverständlich werden. Selbst Holzhacken kann bei lärmempfindlichen Menschen kleine Knalltraumata hervorrufen. Schon vor Jahren gab es in Schweden Personen, die beim Rasenmähen Hörschutz trugen – eine Präventionsmaßnahme, die in Deutschland kaum anzutreffen ist. Wichtig ist, dass man seine individuelle

Empfindlichkeitsschwelle erkennt, die sich z.B. durch häufiges kurzes Ohrensausen oder leichte Vertäubungsgefühle nach bestimmten Lärmereignissen bemerkbar macht, und entsprechend handelt.

An mechanischen Schutzmaßnahmen stehen zur Verfügung:

- Kapselgehörschützer (auch mit eingebautem Sende- und Empfangsgerät und Vorrichtung für mobiles Telefonieren oder Radio)
- Gehörschutzstöpsel für den einmaligen Gebrauch
- Bügelstöpsel
- feste, vom Hörgeräteakustiker angepasste Ohrstöpsel aus Silikon, die zwar teuer aber wirkungsvoll sind, weil sie mit speziellen Filtern ausgerüstet sind, die trotz der Dämpfung ein gutes Klangbild, vor allem beim Musikhören, gewährleisten; sie sind daher insbesondere für Musiker und Musikliebhaber empfehlenswert
- diverse Gehörschutzstöpsel aus verschiedenen Materialien in unterschiedlichen Preislagen, mit und ohne Filter
- Ohropax, in Vaseline und Wachs getränkte Watte

Limiter
Limiter sind Schallpegelbegrenzer bei Verstärkern. Sie erfassen mit Hilfe eines Mikrofons laufend den Schallpegel, errechnen aus den Daten den Dauerschallpegel und schwächen zwischen Mischpult und Endverstärker das Signal, sobald sich eine Überschreitung des Grenzwertes abzeichnet. Diese Geräte funktionieren allerdings nicht bei Liveauftritten, bei denen der Direktschall von der Bühne und der Schall aus den Beschallungssystemen zusammenkommen.

Aufstellung der Lautsprecher
Lautsprecher müssen so aufgestellt werden, dass die Mittelhochtonsysteme grundsätzlich niemals direkt in die Ohren der Zuhörer, sondern darüber hinweg abstrahlen. Daher ist es in jedem Fall besser, die Lautsprecher aufzuhängen oder auf Stative zu montieren.

Einrichtung der Diskotheken
Auch in Diskotheken besteht die Möglichkeit, die Lautsprecher geschickt anzuordnen und für eine Bedämpfung des Raumes zu sorgen, so dass die Pegel bei den Sitzplätzen deutlich niedriger liegen als auf der Tanzfläche.

Schallpegelmesser
Mit günstigen Schallpegelmessern kann man zumindest den Momentanpegel messen. Aus mehreren Messungen kann man so ungefähr den Mittelwert (L_M) abschätzen. Besser (aber auch deutlich teurer) sind Geräte, die den Mittelwert automatisch errechnen und anzeigen.

Monitoring
Eine starke Gefährdung für Musiker, Technik-Personal oder auch Zuhörer in der Nähe der Beschallungsanlage geht von dem Rückkopplungspfeifen aus. Da zudem mittlerweile auch die Bühnenmonitore mit hoher Lautstärke gefahren werden, ist es besser, mit einem lautstärkebegrenzten Im-Ohr-Monitoring-System (In-Ear-Monitoring) zu arbeiten. Auf diese Weise lassen sich die Lautstärken für die Musiker individuell anpassen.

Dämpfer für Bläser
Blechbläser sollten im Orchester möglichst über den Kopf der vor ihnen sitzenden Musiker hinwegspielen, um Hörschäden zu vermeiden. Zumindest in Übe- und Probensituationen kann mit einfachen Dämpfern oder mit Dämpfern, die mit einer Mithörelektronik ausgestattet sind, gearbeitet werden. Im „Silent Brass"-System von Yamaha wird z.b. das im Dämpfer eingebaute Mikrofon mit einem kleinen Raumakustikprozessor verbunden, so dass das Instrument im Kopfhörer recht brauchbar klingt.

Limiter im Kopfhörer
Beim Kopfhörer ist die Lautstärke besonders schwer abzuschätzen; bereits bei mittleren Einstellungen können je nach Gerät gefährliche Werte erreicht werden. Die Kontrolle muss über das schallabgebende Gerät ausgeübt oder im Kopfhörer limitiert werden.

Limiter beim Walkman
Walkmans, Discmans, MP3-Player etc. können mit einem Limiter ausgestattet werden, die z.b. beim Gebrauch durch Kinder aktiviert werden müssen.

Kontrollgeräte
Lautstärkeindikatoren sind Dezibel-Kontrollgeräte, die ein sichtbares Warnsignal aufleuchten lassen, wenn ein bestimmter Geräuschpegel in einem Raum überschritten wird (vgl. www.soundear.de). Die Geräte gibt es in verschiedenen Ausführungen und Größen. Die kleinsten Geräte können am Schlüsselbund getragen werden.

Einrichtungsmaßnahmen
Räume in Schulen und Kindergärten sind häufig so beschaffen, dass sie störende Geräusche eher noch verstärken. So ermittelte eine Untersuchung der Universität Oldenburg während einer normalen Stunde in einer Grundschule Schallpegel zwischen 70 und 77 dB. Hier können gezielte Maßnahmen für Abhilfe sorgen, z.B. wenn Filzunterlagen unter Tisch- und Stuhlbeine geklebt werden, das Mobiliar in einem Zustand ist, dass es nicht zusätzlich quietscht und lärmt, schallschluckende Vorhänge und Gardinen, Teppiche oder spezielle schallabsorbierende Wandbekleidungen angebracht werden.

9.5 Pädagogische Ansätze zur Hörerziehung

Die individuelle auditive Wahrnehmungsfähigkeit ist ein Prozess aktiv konstruierter akustischer Wirklichkeit. Sie ist das Resultat psychophysischer Erfahrungen sowie genetischer und sozialisationsbedingter Faktoren und unterliegt einer großen Variabilität. Lebenslang werden auditive Erfahrungen angehäuft, die in immer wieder neuen Situationen verändert werden und nicht identisch wiederholt werden können. Eine CD, die zum zweiten Mal gehört wird, führt zu einem anderen Hörergebnis und Hörerleben, weil die Erfahrung des ersten Hörens unweigerlich in die Bewertung miteinbezogen wird. Ein bewusstes, empfindliches und empfindsames Hören kann gelernt und trainiert werden. Musiker lernen im Studium, sehr komplexe musikalische Abläufe vom Hören her zu erfassen, und zwar so konkret, dass sie die gehörte Musik in Noten aufschreiben können. Im Extremfall, wie bei dem Genie Mozart, sind sie in der Lage, vollständige musikalische Sätze nach einmaligem Hören aus dem Gedächtnis niederzuschreiben. Das Gedächtnis spielt dabei eine große Rolle, weil Musik in der Zeit abläuft und mental erst neu rekonstruiert werden muss, wenn sie z.B. aufgeschrieben werden soll. Ähnlich wie der Gehörbildungslehrer im Musikstudium auf Intervalle, harmonische Verläufe oder spezielle Rhythmen aufmerksam macht und deren Erkennen trainieren lässt, so können z.b. junge Kinder an Geräusche der Natur herangeführt, empfänglich und neugierig gemacht werden für akustische Ereignisse oder auch bewusst ferngehalten werden von einer Reizüberflutung, die der akustischen Diskriminierungsfähigkeit keinen Gewinn bringt (vgl. Hartogh 1995, S. 29f.). Dabei spielt auch die Fähigkeit, Stille als solche wahrzunehmen und ertragen zu können, eine wichtige Voraussetzung.

9.5.1 Stille

Es mag paradox erscheinen, in einem Buch über das Hören und über Hörschäden ein Kapitel über die Stille unterzubringen. Sie spielt allerdings in diesem Zusammenhang eine weit größere Rolle, als ihr auf den ersten Blick zuzukommen scheint. Einige Gedanken sollen daher für die Bedeutung der Stille im Alltag und den Umgang mit der Stille sensibilisieren und auf die folgenden Unterkapitel vorbereiten, in denen es um Wahrnehmungs- und Stilleübungen als Beitrag einer Hörerziehung gehen wird, die als präventive Maßnahme verstanden wird.

John Cage, *der* avantgardistische amerikanische Musiker des 20. Jahrhunderts, der die Emanzipation des Geräusches und der Stille gleichermaßen in der Musik eingeführt hat, soll gesagt haben: „So etwas wie Stille gibt es nicht" (zit. in Schafer 1972, S. 11). Und Schafer selbst, der sich in vielen Publikationen, Vorträgen und Workshops für einen sensibleren Umgang mit Schall einsetzt, bemerkt (ebd., S. 11): „Der Mensch liebt es, Klänge hervorzubringen und sich damit zu umgeben. Stille entsteht, wenn der

Mensch aufhört zu sein. Er fürchtet sich vor dem Lautlosen, so wie er sich vor dem Leblosen fürchtet." Dieses Hervorbringen von Geräuschen und Klängen stößt bekanntlich nicht nur und nicht immer auf Gegenliebe. An vielen Stellen wird der Verlust der Stille heftigst beklagt (vgl. z.B. Liedtke 1988; Schafer 1988). Andere wiederum können Stille überhaupt nicht ertragen und halten sie auch nicht für erstrebenswert. Stille wird einerseits als Quelle der Regeneration beschrieben, als Zuflucht für gestresste Nerven, andererseits aber auch als quälender, Angst auslösender Zustand. Stille scheint in sich das Potential von Spannung und Entspannung gleichermaßen zu enthalten, abhängig vom Kontext, in dem Stille stattfindet: Eine Kunstpause in einer Rede oder eine Generalpause in einem Musikwerk mit plötzlich eintretender Stille bewirken sicherlich eine Spannungszunahme und einen Erregungszustand mit deutlicher Steigerung der Aufmerksamkeit als Konsequenz. Musikalisches plötzliches Innehalten ist ein kompositorischer Kniff, der schon in der Barockmusik als *abruptio* oder *tmesis* bekannt war und häufig zur musikalischen Darstellung des Todes benutzt wurde.

Stille in einem Rahmen, in dem eigentlich Kommunikation erwartet wird, kann Unbehagen, Unsicherheit, Verlegenheit bis Peinlichkeit auslösen („warum redet der jetzt nicht ... hat er mir nichts mehr zu sagen ...?") oder in einem anderen Zusammenhang bringt sie gähnende Leere und Langeweile hervor. Stille auf der Spitze eines Alpengipfels kann – vielleicht in Verbindung mit den visuellen Eindrücken – ein Maximum an Glücksgefühl bedeuten, Stille bei zunehmender Vertaubung löst das Gefühl von Ohnmacht, Angst und Bedrohung aus. Absolute Stille, z.B. in einem schalltoten Raum, ist unerträglich und birgt hohe Gefahren für Leib und Seele. Der Mensch hört in einer solchen Umgebung plötzlich auch Geräusche aus seinem eigenen Körper. Die nicht mehr erreichbare Stille für den chronisch Tinnitus-Kranken kann an die Grenze zum Wahnsinn und zum Selbstmord führen.

Stille hat also viele Aspekte. Sie wird auch mit Ruhe und Ordnung und schließlich Disziplin gleichgesetzt: So forderte der westfälische Lehrerbildner Bernhard Overberg (1754-1806), den Unterricht und das Schulleben so zu gestalten, dass „der Gedanke an die Schule allezeit mit dem Gedanken an Ordnung und Stille verbunden bleibe" (Faust-Siehl 1999, S. 30). Das widerspricht sicherlich einem aktuellen lebensweltorientierten Ansatz von Schule, aber wird nicht mühsam versucht, die Stille durch die Hintertür mittels Stilleübungen, Traumreisen und Wahrnehmungsübungen wieder in Kindergarten und Schule zu verankern? Hier wird doch davon ausgegangen, dass Stille die Voraussetzung für eine bessere Wahrnehmungsfähigkeit, für ein genaueres Hin-Hören, aber auch Hin-Sehen und vielleicht Hin-Fühlen (und noch weiter gedacht: Hinein-Fühlen, Empathie, Hinein-Denken) schafft und dass letztlich die Fähigkeit zum Still-Sein überhaupt erst die Möglichkeit schafft, mit der Umwelt in Kontakt treten und in Kontakt bleiben zu können. Stille soll zur inneren Ruhe, zum Gleichgewicht und zur Gelassenheit führen. Stille bereitet also auch auf Kommendes vor, wie z.B. in liturgischen Zeiten vor Weihnachten oder Ostern. Vielleicht ist es ein der Natur abgelauschtes Phänomen: Stille vor dem Sturm, vor dem Sonnenuntergang, vor der Sonnenfinsternis. Bei genauerer Betrachtung ist Stille – in Form von Pausen – eine Grundvoraussetzung für das Funktionieren von Kommunikation, insbesondere auch der Sprache. Schon die auf Längen und Kürzen reduzierte Kommunikation eines Morsealphabets wird nur verständlich auf der Basis von klingender *und* nicht klingender Zeit zwischen den einzelnen Signalen. Wenn mehr als 18 Impulse pro Sekunde zu hören sind, gehen diese Einzeltöne in einen Dauerton über, da das Ohr nicht mehr in der Lage ist, so kurze Zeitintervalle zu erfassen. Die Zahl der Impulse pro Sekunde, also eine zeitliche Strukturierung, geht über in die Wahrnehmung von Tonhöhe. Hier besteht also ein interessanter hörphysiologischer Zusammenhang.

Spannend ist ein Projekt mit einem Werk des bereits genannten Komponisten John Cage, bei dem bewusst die Stille wieder Einzug in das Radioprogramm hält: Während in früheren Rundfunkjahren durchaus Momente der Stille zwischen zwei Sendungen entstehen konnten, gilt es heute als unabdingbare Grundregel, unmittelbar von einem Beitrag zum nächsten überzugehen, damit der Sender nicht Gefahr läuft, dass das Interesse des Hörers sofort nachlässt und er auf einen anderen Sender umsteigt. Doch auch für das Massenmedium Radio scheint die Stille wieder so etwas wie ein begehrenswertes Gut zu werden, deren Einsatz allerdings einige Überlegungen abverlangt, weil es mittlerweile „Notsysteme" gibt, die durch eine unabsichtlich entstandene „Sendepause" automatisch den Sendebetrieb fortsetzen. Cage hat der Stille im Jahr 1953 ein eigenes Stück gewidmet. In seinem Werk „4′ 33′′", das von einzelnen Instrumentalisten, aber auch Sinfonieorchestern aufgeführt wird, erklingt während der exakten Dauer von vier Minuten und 33 Sekunden kein einziger Ton. Da es die absolute Stille für den Hörer aber nicht geben kann, solange er sich nicht in einem schalltoten Raum aufhält, fällt der Hörer bei intensivem Lauschen auf seine individuellen Hörerfahrungen zurück, die er in dieser „Ruhezone" macht. Sie führen in sein Inneres und lassen ihn leise Schallereignisse in seiner Umgebung intensiv wahrnehmen. Es handelt sich bei diesem Musikprojekt also um eine groß angelegte Wahrnehmungsübung.

Eine Möglichkeit der persönlichen Auseinandersetzung mit Stille liefert das Stille-Tagebuch, in dem junge Menschen ihre alltäglichen Erfahrungen mit Stille und ihre Gedanken dazu festhalten und anschließend (gemeinsam) reflektieren können. Auch eine Auseinandersetzung mit Musikstücken, in denen Stille eine Rolle spielt, kann einen erfolgreichen Einstieg in diese Thematik bieten (vgl. ausführlich Weber 2005).

Im Folgenden werden ähnliche Maßnahmen im bescheideneren Rahmen für die praktische Arbeit, insbesondere für die Elementarerziehung, aber auch darüber hinaus, vorgestellt.

9.5.2 Wahrnehmungstraining

In der Literatur wird eine Fülle von Übungen zur Förderung der Wahrnehmungsfähigkeit beschrieben. Wenn auch – zumindest auf den ersten Blick – die Förderung des visuellen Sinns dabei zu dominieren scheint, wächst zunehmend ein Bewusstsein, sich auch dem auditiven Wahrnehmungsweg zuzuwenden und in Folge einer immer lauter werdenden Umwelt bei einer verstärkten Sensibilisierung für ein gesundheitsförderndes Hören anzusetzen, das dem Organismus angepasst ist.

Wahrnehmungsübungen bieten v.a. die Chance, bewusst wieder Stille als Schonraum zu erleben, um dann bewusster hören, lauschen, horchen und sich auf akustische Signale konzentrieren zu können, die für die augenblickliche Bewältigung einer Alltagssituation wichtig sind. Insofern geht es in diesem Zusammenhang auch um Konzentration, Aufmerksamkeit und genaues Hinhören.

Einige bekannte auditive Wahrnehmungsspiele sollen an dieser Stelle als Anregung aufgelistet werden:

- *Führen und Folgen:* Personen mit verbundenen Augen werden von anderen akustisch mit Stimme, Körperklängen wie Klatschen und Schnippen oder Instrumenten durch den Raum geführt; obwohl in der Umgebung viele andere Geräusche oder Klänge ertönen, muss man auf „seinen" Klang achten, um folgen zu können.

- *Akustischer Zaun:* eine Person mit verbundenen Augen bewegt sich im Raum und wird von der Gruppe, die einen Kreis um diese Person bildet, durch Klänge und Geräusche verschiedenster Art gesteuert.

- *Richtungshören:* mit verschlossenen Augen und ggf. auch einem zugehaltenen Ohr wird auf die Position einer sich verändernden Klang- oder Geräuschquelle gezeigt.

- *Klänge weitergeben im Kreis:* Instrumente, die man sehr ruhig halten muss, damit sie nicht klingen – Schellenkränze, Regenstab, Rasseln, Ocean Drum etc. – werden mit offenen oder gar verschlossenen Augen im Kreis herumgegeben, so dass möglichst nichts zu hören ist.

- *Blinder Wächter:* in der Elementarerziehung auch als *Hund und Knochen* bekannt; eine Person mit verbundenen Augen hat um sich herum auf dem Fußboden Gegenstände, am besten die eben beschriebenen Instrumente, liegen, die bewacht werden müssen; der Dieb wird am Klang der entwendeten Instrumente möglicherweise ertappt und festgehalten.

- *Hörmemory:* in kleinen Behältern (z.B. Filmdosen) werden paarweise verschiedene Materialien gefüllt, die unterschiedliche Geräusche abgeben; die Paare müssen durch Hören zusammengeführt werden.

- *Geräusche raten:* Geräusche werden Personen mit verbundenen Augen vorgeführt und müssen beschrieben und erraten werden; oder sie werden vorher auf Tonträger aufgenommen.
- *Stille Post:* Es wird ein Sitzkreis gebildet und eine Person flüstert dem Nachbar ein Wort oder einen Satz ins Ohr, der dann reihum weitergeflüstert wird; kommt das Wort zu seinem Urheber, verrät dieser das Ursprungswort bzw. seinen Satz, der dann mit dem Endergebnis verglichen wird.
- *Klanggeschichten mit Reizwörtern:* Es wird eine Geschichte mit bestimmten Reizwörtern (z.b. Farben) erzählt, auf die die Gruppenmitglieder mit spezifischen Klängen reagieren müssen (z.b. rot = Klanghölzer, weiß = Trommel ...).
- *Topf suchen:* Ein Gruppenmitglied muss mit verbundenen Augen einen Topf finden; sein Weg wird nur auf Zurufe der anderen gelenkt, die ihm mit „kalt", „warm" und „heiß"-Zurufen die Nähe zum Objekt verraten.
- *Mäuschen piep:* Personen sollen erraten werden, die sich einem Spieler mit verbundenen Augen nur durch Piepen zu erkennen geben.

Viele weitere Hörübungen und auch Klangproduktionen hat Murray R. Schafer, der Initiator des World Sound Project (vgl. Kap. 2.6), auf der Basis seiner klangökologischen Forschungen (vgl. Schafer 2002) entwickelt. In Kapitel 9.5.4 werden im Weiteren Praxisbeispiele für Rollenspiele vorgestellt.

9.5.3 Auditive Wahrnehmungserziehung und Audiopädagogik

Auditive Wahrnehmungserziehung will im Kindergarten und in der Schule der akustischen Reizüberflutung entgegentreten und Kinder und Jugendliche zu einem bewussten Hören erziehen. In den 1970er Jahren wurde diese didaktische Konzeption in der Musikpädagogik entwickelt und sogleich kontrovers diskutiert, da der Gegenstand des Musikunterrichts in der Schule nicht auf Musik beschränkt, sondern auf alle auditiv wahrnehmbaren Phänomene erweitert werden sollte. Mittlerweile haben sich die Wogen geglättet und die auditive Wahrnehmungserziehung hat einen – wenn auch bescheidenen – Platz im Musikunterricht gefunden. Neue Impulse kommen vor allem aus den Publikationen des Vereins Zuhören e.V. und der Soundscapebewegung (vgl. Stroh 2005).

Zielgruppe der Audiopädagogen sind vorrangig hörgeschädigte Kinder und Jugendliche, die unter Berücksichtigung der spezifischen Beeinträchtigungen möglichst früh gefördert werden sollen, um ein Leben so normal wie möglich führen zu können. In diesem Bereich wird eine enge Vernetzung und Kooperation mit Ärzten, Hörgeräteakustikern, Psychologen, Sozialpädagogen sowie Eltern und Schule angestrebt. Die Audiopädagogik interpretiert eine Hörschädigung als eine individuelle Lernausgangsbedingung, auf die durch präventionsorientierte Förder- und Bildungsmaßnahmen reagiert werden muss, um den Hörlernprozess als Basis für einen Spracherwerbs- und Sprachlernprozess zu optimieren (vgl. Frerichs 1998).

Bei einem Hörschaden sollte die Frühhörerziehung möglichst schon im ersten Lebensjahr beginnen, da das Gehirn in dieser Zeit für den Aufbau der auditiven Sprachwahrnehmung eine besonders große Plastizität aufweist und Beeinträchtigungen der Sprechstimme weitgehend vermieden werden können. Dies erscheint umso dringlicher als rund ein Drittel der frühkindlichen Hörstörungen progredient verläuft (vgl. Leonhardt 2002, S. 179).

Aber auch erwachsene Menschen mit einer Hörbehinderung benötigen Hilfestellungen, um mit der (neuen) Situation zurechtzukommen. Der Umgang mit der Hörhilfe, insgesamt das Einfinden in die Bewältigung der (neuen) kommunikativen Konstellation, bedarf der Unterstützung und konkreter Tipps. Hierfür gibt es professionelle Angebote an Hörtraining und Audiotherapie auch im nichtstationären Bereich.

Der Verein deutscher Audiotherapeutinnen und Audiotherapeuten (BdAt e.V.) formuliert folgende Ziele (www.audiotherapie.info):

- praktische Handhabung von Hörgeräten,
- Auffinden und Ausprobieren geeigneter zusätzlicher technischer Hilfsmittel (Zusatzmikrofone, Telefonhörverstärker etc.),
- Auseinandersetzung mit der Hörschädigung und Akzeptanz der eigenen Grenzen und Möglichkeiten,
- Stärkung des Selbstbewusstseins,
- Erweiterung der kommunikativen Kompetenzen (Kommunikationstaktik, Absehtraining, Hörtraining, Körpersprache, Entspannungstechniken u.v.m.),
- Analyse der Arbeitsplatzsituation und spezifische Lösungsstrategien,
- ggf. Weitervermittlung an andere Dienste und Institutionen wie stationäre Rehabilitationskliniken, Integrationsämter, Beratungsstellen für Hörgeschädigte, Psychologen etc.

Das Training setzt vor allem bei den kommunikativen Fähigkeiten an. Es geht um die Förderung differenzierten Hörens und Verstehens. Strategien für das Kommunikationsverhalten werden gelernt und eingeübt, das Absehen und Achten auf Gebärden trainiert, aber auch das Hören selbst. Hörtrainer vermitteln Kenntnisse über die technischen Aspekte und den praktischen Umgang mit Hörhilfen. Daneben werden Entspannungstechniken eingeübt (z.B. Autogenes Training, Progressive Muskelentspannung nach Jacobsen, Feldenkrais-Methode), Bewältigungsstrategien für Tinnitus und Recruitment sowie Desensibilisierungsmaßnahmen bei Geräuschempfindlichkeit angegangen, Beratung über Rehabilitationsmaßnahmen angeboten und schließlich auch der Verlust der Hörfähigkeit im Gespräch aufgearbeitet, ohne dass es sich dabei allerdings um ein psychotherapeutisches Verfahren handelt. Als sinnvoll hat es sich erwiesen, in diesen Prozess Angehörige mit einzubeziehen, denn häufig ist das Kommunikationsverhalten im direkten sozialen Umfeld deutlich beeinträchtigt.

Zum Teil bieten auch Hörgeräteakustiker Hörtrainings als Nachbetreuung bei der Hörgeräteversorgung an.

9.5.4 Rollenspiele

In Rollenspielen können durch die Simulation möglicher realer Situationen Handlungskompetenzen erworben werden, die es erleichtern, sich auch im späteren Alltag der Rolle entsprechend zu verhalten und vor allem auch andere Menschen in ihrer individuellen Lebenslage besser zu verstehen und zu akzeptieren. Rollenspiele können die Einstellung zu anderen und zu sich selbst verändern und Einsichten vermitteln, die zu einer Stärkung des Selbstwertes und Selbstbewusstseins führen. Mit anderen Worten: Rollenspiele können dazu beitragen, dass junge Menschen Hörprobleme ernster nehmen, Gefahren rechtzeitig erkennen, sich mehr vorsehen und schützen und im Umgang mit Hörbehinderten eine verbesserte Sensibilität und Empathie zeigen. Im besten Fall besteht nicht mehr die Notwendigkeit, „coolness" über „harten Lautstärkekonsum" anderen und sich selbst beweisen zu müssen. Rollenspiele können eine Handlungskompetenz für kritische Situationen trainieren und ein überzeugendes Legitimierungskonzept sich selbst und anderen gegenüber aufbauen, wenn z.B. beim Besuch eines Rockkonzertes mit der Peergroup das Tragen von Hörschutz angesagt ist. Das Ausprobieren von Rollen im geschützten Rahmen sowie der Rollentausch lassen einen Erfahrungszuwachs aus verschiedenen Perspektiven zu.

Im Weiteren folgen drei Einstiegsmöglichkeiten in Rollenspiele, die je nach Zielgruppe modifiziert und erweitert werden können:

a. eine Entschließung des 103. Deutschen Ärztetages zu den gesundheitlichen Folgen von Freizeitlärm,

b. Auszüge aus einer Sendung des Rundfunks Berlin Brandenburg zum Thema „Angst vor Stille" und

c. ein Beitrag aus der Zeitschrift „chrismon", der auf einem Gespräch mit einer jungen gehörlosen Kellnerin basiert, das von einer Gebärdendolmetscherin übersetzt worden ist.

zu a):

Bei diesem Text handelt es sich um einen Beschluss des 103. Deutschen Ärztetages vom Mai 2000, in dem die Wirtschaft aufgefordert wird, durch freiwillige Lärmpegelbegrenzungen und weitere Maßnahmen in ihrem Einzugsbereich den Freizeitlärm zu begrenzen. Die Politik wird aufgerufen, Lärmpegelbegrenzungen in der Freizeit gesetzlich durchzusetzen (Landesgesundheitsamt Baden-Württemberg 2000, S. 69).

Der Text sowie die jeweilige Lebenserfahrung werden als Grundlage genommen für eine „Podiumsdiskussion" (in einer Klasse, Gruppe oder einem Seminar). Die Beteiligten schlüpfen in verschiedene Rollen und vertreten in einer kurzen Erklärung sowie in der anschließenden Diskussion die ihnen zugewiesene Position (z.b. Kärtchen ziehen):

- ein Moderator oder Moderatoren, die die Diskussion leiten
- Eltern
- Jugendliche Diskotheken- und Konzertbesucher
- Hörbehinderte
- Ärzte
- Sozialpädagogen
- Hörgeschädigtenpädagogen
- Musiker
- DJs
- Politiker
- Diskothekenbesitzer
- Veranstalter von Großkonzerten
- Tontechniker
- Hörgeräteakustiker
- Spielzeughersteller
- Hersteller von portablen Abspielgeräten (MP3-Player, Discman etc.), die mit Kopfhörern gehört werden
- ggf. Beobachter, die protokollieren und wichtige Ergebnisse oder auch Fragen schriftlich festhalten.

Auf Antrag des Vorstandes der Bundesärztekammer ... fasst der 103. Deutsche Ärztetag folgende Entschließung:
Der 103. Deutsche Ärztetag fordert die Spielzeughersteller, die Elektroindustrie und das Gastgewerbe auf, durch freiwillige Lärmpegelbegrenzungen in ihrem Einzugsbereich den Freizeitlärm zu reduzieren und durch Aufklärung der Betroffenen und Verantwortlichen einer in der Freizeit erworbenen Gehörschädigung entgegenzuwirken. Solange derartige Schritte nicht nachhaltig greifen, fordert der 103. Deutsche Ärztetag den Gesetzgeber auf, Lärmpegelbegrenzungen in der Freizeit gesetzlich durchzusetzen ...
Begründung: In Deutschland leiden ca. 16 Millionen Menschen an massiven Hörstörungen. Jeder 4. Jugendliche ist schwerhörig. Wissenschaftler schätzen, dass ein Drittel der Jugendlichen mit spätestens 50 Jahren aufgrund von Freizeitlärm ein Hörgerät benötigen wird. Wesentliche Ursachen der Hörschädigungen sind die Weiterverbreitung von sehr lautem Kinderspielzeug, Feuerwerkskörpern, elektro-akustischer Verstärkung von Musik (Walkman, Diskotheken, Musik-Großveranstaltungen).

Eine Hörgefährdung besteht ab 85 dB (Dezibel) (A). Es sollten daher folgende Pegelbegrenzungen festgelegt werden:
- Für lärmgebende Spielzeuge und andere Geräte mit Ohrhörern bei Kindern unter 14 Jahren: Begrenzung des Dauerschallpegels auf 80 dB (A).
- Für tragbare und andere Geräte mit Ohrhörern: Begrenzung des Dauerschallpegels auf 95 dB (A).
- In Diskotheken: Begrenzung des Dauerschallpegels auf 90 bis 95 dB (A).

Therapieverfahren zur Heilung einer lärminduzierten Innenohrschwerhörigkeit gibt es nicht. Ein chronischer Hörverlust ist irreversibel.

zu b):

Martina Hiller beschreibt die „akustische Belastung" des Berliner Jugendlichen Sebastian an einem ganz normalen Tag (Rundfunk Berlin Brandenburg; Beitrag „Angst vor Stille"; www.rbb-online.de, 27. April 2004, Auszüge).

Der Text kann folgende Fragen aufwerfen, die zunächst einzeln beantwortet oder in der Gruppe diskutiert werden können:

- Analysieren Sie den Text im Hinblick auf mögliche spätere gesundheitliche Probleme, die aus dem Verhalten von Sebastian resultieren können.
- Würde er in einer Wohngruppe leben und von Ihnen betreut werden: Welche Möglichkeiten der Prävention und Intervention stünden Ihnen zur Verfügung?
- Welche Widerstände sind dabei zu erwarten?
- Wie schätzen Sie die Chancen ein, mit Sebastian über diese Problematik ins Gespräch zu kommen?
- Welche Funktionen scheint Musik und möglicherweise auch Lärm bei den einzelnen „Stationen" des Tages einzunehmen?
- Welche verschiedenen „Lärmquellen" summieren sich im Laufe des Tages?
- Wo könnte konkret zur Reduktion der Beschallung angesetzt werden?
- Wessen Interessen fällt Sebastian möglicherweise zum Opfer?
- Schreiben Sie aus dem Gedächtnis das „Schall"-Protokoll eines selbst erlebten Tages!

Freitagmorgen, Viertel nach 6. Für Sebastian aus Berlin-Charlottenburg ein Freitag wie jeder andere. Sebastian ist 16, Realschüler, 10. Klasse. Wo er lebt, ist es laut, das stört ihn nicht. Auf dem Weg zur Schule, Musik als Muntermacher und gegen Langeweile.
Mit 350 Schülern täglich ca. 7 Stunden unter einem Dach. Davon 85 Minuten Pause, Geräuschpegel heute: 75 dB. Das ist unterm Durchschnitt. Schulen gelten bei Lärmforschern als extrem laut. Halb drei. Schul-

schluss, wieder mit Walkman nach Hause. Reden mag er darüber nicht. Kurz nach drei. Hausaufgaben. Biologie mit MTV. Konzentrationsschwächen durch Lärm sind längst belegt. Ab vier Shopping. Ob Sebastian lieber bei Hip-Hop oder Techno zugreift, kann er nicht so genau sagen. In jedem Geschäft: zielgruppenorientierte Beschallung, sie soll zum Kauf anregen. Halb sieben. Abendbrot, wie immer vorm Fernseher. Nach dem Essen, Zeitvertreib bis zur Disko. Gute 3 Stunden. Vor 23.00 Uhr geht's nirgendwo richtig los. Sebastian steht auf Hip-Hop. Bei 94 dB trauen sich die ersten zur Tanzfläche. Macht Lautstärke Spaß und hemmungslos, dann wird sie nicht als Lärm empfunden. Bässe im Bauch peitschen auf, machen euphorisch, verdrängen den Alltag. Lautstärke erhöht die Wirkung von Psychopharmaka. Unterhaltung unmöglich. Gegen halb eins liegt der Pegel bei 99, um 2.00 Uhr bei 104 Dezibel. Sebastian wird noch bis 4.00 Uhr bleiben. Seit dem Weckerklingeln am Morgen: mehr als 20 Stunden Dauerbeschallung. Selbstorganisiert.

zu c):

Maria Bergmann, 19, lernt als Kellnerin im Schloss-Café in Husum. Sie schilderte Oliver Lück ihr Vorhaben, ihre Probleme und Visionen (chrismon 9/2004, S. 54). Das Protokoll wurde von der Gebärdendolmetscherin Ines Sörensen übersetzt. Der Beitrag stellt sehr eindringlich, aber auch sehr optimistisch, zukunfts- und ressourcenorientiert die Situation einer jungen Auszubildenden dar, die sich als nahezu Gehörlose in einer Welt behaupten lernt, die ein hohes Maß an Kommunikationsfähigkeit und Auseinandersetzung mit „Normalhörenden" erfordert.

Der Text kann dazu dienen, eine erste Vorstellung von der Situation und auch den Bedürfnissen gehörloser junger Menschen zu bekommen – im Alltag sowie in der Berufsfindung und -ausbildung. Eine mögliche Aufgabe wäre, aus dem Beitrag spezielle Kommunikationsprobleme zwischen Hörenden und Nichthörenden herauszufiltern, insbesondere auch: Wie sollte man sich als Hörender einem Nichthörenden gegenüber verhalten? Welche Rolle spielt die visuelle Wahrnehmung für den Nichthörenden, welche grundsätzlichen Unterschiede zur akustischen Wahrnehmung bestehen? Es könnte auch in Anlehnung an den Text ein Rollenspiel erfolgen, in dem die Situation bei der Essensbestellung o.ä. in einem Restaurant nachgespielt wird.

Als ich das erste Mal im Café bediente, zitterten mir die Knie. Ich wollte doch unbedingt alles richtig machen! Dann fiel einer Frau ein Glas auf den Boden, und ich habe es nicht sofort gesehen. Als ich es merkte, hatte sie die meisten Scherben schon selbst aufgesammelt. Natürlich gab es auch Verständigungsprobleme. Aber dafür haben wir ja hier eine Speisekarte, auf der die Gäste ihre Bestellungen ankreuzen können. So etwas gibt es nur im Schloss-Café in Husum. Hier bedienen ja fast nur Schwerhörige und Gehörlose.
Ich bin seit meinem zweiten Lebensjahr hörgeschädigt. Damals ging

durch einen kurzen Sauerstoffmangel mein Gehör kaputt. Rechts bin ich seitdem völlig taub, links kann ich noch ein bisschen was hören – Lautsprecherdurchsagen am Bahnhof zum Beispiel sind für mich extrem dumpf und sehr weit weg. Zu viele Geräusche auf einmal kann ich fast gar nicht auseinander halten. Dann brummt es nur noch.
Eigentlich wollte ich Krankenschwester werden. Aber im Krankenhaus nehmen sie keine Hörgeschädigten. Die Kranken müssen ja verstanden werden. Viele meiner Bekannten arbeiten als Tischler, Maler, Kfz-Mechaniker und technische Zeichner. Das sind alles Berufe, wo man nicht direkt mit Kunden reden muss. Aber genau das ist mir wichtig. Viele Hörgeschädigte verkriechen sich zu Hause, da sie mit Hörenden schlechte Erfahrungen gemacht haben. Ich weiß, wie das ist. Ich stehe heute noch manchmal im Supermarkt und weiß nicht, wie ich jemanden um Hilfe fragen soll. Ich kann nur sehr undeutlich sprechen. Viele verstehen meine Worte und Laute nicht. Oft sind Zettel und Stift die letzte Rettung. Aber ich will unter Menschen sein! Deshalb werde ich jetzt Kellnerin. Ich lerne auch kochen, dekorieren und den Dienst am Tresen. In zwei Jahren mache ich dann meinen Abschluss als Hauswirtschaftshelferin im Theodor-Schäfer-Berufsbildungswerk.
Am Anfang haben sich Gäste manchmal beschwert, weil die Musik zu laut war. Jetzt wissen wir, dass der Regler der Stereoanlage nicht lauter als bis zum Pegel 48 eingestellt werden darf. Aber nach Feierabend drehen wir die Anlage bis zum Anschlag auf. Beim Putzen wird dann gerockt. Wir bekommen die Musik über die Vibrationen mit. Die spürt man besonders im Bauch. Die Leute sind immer erstaunt, wenn ich erzähle, dass ich total gerne Musik höre. Es erwartet auch niemand, dass alle Hörgeschädigten ein Handy haben – die SMS ist schon eine tolle Erfindung.
Was ich nicht hören kann, muss ich mit den Augen ausgleichen. Ich bin also immer am Gucken, ob jemand winkt und noch etwas bestellen möchte. Das ist sehr anstrengend. Abends sind meine Augen oft sehr müde. Ich kann auch vieles von den Lippen ablesen, aber dafür muss mich mein Gesprächspartner immer ansehen. Und Q und S sind oft schwer zu identifizieren. So muss ich hin und wieder doch nachfragen, zum Beispiel ob das Wasser mit oder ohne Kohlensäure sein soll. Dann kann es etwas dauern, bis man sich verstanden hat. Aber es ist selten, dass Gäste ungeduldig werden. Die Leute sind eher verunsichert und wissen nicht, wie sie sich mir gegenüber verhalten sollen.
Ich weiß, dass es in anderen Cafés schwieriger für mich werden wird – falls mich nach der Ausbildung jemand einstellt. Wenn es gar nicht anders geht, müssten die Gäste ihre Bestellung aufschreiben. Mein größter Wunsch ist, dass jeder Mensch die Gebärdensprache lernt. Es macht mich richtig glücklich, wenn Besucher die Suppe oder den Kaffee unbedingt in meiner Sprache bestellen wollen. Dann übe ich mit ihnen, und wir lachen viel.

So schwierig ist das nämlich gar nicht.
Die Faust vor der Brust zum Beispiel heißt „Mut". Seit ich hier arbeite, bin ich schon viel mutiger geworden. Früher, wenn mich jemand auf der Straße nach dem Weg gefragt hat, habe ich gesagt, dass ich gehörlos bin und nichts verstehe – um bloß meine Ruhe zu haben. Heute mache ich das nur noch, wenn ich mich schlecht fühle. Ich zwinge mich mehr, mich zu überwinden. Ich suche jetzt sogar den Kontakt mit Hörenden.

9.5.5 Entspannungstechniken

Entspannung dient der Überwindung der inneren Unruhe bzw. dem Finden von innerer Ruhe als Voraussetzung für die Suche nach äußerer Ruhe. Allein das Ertragen-Können von Stille ist bei weitem keine Selbstverständlichkeit und kann ein wichtiger Schritt sein zur Sammlung und Konzentration im Sinne einer verbesserten auditiven Wahrnehmung. Ein großer Teil der Schüler hört z.B. bei den Schularbeiten Musik und ist auch der Meinung, es ließe sich so besser arbeiten, obwohl in einer Oldenburger Studie (Klatte, Meis, Nocke & Schick 2002) eindeutig nachgewiesen wurde, dass jede Art von Hintergrundgeräuschen – auch Musik, unabhängig von der Stilrichtung – die Gedächtnisleistung und damit das konzentrierte Lernen stört. Stille im Hintergrund erscheint mit der Zeit vielen im besten Fall als ungewohnt, im schlimmsten Fall als unerträglich.

Zu den führenden Entspannungstechniken, zu denen es eine Fülle an Literatur gibt, zählen:

– Autogenes Training
– Progressive Muskelentspannung nach Jacobsen
– Zen-Meditation
– Tai Chi
– Qi Gong
– Yoga

Hier wird auf einschlägige Literatur, besser noch auf praktische Kurse zu diesen Techniken verwiesen. In vereinfachter Weise lassen sich viele Elemente aus diesen zumeist auf Autosuggestion (Selbstbeeinflussung) basierenden Techniken auf die pädagogische Praxis übertragen. Vor allem den Atemstrom beeinflussende Übungen sowie Übungen zur Muskelentspannung bieten vielfältige Ansatzmöglichkeiten. Für die Arbeit mit Kindern eignen sich besonders Traumreisen mit und ohne Musikhintergrund und einfache Versionen der Entspannungs- und Atemübungen (Beispiele u.a. in Landsberg-Becher, J.-W., Bock, R. & Dix, I. o.J.).

Entspannung kann aber auch einfach durch Sport, Spaziergänge, Hobbywerken, Musikhören, Musikmachen und diverse andere, als angenehm empfundene Tätigkeiten herbeigeführt werden. Hierbei kommt es darauf an, dass der Mensch erkennt, was für ihn persönlich Entspannung und Entlastung bringt, und dass er in die Lage versetzt wird, diese Beschäftigungen sinnvoll in seinen Alltag zu integrieren. Entspannung als Ausgleich für Stress- und Belastungssituationen ist für das Hören insofern von Bedeutung, weil Stress mit all seinen vegetativ bedingten physiologischen Auswirkungen neben vielen anderen Krankheiten auch Hörschäden herbeiführen kann – z.B. durch Verengungen und damit mangelnder Durchblutung der ohrversorgenden Gefäße. Stress kann aber auch einfach nur Konzentrationsmangel und Unaufmerksamkeit bzw. die Unfähigkeit, akustische Signale sinnvoll zu filtern, bewirken. Das richtige Hinhören für die optimale Bewältigung einer Umwelt- oder Lernsituation, die auf Kommunikation basiert, gelingt am besten auf der Basis eines – eben zwischen Belastung und Entlastung – ausgeglichenen psychosomatischen Befindens.

9.5.6 Gebote und Verbote

Zum erzieherischen Alltag gehören Gebote und Verbote: Die Regelung von Tragezeiten eines Walkmans, das Verbot, in die Disco oder zum Rockkonzert zu gehen bzw. die Verweildauer in der Disco zu begrenzen, die Auseinandersetzung mit den Kindern über die Lautstärke der Stereoanlage im Kinderzimmer etc. Aufklärung, Verhaltensänderung über Einsicht und Verstehen der Sachverhalte haben natürlich absolute Priorität gegenüber Verboten, die immer das letzte Mittel sein sollten, um möglicherweise Jugendliche und Kinder akut zu schützen. Wie in anderen erzieherischen Prozessen, zeigt auch hier das Vorbildverhalten die besten Wirkungen. Häufig ist zu beobachten, dass bereits im Kindergarten morgens, wenn die Kinder gebracht werden, und dann auch in den weiteren Vormittag hinein, Hintergrundmusik läuft. Eltern kaufen ihren kleinen Kindern einen Walkman, um sie bei langen Autofahrten „abzustöpseln" und ruhig zu stellen. Bereits morgens im Bad, beim Frühstück, beim Essen laufen der Fernseher oder das Radio im Hintergrund, das Autoradio ist permanent eingeschaltet. Das sind Verhaltensweisen, die sich Erwachsene zugestehen, die aber den Präventionsprozess für einen sensiblen Umgang mit Schall nicht gerade fördern. Prävention fängt hier nicht bei der Aufklärung, sondern beim Überdenken des eigenen Verhaltens an.

Nicht „Walkman"- oder Disco-Abstinenz sind das Ziel von Aufklärung, sondern das gesunde Leben *mit* Walkman und Disco. Da die Entwicklung und Sozialisation von Kindern und Jugendlichen in engem Kontakt zu Gleichaltrigen und häufig in bewusster Abgrenzung von der Erwachsenenwelt verläuft, ist Prävention ohne die soziale Dimension des Hörens nicht zu denken. Es können daher nur Präventionsstrategien Erfolg versprechend sein, die das Interesse Jugendlicher an lauter Musik ernst nehmen.

9.6 Verfahren/Urteile

Mittlerweile sind bei deutschen Gerichten mehrere Klagen aufgrund von Hörschäden anhängig. Die Urteilsbegründungen fallen sehr unterschiedlich aus. Etliche Urteile sind noch nicht rechtskräftig, das bedeutet, dass eine Berufung in die nächste Instanz zu erwarten ist. Die endgültigen Urteile werden möglicherweise merkliche Konsequenzen für künftige Veranstalter von Musik nach sich ziehen.

Das OLG Frankfurt/M. entschied im Juli 2004, dass in dem Fall eines besonders geräuschempfindlichen Theaterbesuchers, der das Gericht wegen eines Knalls einer Schreckschusspistole während einer Aufführung und einen damit in Zusammenhang gebrachten Hörschaden angerufen hatte, dem Theater kein Vorwurf der Fahrlässigkeit gemacht werden könne (Az.: 1 U 254/03, nicht rechtskräftig).

In einem anderen Verfahren aus dem Jahr 2004 gab allerdings das Gericht der Klägerin Recht: Sie hatte ein akutes Lärmtrauma mit einer Innenohrschädigung und Tinnitus als Folge während eines Rock-Konzertes der Gruppe Bon Jovi davongetragen. Das Landgericht Nürnberg-Fürth sah weder die Musiker noch die Tontechniker als Verantwortliche an, sondern die Veranstalter des Open-Air-Konzertes, die gegen die „ihnen als Konzertveranstalter gegenüber der Klägerin als Konzertbesucherin obliegende Verpflichtung zum Schutz vor Gehörschäden durch übermäßige Lautstärke der dargebotenen Musik" verstoßen hatten (Az.: 6 O 4537/04, nicht rechtskräftig). Der Klägerin wurden 4.000 Euro Schmerzensgeld zugesprochen. Sie stand während des Konzertes ungefähr drei bis fünf Meter von der nächsten Lautsprecherbox entfernt. Eine von den Beklagten angeführte Mitschuld der Klägerin, die sich schließlich drei Stunden lang bei dem Konzertbesuch hat freiwillig beschallen lassen, wurde nicht anerkannt.

Dagegen weist das Oberlandesgericht Karlsruhe in zweiter Instanz die Klage einer jungen Frau zurück, die bei einem Konzert der Gruppe H-Block-X einen bleibenden Hörschaden erlitten hat. Sie konnte nicht beweisen, dass der Veranstalter gegen die Verkehrssicherungspflicht verstoßen hat; möglicherweise sei der Hörschaden auch durch Pfiffe im Publikum und durch eine Überempfindlichkeit begünstigt worden (Az.: 19 U 93/99). Ebenso wies das Kasseler Landgericht 2004 die Klage eines Mannes zurück, der seinen bleibenden Tinnitus auf einen Diskothekenbesuch zurückführte (Az: 9 O 671/03).

9.7 Rechtsvorschriften

In der Schweiz gilt seit dem 1. April 1996 eine strengere Verordnung „über den Schutz des Publikums vor Gesundheitsgefährdung durch Schalleinwirkungen und Laserstrahlen an Veranstaltungen" (www.suva.de).

Der Verordnung zufolge dürfen bei Veranstaltungen mit elektronisch verstärkter Musik die Schallimmissionen am stärksten exponierten Punkt des Publikumsbereichs in keiner Stunde einen Mittelungspegel von 93 dB übersteigen. Falls eine eigentliche Tanzfläche vorhanden ist, muss dieser Grenzwert am Rand der Tanzfläche eingehalten werden, aber nicht auf der Tanzfläche selbst. Es kann eine Ausnahme gemacht werden bis zu einem Mittelungspegel von 100 dB, wenn der Grenzwert von 93 dB zu einer unverhältnismäßigen Einschränkung der Veranstaltung führen würde, dann muss aber an die Besucher Gehörschutz gratis oder zum Selbstkostenpreis abgegeben und das Publikum in angemessener Weise auf die Gefährdung des Gehörs aufmerksam gemacht werden. Ein Maximalpegel von 125 dB darf aber in keinem Fall überschritten werden.

In Deutschland fehlen noch verbindliche staatliche Regelungen für eine Lärmbegrenzung in Diskotheken und bei Konzerten. Bezeichnend ist die Aussage eines HNO-Arztes: „Es geht nicht an, dass ich als Hals-Nasen-Ohren-Arzt in einer Woche 5 Hörstürze aus einer Diskothek bekomme und sich keiner darum kümmert" (Ohnsorge 2004).

Vereinzelt gibt es Länderverordnungen (z.B. in Niedersachsen), die den Schutz vor Gesundheitsgefährdungen und schädlichen Umwelteinwirkungen durch Geräusche usw. regeln. Es besteht großer Bedarf, eine Regelung auch auf Bundesebene herbeizuführen, um Veranstalter, Besucher und Beschäftigte aufzuklären (vgl. Siller 2003). Immerhin hat sich die Gesundheitsministerkonferenz am 1. Juli 2005 für eine Begrenzung der Lärmbelastungen auf unter 100 dB im lautesten Bereich ausgesprochen.

Für Lautstärkebegrenzungen gibt es in verschiedenen Freizeit- und Arbeitsbereichen DIN-Normen. In der DIN EN 71-1 regeln z.B. Vorgaben den Schallpegel bestimmter Spielzeuge. DIN EN 50332-1 regelt für tragbare Audiogeräte einen maximalen Schalldruckpegel von 100 dB. Arbeitsschutzgesetz und Arbeitsstättenverordnung regeln verbindlich den Lärmschutz am Arbeitsplatz (z.B. Unfallverhütungsvorschrift Lärm VBG 121, DIN-EN ISO 11690 Richtlinien für die Gestaltung lärmarmer Arbeitsstätten oder DIN 45683 Beurteilung der Geräuschimmission durch ohrnahe Schallquellen).

Am 15.02.2003 trat die neue europäische Richtlinie 2003/10/EG über Mindestvorschriften zum Schutz von Sicherheit und Gesundheit der Arbeitnehmer vor der Gefährdung durch physikalische Einwirkungen (Lärm) in Kraft (s. http://europa.eu.int/eur-lex). Sie schreibt vor, dass Präventionsmaßnahmen ab Schallstärken von 80-85 dB – bisher 90 dB – eingeleitet werden müssen. Ab 85 dB ist Gehörschutz vorgeschrieben. Explizit werden in dieser Richtlinie auch die Arbeitgeber und Arbeitnehmer im Musik- und Unterhaltungssektor angesprochen. Bis spätestens zum 15.02.2006 muss diese Richtlinie von den EU-Mitgliedsstaaten in nationales Recht umgesetzt werden.

9.8 Rehabilitationsmaßnahmen

Mittlerweile existiert ein enges Netz von Rehabilitationseinrichtungen für Krankheiten und Behinderungen, die im weitesten Sinne mit dem Gehör zusammenhängen. Zahlreiche Kliniken haben sich auf diese Krankheitsbilder spezialisiert und werben auch mit eigenen Forschungsansätzen und Therapiekonzepten. Kosten dieser stationären oder teilstationären Verfahren werden von den Krankenkassen und Rentenversicherungsträgern (Bundesanstalt für Angestellte, Landesversicherungsanstalten, Bundesknappschaft) übernommen, wenn der Hausarzt die Notwendigkeit einer Rehabilitationsmaßnahme bestätigt und der Patient das Verfahren bei den zuständigen Krankenkassen oder Rentenversicherungsträgern beantragt hat.

Insbesondere die Nachsorge nach CI-Versorgungen, die Behandlung von Tinnitus, Hyperakusis und Morbus Menière, aber auch Ertaubung und Schwerhörigkeit bedürfen eines längeren geschlossenen Rahmens, um Veränderungen im kompetenten Umgang mit der Krankheit herbeiführen zu können. Bei CI-Versorgten geht es um die Anpassung des Gerätes und um das Hörenlernen und die Bewältigung des Alltags. Beim Tinnitus, der in der Regel mit medizinischen, medikamentösen, psychologischen, technisch-apparativen oder anderen Therapien nicht sicher geheilt werden kann, muss der Patient lernen, die Wahrnehmung des subjektiven Tinnitus und dessen emotionale Bewertung zu verändern: Die ungefilterte Weiterleitung des Tinnitus an die Hörrinde muss zurücktrainiert werden, ein Prozess, der Zeit braucht.

Das übergreifende Ziel aller Rehabilitationsmaßnahmen ist, den Patienten Hilfe zur Selbsthilfe anzubieten und ihnen Möglichkeiten aufzuzeigen, aktiv und positiv mit der Krankheit umzugehen. Das bezieht auch die sekundären Symptome mit ein wie Schlaflosigkeit, Niedergeschlagenheit, Ängste sowie das möglicherweise veränderte Sozialverhalten, z.B. Rückzug und anderes Vermeidungsverhalten. Dazu gehört vorrangig die Vermittlung der Einstellung, dass mit der Krankheit oder Behinderung gelebt werden muss und dafür geeignete Strategien gefunden, erlernt und trainiert werden müssen. Diverse Therapien, an zentraler Stelle natürlich die psychosomatische Betreuung, unterstützen diese Vorgänge. An der Rehabilitation sind verschiedene Fachdisziplinen beteiligt, vom Arzt über den Psychologen, Audiologen, Phoniater, Ergotherapeuten, Physiotherapeuten, Sport- und Bewegungstherapeuten, Kunst- und Musiktherapeuten, Heilpädagogen bis zum Ernährungsberater u.a.; Sozialarbeiter unterstützen beratend diesen Prozess, vor allem hinsichtlich der Kostenregelungen und möglicher Weiterbehandlungen.

10. Kommunikation mit und unter Hörgeschädigten

Sprech- und Hörorgane haben sich im Laufe der Evolution des Menschen in feiner Abstimmung aufeinander zu einem zentralen, allerdings auch komplizierten Werkzeug für die soziale Kommunikation, den täglichen Umgang miteinander, entwickelt. Gibt es auf der Ebene des „Senders" oder „Empfängers" Einbußen und Schwierigkeiten, kann die Kommunikation gestört, unterbunden oder verfälscht werden.

Keineswegs beschränkt sich Kommunikation auf Sprache; und Sprache bedeutet nicht nur Interaktion mittels stimmlicher Äußerungen. Gerade in der Kommunikation mit und unter Hörgeschädigten erlangen die nonverbalen Anteile eine besondere Bedeutung.

Eine Kommunikationsbehinderung infolge eines nachlassenden Hörvermögens hat immer kognitive, emotionale und soziale Aspekte: Die psychosozialen Konsequenzen schlagen sich in erster Linie auf die kognitive Leistungsfähigkeit, das emotionale Wohlbefinden und die soziale Integration nieder (vgl. Abb. 28). Daher müssen hier die Bewältigungsprozesse ansetzen (vgl. Tesch-Römer 2001, S. 53).

Abb. 28: Psychosoziale Konsequenzen einer Hörbeeinträchtigung

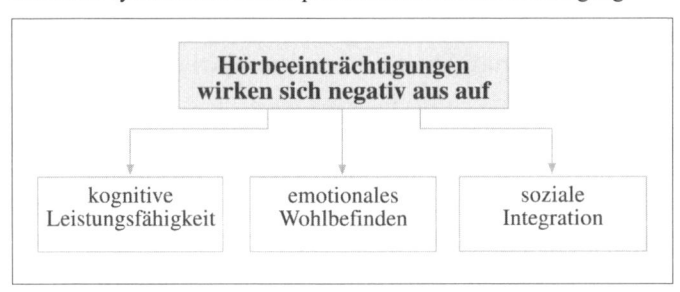

```
            Hörbeeinträchtigungen
          wirken sich negativ aus auf
         ↓              ↓              ↓
     kognitive      emotionales      soziale
 Leistungsfähigkeit  Wohlbefinden   Integration
```

10.1 Kommunikationsprobleme

Es ist leicht nachvollziehbar, dass eingeschränktes Hören die Kommunikation erschwert. Diese Erfahrung macht jeder, der in seinem beruflichen oder privaten Umfeld mit Menschen zu tun hat, die mit Höreinbußen leben müssen. Selbstverständliche Situationen wie ein Gespräch vor laufendem Fernseher können zum Problem werden, die Gesprächsverläufe, z.B. bei den familiären Mahlzeiten, verändern sich oder die Kommunikation kommt nach und nach gar zum Erliegen. Da aber auch derjenige weiterhin kommuniziert, der nicht (mehr) spricht, weil er nicht mehr verstehen kann – gemäß Watzlawicks bekanntem Axiom: man kann nicht nicht kommunizieren – können schnell Missverständnisse auftreten. Oftmals ist daher die Kommunikation mit hörgeschädigten Menschen von gegenseitigen Unsicherheiten begleitet: Der hörgeschädigte Mensch ist sich nicht sicher, ob er richtig verstanden hat, der Gesprächspartner, meistens ohne Hörbeeinträchtigung, ist sich nicht sicher, ob er richtig verstanden wurde.

Die Ursachen für Missverständnisse und auch Unverständnis liegen u.a. in der nach wie vor herrschenden Stigmatisierung des Themas, in der allgemeinen Unwissenheit bezüglich der Auswirkungen von Hörschäden und in der Tatsache, dass eine Hörbeeinträchtigung oftmals nicht sichtbar ist, gerade wenn die Hörgeräte gut verdeckt oder tief im Gehörgang getragen werden. Man kann hier von einer unsichtbaren Behinderung sprechen, denn wer von einem Hörschaden betroffen ist, stößt in vielen Bereichen seiner Alltagsgestaltung sehr schnell an bestimmte Grenzen, da er, wie bei allen Behinderungen, an einer leichten und unproblematischen Alltagsgestaltung gehindert wird, die nun einmal zu einem großen Teil auf Kommunikation basiert. Auch trotz einer Hörgeräteversorgung ist zu beachten, dass, je nach Ausprägung der Hörschädigung, das Hörvermögen nicht immer vollständig ausgeglichen werden kann und somit der hörgeschädigte Mensch nach wie vor auf zusätzliche unterstützende Faktoren in der Kommunikation angewiesen ist.

10.2 Kommunikationsverhalten und Kommunikationstechniken in der Unterhaltung

Vergleicht man den unbeeinträchtigten Kommunikationsablauf mit der Kommunikation eines hörgeschädigten Menschen, so wird schnell deutlich, worin die Unterschiede liegen:

In Abbildung 29 wird ersichtlich, dass Kommunikation mit einer Hörschädigung durch eine deutlich höhere Konzentration auf den einzelnen Wahrnehmungsebenen erheblich belastet wird. Es gibt aber einige Verhaltenshilfen, um die erschwerte Kommunikation zu verbessern (vgl. Abb. 30).

Eine große Rolle spielt der Zeitfaktor. Die auditive Verarbeitung von Sprache benötigt bei einem vorliegenden Hörschaden bedeutend mehr Zeit. Hat der hörgeschädigte Mensch dann alle Aspekte seiner Wahrnehmung integriert und zu einem sinnvollen Ganzen gefügt, ist zum Teil die Möglichkeit, sich in ein Gespräch mit einer angemessenen Reaktion oder Beteiligung einzubringen, häufig schon vorbei. Diese Situation wird von vielen hörgeschädigten Menschen als ständige Herausforderung erlebt, verbunden mit erheblichen Stressgefühlen.

Abb. 29: Kommunikation ohne und mit Hörbeeinträchtigung

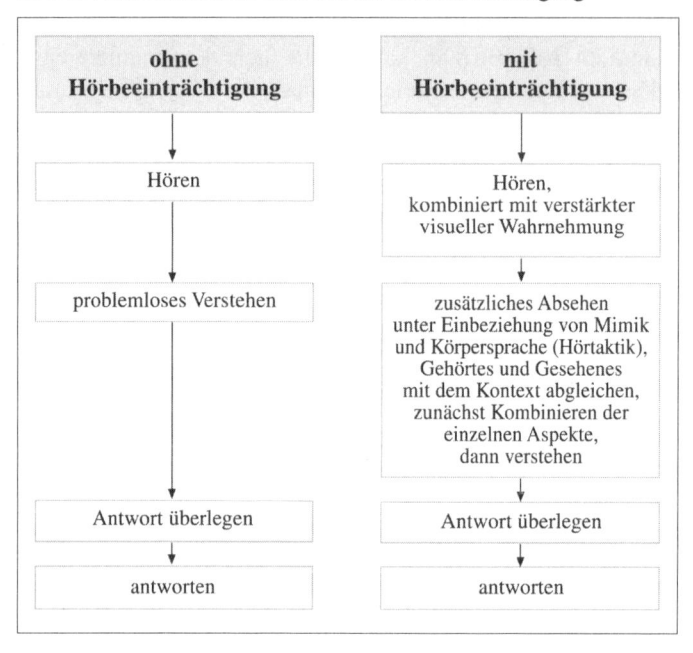

ohne Hörbeeinträchtigung	mit Hörbeeinträchtigung
Hören	Hören, kombiniert mit verstärkter visueller Wahrnehmung
problemloses Verstehen	zusätzliches Absehen unter Einbeziehung von Mimik und Körpersprache (Hörtaktik), Gehörtes und Gesehenes mit dem Kontext abgleichen, zunächst Kombinieren der einzelnen Aspekte, dann verstehen
Antwort überlegen	Antwort überlegen
antworten	antworten

Abb. 30: Kommunikationshilfen im Gespräch

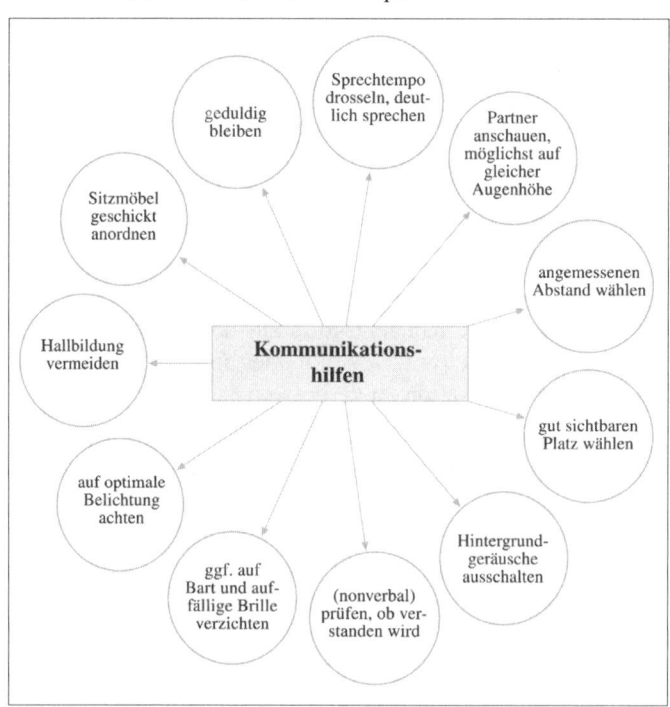

Kommunikationshilfen:
- Sitzmöbel geschickt anordnen
- geduldig bleiben
- Sprechtempo drosseln, deutlich sprechen
- Partner anschauen, möglichst auf gleicher Augenhöhe
- angemessenen Abstand wählen
- gut sichtbaren Platz wählen
- Hintergrundgeräusche ausschalten
- (nonverbal) prüfen, ob verstanden wird
- ggf. auf Bart und auffällige Brille verzichten
- auf optimale Belichtung achten
- Hallbildung vermeiden

Daher ist es sinnvoll, das Sprechtempo zu drosseln und über eine gezielte Beobachtung, besonders der Augen, zu prüfen, ob die Zeit für die Verarbeitung des Gesagten ausreichend war. Das bedeutet, intensiven Blickkontakt herzustellen und zu halten, so dass man nicht nur den hörbeeinträchtigten Sprecher beobachten kann, sondern von ihm auch gleichermaßen beobachtet werden kann. Der Hörvorgang, die auditive Perzeption, muss durch eine visuelle Lautsprachperzeption unterstützt werden. Hörgeschädigte haben so die Möglichkeit, nicht gehörte oder nicht richtig verstandene Wörter über die sichtbaren Bewegungen der Sprechorgane, vor allem der Lippen, des Unterkiefers und der Zungenspitze zu erkennen bzw. das nur teilweise Verstandene zu ergänzen. Dieses Absehen, oder auch Ablesen, bietet eine zusätzliche Erleichterung für die Kommunikation. Dabei sind keineswegs nur die Sprechorgane als Signalgeber beteiligt, vielmehr spielen das gesamte nonverbale Verhalten, insbesondere die Mimik eine ebenso entscheidende Rolle. Gerade gutturale Laute wie ‚g' und ‚k' bieten z.b. kein eindeutiges Mundbild, während etwa Konsonanten wie ‚b' und ‚s' eine deutlich zu unterscheidende Mundstellung zeigen. Um bei einer Gesprächsanbahnung sofort diesen visuellen Kontakt herstellen zu können und um zu verhindern, dass sich der Betroffene erschreckt, sollte er nicht seitlich oder von hinten angesprochen werden. Eine Gesprächsaufforderung muss ggf. behutsam und klar erkennbar signalisiert und erst dann mit dem Gespräch begonnen werden. Diese Fähigkeiten der visuellen Lautsprachperzeption sind erlern- und trainierbar und können auch in speziellen Kursen erworben werden.

Weiter ist es in der Kommunikation mit hörgeschädigten Menschen wichtig dafür zu sorgen, dass störende Hintergrundgeräusche ausgeschaltet werden. Bestehen in einer ruhigen Umgebung möglicherweise noch keine oder kaum Schwierigkeiten bei der Unterhaltung, so wird das Verstehen bereits durch geringe Geräuschkulissen zum Teil massiv beeinträchtigt. Selbst für Menschen ohne Hörbeeinträchtigung geht nahezu ein Drittel der Sprachverständlichkeit im Störgeräusch verloren. Der verbleibende Anteil genügt jedoch, um die gestörten Signale durch kombiniertes Schließen der Informationslücken auszugleichen. Für Menschen, deren Hörvermögen auch mit Hörgeräten z.B. lediglich 70% beträgt, bedeutet dies, dass zusätzlich noch einmal ungefähr 30% des Verstehens im Störgeräusch untergehen. Sie verfügen damit lediglich über eine Kapazität für das Sprachverstehen von 40%, das für ein einwandfreies Erschließen der Inhalte nicht mehr ausreicht (vgl. Abb. 31).

Da im Alltag diese Phänomene häufig nicht bekannt sind und daher auch unberücksichtigt bleiben, sind gerade Angehörige bezüglich des Hörvermögens eines betroffenen Familienmitglieds stark verunsichert und interpretieren dessen Verhalten oftmals falsch. Typisch ist der Eindruck, der Betroffene höre nur, was er wolle. Dieser Anschein wird ihm möglicherweise dann noch recht drastisch klar gemacht und zur Last gelegt. Ein Nachfragen durch den Betroffenen wird zunehmend als lästig empfunden, schließlich sogar übergangen und ignoriert. Das hat zur Folge, dass der Hörgeschädigte unter Umständen vollends aufgibt und sich aus der Gesprächssituation zurückzieht. Meistens bleibt dann noch ein permanentes Misstrauen zurück, was die anderen wohl sagen. Das weist immerhin noch auf einen Rest von Anteilnahme und Neugier hin, noch schlimmer ist die völlige „innere Emigration". Hier zeigt sich in Ansätzen, wie sehr die familiären Kommunikationsstrukturen durch die Hörminderung eines Mitglieds der Familie beeinträchtigt werden und zu Problemen führen können.

Abb. 31: Sprachverstehen im Störgeräusch (am Beispiel einer 30prozentigen Einschränkung durch ein störendes Hintergrundgeräusch, etwa ein laufendes Radio)

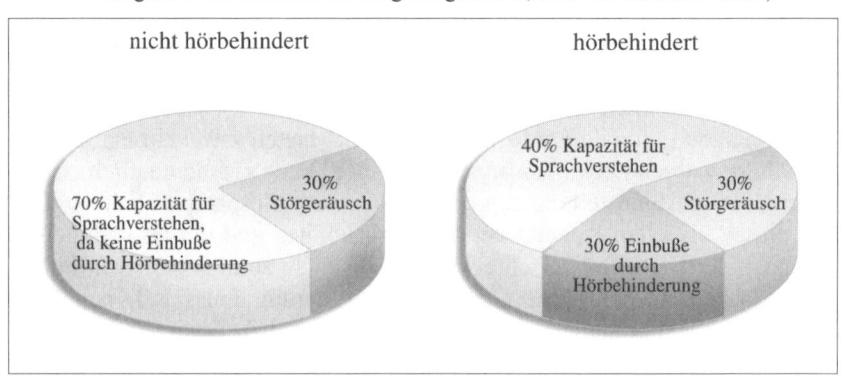

nicht hörbehindert	hörbehindert
70% Kapazität für Sprachverstehen, da keine Einbuße durch Hörbehinderung / 30% Störgeräusch	40% Kapazität für Sprachverstehen / 30% Störgeräusch / 30% Einbuße durch Hörbehinderung

Besonders für den Hörgeräte-Träger bedeuten Unterhaltungen in geräuschvollen Situationen eine starke Herausforderung. Befriedigend gemeistert werden kann diese nur, wenn die Hörgeräte schon über einen längeren Zeitraum erfolgreich getragen werden und ein Eingewöhnen in die neue Hörsituation stattgefunden hat. Erst dann ist es möglich, unwichtige akustische Informationen, z.B. Hintergrundmusik, von wichtigen Informationen wie Sprache klar zu trennen oder auch andere Gespräche in der Umgebung auszublenden (selektives Hören). Zusätzlich sollte der Hörgeräte-Träger selbst für weitere Entlastungen sorgen. So kann die richtige Platzwahl bei Veranstaltungen entscheidend für ein gutes Verstehen sein. Hörgeräte-Träger sollten daher bei Vorträgen u.ä. ihre Plätze immer in den ersten Reihen wählen. Der Sprecher kann somit gesehen werden und sein Mundbild liefert zusätzliche Informationen. In einigen Veranstaltungsräumen und Kirchen liegen Ringschleifen aus, die dann in T-Position des Hörgerätes dem Hörgeräte-Träger eine direkte Sprachübertragung ermöglichen (vgl. Kap. 7.3.4). Bei Feiern und Gesellschaften, aber auch in der Familie, bietet ein runder Tisch für den Hörgeräte-Träger die beste Möglichkeit, alle Gesprächspartner besser im Blick zu behalten. Darüber hinaus sollte sich der hörgeschädigte Mensch möglichst so platzieren, dass er das Tageslicht im Rücken hat. Auf diese Weise wird er nicht geblendet und kann das Mundbild des Gesprächspartners besser nutzen. Auch eine auf diese speziellen Bedürfnisse abgestimmte Ausleuchtung von Räumen trägt wesentlich zu einer besseren Kommunikation bei. Hier ist darauf zu achten, dass der bzw. die Sprecher gut ausgeleuchtet sind, um so die Möglichkeit des Absehens und die Deutung der Mimik und Körpersprache zu ermöglichen.

Wenn auch die Umstellung auf Hörgeräte sicherlich gewöhnungsbedürftig ist, wirken sich die technischen Hilfsmittel langfristig hinsichtlich der psychosozialen Situation der Betroffenen auf jeden Fall positiv aus. Die Hörgeräte führen zu einer Verbesserung der Kommunikationsmöglichkeiten und erhöhen damit das subjektive Wohlbefinden des schwerhörigen Menschen. Wenn beide Ohren von der Schwerhörigkeit betroffen sind, muss eine Hörgeräteversorgung unbedingt beidseitig erfolgen. Nur dann besteht die Chance der räumlichen Ortung, die besonders wichtig ist für das Herausfiltern wichtiger Sprachsignale aus einer schallangereicherten Umgebung („Cocktail-Party-Effekt"). Nur bei guter räumlicher Lokalisation durch entsprechende Hörfähigkeit auf beiden Seiten können die Störgeräusche (Störschall) vom Gehirn ausgeblendet werden.

Insgesamt ist es wichtig, dass sich der Hörgeschädigte dazu durchringt, offensiv mit seiner Beeinträchtigung umzugehen und in Gesprächssituationen die möglichen Vorteile auch für sich zu nutzen. Ein Vermeidungsverhalten (evasives Verhalten) führt ihn letztlich in die Isolation, während ein gezieltes Einbringen seiner Problematik (invasives Verhalten) wesentlich zum besseren Verstehen und damit zu einer besseren Integration beitragen kann (vgl. Abb. 32).

Abb. 32: Kommunikationsstrategien

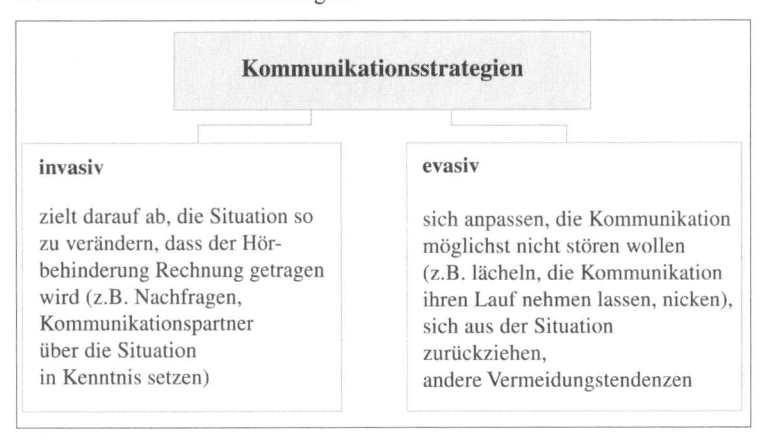

Kommunikationsstrategien	
invasiv	**evasiv**
zielt darauf ab, die Situation so zu verändern, dass der Hörbehinderung Rechnung getragen wird (z.B. Nachfragen, Kommunikationspartner über die Situation in Kenntnis setzen)	sich anpassen, die Kommunikation möglichst nicht stören wollen (z.B. lächeln, die Kommunikation ihren Lauf nehmen lassen, nicken), sich aus der Situation zurückziehen, andere Vermeidungstendenzen

Wichtig ist aber auch, dass die Gesprächspartner der Betroffenen die Situation aufmerksam beobachten und ihren Beitrag zu einer erfolgreichen Kommunikation leisten, der über die unmittelbaren Verhaltensweisen im Gespräch noch hinausgehen kann: So ist in den Räumen und Gängen z.B. eines Altenheims eine starke Hallbildung zu vermeiden. Die Möbel sollten kommunikationsfreudig angeordnet werden, d.h. dass z.B. Stühle nicht an die Wand gestellt, sondern im rechten Winkel angeordnet werden. Auch ist seitens der Pflege und der Sozialen Arbeit dem persönlichen Umfeld eines schwerhörigen alten Menschen Beachtung zu schenken, da es oftmals mehr als der Betroffene selbst leidet.

10.3 Gebärdensprache und Fingeralphabet

Menschen, die gehörlos geboren werden oder im Verlauf ihres Lebens einen vollständigen Verlust des Gehörs erleben, sind extrem auf eine visuelle Kommunikation bzw. visuelle Unterstützung in der Kommunikation angewiesen. Entscheidend für den fortgesetzten Gebrauch gesprochener Sprache ist der Wort- und Sprachschatz, über den zum Zeitpunkt der Ertaubung verfügt wird. Aber auch bei einer Spätertaubung, über das 19. Lebensjahr hinaus, muss die lautsprachliche Artikulation unter verstärkter Kontrolle gepflegt werden, am besten mit Hilfe logopädischer Betreuung, da sonst mit dem Verlust des Gehörs auch die akustische Rückkopplung der eigenen Sprache nicht mehr erfolgt. Dadurch verliert sich die Erinnerung an eine deutliche Artikulation, die Sprache „verwischt". Muss die Lautsprache unterstützt oder gar ersetzt werden, können Gebärden, also manuelle Zeichen, Mimik und Gestik, diese Ausdrucksfunktion übernehmen.

Abb. 33: Gebärdensprache

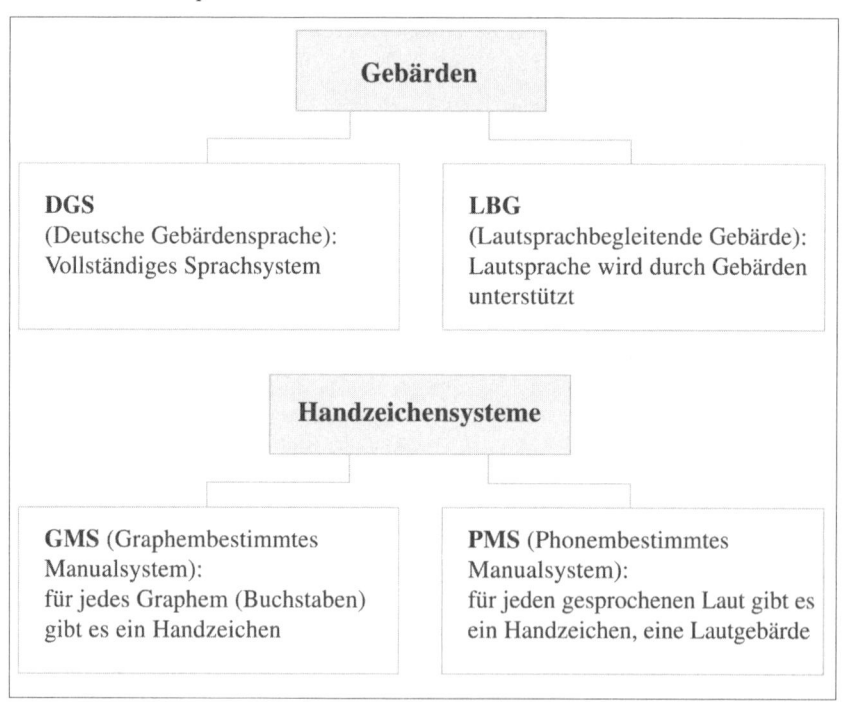

Gebärden

DGS
(Deutsche Gebärdensprache):
Vollständiges Sprachsystem

LBG
(Lautsprachbegleitende Gebärde):
Lautsprache wird durch Gebärden unterstützt

Handzeichensysteme

GMS (Graphembestimmtes Manualsystem):
für jedes Graphem (Buchstaben) gibt es ein Handzeichen

PMS (Phonembestimmtes Manualsystem):
für jeden gesprochenen Laut gibt es ein Handzeichen, eine Lautgebärde

Generell unterscheidet man zwischen der Deutschen Gebärdensprache (DGS) und der lautsprachbegleitenden Gebärde (LBG) (vgl. Abb. 33). Die DGS ist die Sprache der gehörlosen Menschen. Sie stellt ein vollständiges Sprachsystem dar, das über ein nahezu vergleichbares Spektrum an Ausdrucksmöglichkeiten verfügt wie die Lautsprache. Die DGS folgt – im Unterschied zur LBG – eigenen grammatikalischen Gesetzen.

Die LBG verwendet die gleichen grammatikalischen Regeln wie die Lautsprache und wird meistens von hörenden Menschen genutzt, die im familiären Umfeld oder beruflich mit hörgeschädigten Menschen zusammenleben oder -arbeiten. Sie ist im Vergleich zur DGS leichter zu erlernen, da lediglich jedem gesprochenen Wort die entsprechende Gebärde zugefügt wird. Die DGS ist in Deutschland seit 2002 mit Inkrafttreten des Behindertengleichstellungsgesetzes offiziell anerkannt und ein wesentlicher Bestandteil der Gehörlosengemeinschaft.

Für gehörlose Menschen untereinander stellt die DGS die vorrangige Verständigungsform dar, für hochgradig Hörgeschädigte bietet die visuelle Unterstützung eine wesentliche Entlastung in der Kommunikation. Die Anerkennung der Gebärdensprache brachte den Gehörlosen ein verstärktes Selbstbewusstsein und zunehmende Selbstachtung (vgl. Leonhardt 2002, S. 151). Allerdings ist die Gebärdensprache nicht international einheitlich angelegt. Vielmehr bestehen, wie in der Lautsprache auch, je nach Region und Land unterschiedliche Dialekte. Da jedoch die Gebärden z.T. recht ähnlich sind, ist eine Kommunikation meistens uneingeschränkt möglich. Schwieriger stellt sich oftmals die Kommunikation zwischen Gehörlosen und Hörgeschädigten dar. Da die beiden Gebärdensysteme unterschiedlich aufgebaut sind, ist eine reibungslose Kommunikation nicht immer gewährleistet. Neben den manuellen Signalen mit Händen und Armen benutzt die Gebärdensprache auch nichtmanuelle Ausdrucksmittel: Gesichtsausdruck, Blick, Kopf, Oberkörper und Mundbild tragen ebenso zur Kommunikation bei und sind vor allem für den Ausdruck von Gefühlen und für die Grammatik der Sprache von Bedeutung (vgl. Leonhardt 2002, S. 153).

Gehörlose Menschen sind auf eine eindeutige Kommunikation mit Hörenden angewiesen, z.B. beim Arztbesuch, bei Ämtern oder Anwälten. Für diese Situationen stehen den Gehörlosen Gebärdensprachdolmetscher zur Verfügung. So werden die Kosten von Dolmetschereinsätzen bei Arztbesuchen von den Krankenkassen übernommen. Der Besuch eines Anwalts gilt als private Aktivität und muss daher zumeist selbst getragen werden. Eine mögliche Finanzierung von Dolmetschereinsätzen während der beruflichen Ausbildung ist über die Integrationsämter oder auch Sozialämter möglich. Da es jedoch bisher keine bundesweite Regelung für die Kostenübernahme von Gebärdensprachdolmetschern gibt, empfiehlt es sich, vor dem Einsatz eines Dolmetschers die evtl. Kostenübernahme bei den zuständigen Dolmetscherverbänden oder Gehörlosenverbänden vor Ort zu erfragen.

Trotz der offiziellen Anerkennung der DGS wird auch heute noch der Gebrauch der DGS in hörbehinderten Einrichtungen wie Kindergärten und Schulen aus verschiedenen Gründen kontrovers diskutiert. Es setzt sich jedoch mittlerweile die „bilinguale" Ausbildung durch: Sowohl der Gebärdensprache als auch dem lautsprachlichen Erwerb wird gleichermaßen Bedeutung beigemessen.

Abb. 34: Fingeralphabet

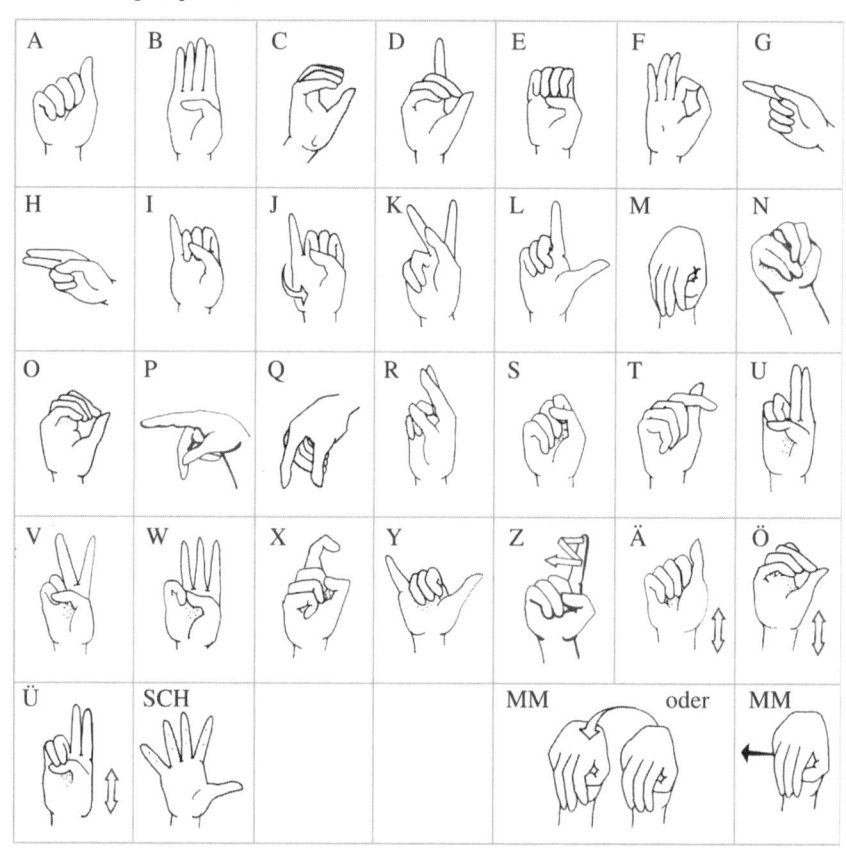

Die DGS und die LBG können in verschiedenen Bildungseinrichtungen erlernt werden. So bieten viele Volkshochschulen Kurse an, aber auch Gehörlosenzentren; an einigen Universitäten sind Studiengänge zum Gebärdensprachdolmetscher eingerichtet. Das Institut für Deutsche Gebärdensprache und Kommunikation Gehörloser an der Universität Hamburg hat ein spezielles Fachgebärdenlexikon Sozialarbeit/Sozialpädagogik erstellt (s. Anhang: Adressen V). Sinnvoll ist es, die Gebärdensprache von einem Menschen zu lernen, der selbst gehörlos oder hochgradig schwerhörig ist. Ein vollständiger Erwerb der Gebärdensprache ergibt sich, wie bei jeder anderen Sprache auch, zumeist nur dann, wenn die Sprache regelmäßig gesprochen wird.

Das Fingeralphabet (vgl. Abb. 34) dient der Übermittlung schwieriger, unbekannter und fremdsprachlicher Begriffe oder Namen; bei guter Beherrschung können Wörter ziemlich flüssig „gefingert" werden. Diese Handzeichen unterstützen insgesamt die gebärdensprachliche Kommunikation und sind weltweit verbreitet. Man unterscheidet das „Fingern" einzelner Buchstaben (Grapheme) und einzelner Laute (Phoneme).

11. Musik und Hörbehinderung

Musik und Hörbehinderungen, insbesondere Gehörlosigkeit, scheinen sich auf den ersten Blick auszuschließen. In dem Film „Jenseits der Stille" prallen auf drastische Weise diese beiden Welten aufeinander: Die Welt der gehörlosen Eltern scheint mit der Welt der anfangs hobbymäßig und später professionell Klarinette spielenden (nicht hörbehinderten) Tochter nicht kompatibel zu sein. Aber während sich die visuelle Wahrnehmung einzig auf das Auge stützen muss und der blinde Mensch keine Möglichkeit einer „Umleitung" visueller Reize hat, ist die auditive Wahrnehmung nicht ausschließlich auf das Ohr angewiesen: Schallwellen können auch als Vibrationen von anderen Körperteilen gefühlt und unterschieden werden (*Vibrationsrezeption*) und lassen sich außerdem elektroakustisch hochgradig verstärken (vgl. Piel 1998, S. 167). Zudem besitzt der Großteil aller als gehörlos diagnostizierten Personen ein verwertbares Restgehör, vor allem im tiefen Frequenzbereich, so dass auch die aurale Zugangsweise in einem geringen Umfang erhalten bleibt, wenn die notwendige Lautstärkenintensität gewährleistet ist (vgl. Prause 2001, S. 66f.). Schätzungen gehen davon aus, dass etwa „nur" 10% aller taub geborenen Menschen absolut gehörlos sind. Mittlerweile ist die Hörgerätetechnik aber soweit ausgereift, dass selbst bei einem extremen Hörverlust oftmals noch eine gewisse Resthörigkeit verfügbar ist. Durch ein Cochlea-Implantat kann die Hörfähigkeit zu einem gewissen Grade wiedergewonnen bzw. überhaupt erst hergestellt werden, so dass gerade Hörbehinderten das emotional so wichtige Medium Musik – zumindest anteilig – auch zugänglich wird. Man darf allerdings nicht die Vorstellung haben, dass ein Schwerhöriger Musik einfach nur leiser hört und dieser Sachverhalt das einzige Problem darstellt. Aufgrund der an anderer Stelle beschriebenen Symptome (Hyperakusis, Recruitment etc.), die mit einer Schwerhörigkeit in der Regel einhergehen, ergeben sich nicht nur quantitative, sondern auch wesentliche qualitative Einbußen, die durch die Beachtung einiger Regeln zumindest abgemildert werden können. Diese Einbußen gelten für CI-Träger im besonderen Maße.

11.1 Musik und Musiktherapie in der Arbeit mit Hörbehinderten

Musikalisches Erleben ist grundsätzlich universal und lässt sich nicht in behindertes oder nicht behindertes musikalisches Erleben differenzieren (vgl. Hartogh & Wickel 2004c, S. 375). Auch hörbehinderte Menschen sind durch Musik beeindruckbar und können sich durch Musik ausdrücken. Bei der Frage, was Musik für den einzelnen Menschen bedeutet, sind einzig und allein subjektive Bedeutungszuschreibungen ausschlaggebend und nicht vermeintliche objektive Faktoren wie Notenkenntnisse oder musiktheoretisches Wissen. Musikalität offenbart sich für den einzelnen in der Erlebnisfähigkeit von und Beeindruckbarkeit durch Musik.

Amerikanische Studien belegen, dass musikalische Begabung bei gehörlosen Menschen der bei normal hörenden entspricht, denn schließlich sind für das Ausmaß von Musikalität in erster Linie zerebrale und nicht physiologische Prozesse von Bedeutung. Sie bedarf allerdings – wie bei nicht behinderten Menschen – unbedingt der Förderung, um entwickelt zu werden. Daher ist es von entscheidender Bedeutung, dass hörbehinderten Menschen Musik zugänglich gemacht wird, um sie adäquat erleben und genießen zu können – und das so früh wie möglich.

Zum festen Bestandteil der Hörgeschädigtenpädagogik gehört die Rhythmisch-musikalische Erziehung (vgl. Leonhardt 2002, S. 165). Sie wird zur Verhinderung oder Minimierung von Sekundärschäden und zur Kompensation gehörlosenspezifischer Problembereiche eingesetzt (vgl. Prause 2001, S. 162). Durch den hohen Bewegungsanteil der Rhythmik wird der Körper selbst zum Mittler zwischen Musik und Mensch (vgl. Kühnel 2004, S. 165). Da man die Bewegungen sehen kann, geschieht gleichzeitig eine Transformation des Klanglichen auf die visuelle Ebene. Als wichtiges Ziel der Rhythmisch-musikalischen Erziehung bei Hörgeschädigten wird das Aneignen des Gefühls für Rhythmus sowie die Koordination der Grob- und Feinmotorik genannt (vgl. Leonhardt 2002, S. 166). Mimi Scheiblauer (1891-1968) übertrug die Grundgedanken der Rhythmisch-musikalischen Erziehung – begründet durch Emile Jaques-Dalcroze – auf die Arbeit mit Gehörlosen und entwarf systematische Ansätze zur Einbeziehung und Förderung des Vibrationssinnes, der bei gehörlosen Menschen sehr differenziert ausgebildet werden kann.

Musikinstrumente werden in der Arbeit mit Gehörlosen und Schwerhörigen auch gezielt als Medium der Sprachanbahnung, Sprachförderung und Sprachtherapie eingesetzt: Piel (1998, S.168) erwähnt neben großen Pauken und Trommeln Klarinetten und vor allem eigens konstruierte so genannte Blasorgeln, die für die Anbahnung und Verbesserung der Sprechmelodie und des Sprechrhythmus verwendet werden. Die Blasorgel ist eine Art Melodika, die über ein Mundstück, das über einen Schlauch mit dem Instrument verbunden ist, angeblasen wird. Die Tonhöhe wird durch die Tasten verändert, die Klänge werden verstärkt, und auf diesem Wege ist eine Rückmeldung über die Dosierung des Atemstroms möglich. Dieses Feedback fördert wiederum das Gefühl für rhythmisches und melodisches Sprechen (vgl. Prause 2001, S. 166f.).

Musiktherapie bei gehörlosen Menschen wird verstanden als ein heilpädagogisch-therapeutisches Verfahren zur Förderung ihrer körperlichen, geistigen und seelischen Entwicklung, vor allem als ein Medium, das Wege zur Ausdrucksmöglichkeit und zur Kommunikation sowie Auswege aus der Isolation aufzeigt (vgl. Prause 2001, S. 157).

11.2 Kontaktvibrationsempfinden und Körperperzeption

Musik wird sowohl auf der auditiven als auch auf der vibratorischen Ebene wahrgenommen, wenngleich auch in unterschiedlicher Gewichtung – je nach Charakter und Lautstärke der Musik. Insbesondere die tieferen und mittleren Tonhöhen werden also bei entsprechend starker Schalldarbietung nicht nur gehört, sondern auch gefühlt. Die tiefen Töne werden als rhythmische Druckänderungen auf der Haut gespürt und erzeugen gleichzeitig eine gewisse Rauheit im Ohr. Je tiefer die Töne sind, desto tiefer werden sie auch im Körper lokalisiert. Die vibratorische Wahrnehmung kann die akustische einerseits bestätigen und ergänzen, andererseits aber auch ersetzen (substituierende Funktion). In der Regel können hörbehinderte Menschen diese Vibrationen besser spüren und umsetzen als normal hörende, weil sie besser darin trainiert sind, diesen Sinn zur Kompensation einzusetzen (so wie sehbehinderte Menschen ihr Gehör und den Tastsinn besser zu nutzen wissen).

Durch die Berührung eines Instrumentes, das Schwingungen erzeugt, kann ein Gehörloser Schallwellen in Form von Vibrationen fühlen. Wenn er sich bei ausreichender Energie auch noch nahe genug an einem Instrument befindet, kann er auch ohne Berührung durch das Mitschwingen des Körpers, durch Resonanz, Musik wahrnehmen (vgl. Burkhardt-Zuhayra 1999, S. 121). Durch den Aufenthalt in der Nähe eines großen Gongs, einer Basstrommel, eines Kontrabasses oder verstärkten E-Basses lässt sich dieses Gefühl leicht nachempfinden. Ein Resonanzgefühl findet statt bei

- 40-80 Hz im Bauch,
- 80-130 Hz in der Brust,
- 130-250 Hz im oberen Brustbereich,
- 250-500 Hz in der Kehle (Prause 2001, S. 68, nach Untersuchungen van Udens 1955).

Eindrucksvoll zeigt die junge professionelle Tänzerin Sarah Neef, wie die Aufnahme der Musik über verschiedene Körperpartien es ermöglichen, auch als Gehörlose sich zum Klang und Rhythmus der Musik auf der Bühne zu bewegen (vgl. Harnischdörfer 2003).

Natürlich ist auch ein direkter Körperkontakt zum Instrument möglich. Dieses Kontaktfühlen kann z.B. durch vorsichtiges Berühren bzw. Festhalten eines Instrumentes oder durch Liegen auf bzw. unter einem Instrument zustande kommen. Durch das Zusammenspiel von Kontaktvibrationsempfinden, Körperperzeption, Bewegungssehen und evtl. Resthörigkeit gestaltet sich die musikalische Wahrnehmung Gehörloser und Hörbehinderter als „mehrkanaliger" Sinnesprozess (vgl. Abb. 35).

Abb. 35: Musikwahrnehmung Gehörloser

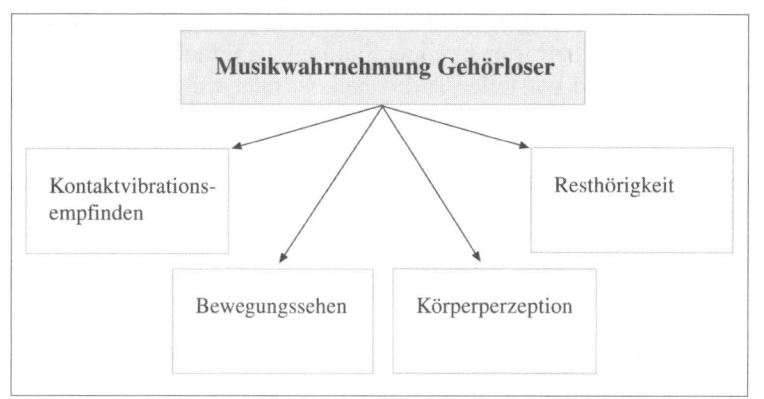

```
                    Musikwahrnehmung Gehörloser
         ┌──────────────────┬──────────────┬──────────────┐
  Kontaktvibrations-                                   Resthörigkeit
  empfinden

         Bewegungssehen     Körperperzeption
```

11.3 Hörgeräte und Musik

Es gibt viele Hörgeräteträger, die ein Instrument spielen, im Chor singen, im Orchester spielen oder Hausmusik betreiben. Die Gewöhnung an das veränderte Hören fällt – wie die Akzeptanz von Hörgeräten allgemein – sehr unterschiedlich aus, je nach individuell vorliegenden Faktoren, z.B. Schwere der Höreinbuße, begleitende Phänomene wie Tinnitus und Hyperakusis, die musikalischen Erfahrungen, Sensibilität für Geräusche, der Wille und die Motivation, unbedingt Musik machen und hören zu wollen und vieles mehr. Grundsätzlich sind Hörgeräte allerdings in erster Linie auf die möglichst gute Wahrnehmung sprachlicher Klänge ausgerichtet, so dass in bestimmten Frequenzbereichen, vor allem unter 500 Hz und über 5000 Hz, Klänge nicht adäquat wahrgenommen werden können (vgl. Prause 2001, S. 141). Auch automatische Lautstärkekontrollen im Hörgerät können Einbußen des Musikhörens bedingen. Das „Gesamtbild" der Musik stimmt subjektiv nicht mehr. Diese Phänomene, die vor allem als Verzerrungen wahrgenommen werden können, führen möglicherweise zu einer Abkehr vom Musikhören und Musikmachen; von vielen Hörgeräteträgern ist aber auch bekannt, dass sie sich an diese Probleme gewöhnt und gelernt haben, Musik trotz des Hörgeräts zu genießen. Die neue Hörgerätetechnik bietet ohnehin die Möglichkeit, ein Extraprogramm für das Musikhören zu nutzen, bei dem die automatische Regelung für das bessere Sprachverstehen ausgeschaltet wird.

11.4 Musikhören mit Cochlea-Implantat

Ein normaler Höreindruck und die durch ein CI bewirkte Hörfähigkeit sind schwer vergleichbar, zumal auch ein von Geburt an hörgeschädigter Mensch keine Vergleichsmöglichkeiten hat und daher kaum Aussagen treffen kann, die dem Nichtbetroffenen einen Eindruck vermitteln. Um sich das Hören mit CI annähernd vorstellen zu können, ist man auf Personen angewiesen, die bei starker Schwerhörigkeit von einer HdO-Versorgung auf CI umgestiegen sind. Grundsätzlich ergibt sich bei gut funktionierender CI-Technik insgesamt eine Verbesserung gegenüber dem Hörgerät (vgl. Burkhardt-Zuhayra 1999, S. 123).

Zumindest in der ersten Zeit nach einer Operation scheint allerdings das Musikhören noch fast unmöglich, weil das Gehirn aufgrund der nur äußerst groben Tonhöheneindrücke kaum eine adäquate Melodieerkennung und Dekodierung des Obertonaufbaus eines Klanges erlaubt: „Zuerst klangen fast alle Instrumente gleich, sie klangen alle wie Querflöte, und die Pauken klangen, als ob mit einem Messer auf Fürstenbergteller geklopft wird. Alles klang sehr ähnlich und monoton, und keine einzige bekannte Melodie erkannte ich wieder ..." (Mätzke 1997, S. 16). Einen Hinweis auf eine nach und nach sich verbessernde Musikwahrnehmung liefert ein junger Mann, der sich mit 24 Jahren einer CI-Operation unterzogen hat. Sein Hörverlust betrug schon von Geburt an 125 dB (Tagebuchaufzeichnungen von V. Senn 1995, in: Burkhardt-Zuhayra 1999, S. 123):

– Ich höre die neuen Höreindrücke körperfüllend, direkter und näher.
– Ich habe eine tiefere Stimmlage.
– Ich spiele gerne Klavier.
– Mein persönliches Verhalten hat sich sehr geändert. Ich bin ruhiger als früher, fühle mich selbstsicherer im Umgang mit hörenden Leuten. Dies, weil ich hörende Leute besser verstehe und weil ich jetzt weiß, was Hören für Normalhörende bedeutet.

Senn lässt einen deutlichen Willen zur aktiven Hinwendung zur Musik erkennen und scheint aus dem emotionalen Feedback, das die Musik ihm gibt, weiteren Ansporn zu gewinnen (ebd., S. 124):

„Immer wieder höre ich Musik. Für mich ist Musik eine Art Seelenmassage. Sie beruhigt mich, bringt mich zum rechten Rhythmus zurück, wenn ich mich in der Rhythmuslosigkeit verirrt habe. Musik zwingt meine Aufmerksamkeit auf bestimmte neue Töne, Klangkombinationen und Klangfarbhierarchien. Ich höre mir bislang unbekannte musikalische Ausdrucksmöglichkeiten an. Wenn ich dasselbe Musikstück immer wieder anhöre, dann erkenne ich immer wieder neue Details, Dimensionen und Zusammenhänge von Tönen. Auf diese Weise wird mein Hörorgan mit dem CI angeregt, für neue Hörweisen sensibilisiert und vorbereitet.

Tatsächlich höre ich durch das ständige Musikhören besser, ich verstehe andere Leute besser und meine Sprache verbessert sich auch dadurch.

Sicherlich ist dieser junge Mann eine Ausnahme in seiner Konsequenz und Begeisterung für Musik und seinem Wissen um die Möglichkeiten, die ihm die Musik eröffnet. Allerdings wird in den CI-Zentren häufig Musik in der Hörerziehung zum Aufbau des auditiven Systems nach einer gelungenen Operation eingesetzt. So lernen die Kinder die Differenzierung von Klängen mit Hilfe von Instrumenten. Ebenso wird über ein einfaches Singen die Wahrnehmung von Tonhöhenunterschieden und damit auch das Erlernen von Sprache trainiert. Immer wieder wird in der Abfolge Vorsingen-Nachsingen geübt. Musik als stark emotionalisiertes Erleben verstärkt auch in diesem Kontext die Motivation. CI-Kinder können in der Regel nach einer gewissen Zeit der Rehabilitation Musik wahrnehmen.

In der Literatur gibt es noch relativ wenig Hinweise zum Thema CI und Musik. Gleichwohl tauchen in der CI-Zeitschrift *Schnecke* immer wieder Erfahrungsberichte Betroffener auf (z.b. Knölker 2000; Lappenküper 2000; Witulski 2000). Es wird deutlich, dass das CI nur eine sehr grobe Tonhöhendiskrimination erlaubt, so dass Melodien zum Teil nur annähernd richtig wahrgenommen werden, wenn ihr Verlauf mental mit Hilfe der Erinnerung an früheres Hören konstruiert wird. Das funktioniert natürlich nur bei CI-Versorgten, die irgendwann einmal einigermaßen Musik erfassen konnten. Kleinere Intervalle, vor allem ab der Terz, können kaum unterschieden werden. Der Grad der Differenzierungsfähigkeit hängt aber von den Vorerfahrungen, vom Alter während der Operation, vom Trainingsstand und vielen weiteren individuellen Faktoren ab, so dass allgemein gültige Aussagen kaum möglich sind. Das Hören von Musik kann unter diesen Umständen auch so belastend sein und „weh tun", dass es grundsätzlich abgelehnt wird – gerade auch bei musikerfahrenen Patienten, die durch das veränderte Klangbild nicht an frühere positive Musikerfahrungen anknüpfen können. Bei dieser Personengruppe konstruiert sich das Musikhören häufig auch aus einer Kombination von Musikvorstellung durch Notenlesen und tatsächlichem Hören (vgl. Pahlke 1996, S. 42). Andere Betroffene sehen sich zumindest auf dem Weg zu einem Musikhören: „Mit Musik bin ich noch nicht einverstanden, sie nervt zwar nicht, ist aber auch noch keine Freude" (Fischer 2001, S. 46). Auch kann es zu anderen Einschränkungen kommen. Besteht auf dem nicht operierten Ohr eine Resthörigkeit des tiefen Frequenzbereiches, so sind die gehörten tiefen Töne mit den jetzt neu gehörten hohen Tönen auf dem CI-Ohr nicht „kompatibel" und die gesamte Musik klingt somit „falsch". Das mentale „Zurechtrücken" mit Erinnerungshilfen kostet enorme Anstrengungen, gelingt in Einzelfällen, ermüdet aber sehr.

Wichtig scheint, dass sich die Betroffenen ihre individuelle Hörstrategie zurechtlegen müssen und nur eine Chance haben, wenn sie offensiv das Musikhören angehen: „Ein relativ langsam gespieltes Soloinstrument mit nur wenig leiser Hintergrundmusik klingt schön ... Ich suche mir heute „meine" Musik sehr gezielt aus, probiere, teste, forsche ..." (Mätzke 1997, S. 16).

Einerseits kann also mit dem CI erreicht werden, dass überhaupt musikalische Strukturen oder Teilstrukturen erkannt und verarbeitet werden. Andererseits liefert die Musik in der CI-Anpassung wichtige Anreize für den Aufbau eines differenzierten Hörens und für die Sprachanbahnung (Prosodie, Sprechmotorik) oder auch das Nachholen psychomotorischer Erfahrungen. Musik als komplexes akustisches Angebot kann dem CI-Träger bei der Feinabstimmung des Ohres helfen und gleichzeitig neue Ausdrucksmöglichkeiten eröffnen. Musik wird zudem eingesetzt als Medium, um emotionalen Ausgleich und eine Stärkung des Selbstbewusstseins zu erzielen, da eine Operation und die sich anschließende langwierige Anpassung in vielerlei Hinsicht eine erhebliche psychophysische Belastung bedeuten (vgl. Burkhardt-Zuhayra 1999, S. 125f.). Die Isolierung einzelner musikalischer Parameter (Tonhöhe, Dynamik, Tempo, Rhythmus, Harmonie) kann zudem auch der Überprüfung einzelner Wahrnehmungs- und Gestaltungsleistungen des Kindes dienen (vgl. Haus 2000, S. 8ff.).

Eine Studie an der Technischen Universität München am Beispiel einer bestimmten Codierungsstrategie (CIS-Strategie) ergab:

„Musik spielt eine wichtige Rolle für CI-Patienten. Die Mehrzahl ... berichtet über regelmäßige musikalische Aktivitäten und fängt früh nach der Implantation damit an. Die Musikstile Pop und Volksmusik werden bevorzugt. Ursache dafür ist wahrscheinlich, dass sie auf einfachen Melodien basieren und durch Wiederholung desselben Themas viel Redundanz erhalten. Man kann ihnen daher leicht folgen und die Redundanz erlaubt es, Lücken aufzufüllen. ... Die Präferenz von Tasteninstrumenten sowohl beim Hören als auch beim aktiven Musizieren kann dadurch bedingt sein, dass das erzeugte Frequenzspektrum durch das CI besser zu analysieren ist. Dies sollte bei der Auswahl der Instrumente, die CI-Kindern zum Erlernen angeboten werden, berücksichtigt werden." (Brockmeier 2002, S. 37f.)

Bei der Untersuchungsgruppe handelt es sich um postlingual ertaubte Menschen mit mindestens sechs Monaten Erfahrung mit dem Implantat.

Das Erfassen der Musik größerer Besetzungen (Orchester, Chöre) scheint besonders problematisch. Auch höhere Blechblasinstrumente werden als unangenehm empfunden. Die Entwicklung der Prozessoren schreitet allerdings immer weiter voran, so dass gegenüber den frühen CI-Geräten bereits ein wesentlicher Fortschritt in der Musikverarbeitung zu verzeichnen ist (vgl. Prause 2000, S. 14; Prause 2003, S. 18). Auf jeden Fall ist eine längere Phase der Gewöhnung und Übung und häufig auch der Korrektur der Prozessoreinstellungen erforderlich. Auch ist es entscheidend, ob die gehörte

Musik aus der Zeit vor der Ertaubung her bekannt ist: Es genügen dann oftmals nur wenige Fragmente, die durch die konstruierende Wahrnehmung auf der Basis des Gedächtnisses ergänzt und vervollständigt werden können. Insgesamt spielt es eine große Rolle, welche Musik gehört wird, in welcher Umgebung und unter welchen Bedingungen sie gehört wird. Vieles erinnert an die Verhaltensweise der von Hyperakusis und Recruitment betroffenen hörbehinderten Menschen (vgl. Kap. 6.2). Prause (2003, S. 18f.) weist daher auch ausdrücklich darauf hin, dass Musik dem CI-Träger nur angeboten und keinesfalls aufgedrängt werden darf.

Viele CI-Versorgte setzen Musik als Mood-managing in der Bewältigung ihres Alltags ein und nehmen für sich eine therapeutische Wirkung der Musik in Anspruch, indem sie sie zur Abreaktion und Stimulation, aber auch zur Entspannung und als Ausdrucksmittel für Stimmungen und Gefühle einsetzen (vgl. Prause 2003, S. 18f.). Ungefähr bei der Hälfte der Annoncen der CI-Selbsthilfegruppen für Jugendliche in der CI-Zeitschrift Schnecke wird Musikhören, das Spielen eines Instrumentes (Schlagzeug, Klavier, Keyboard u.a.) oder einfach unspezifisch „Musik" als Hobby angegeben.

Erste Erfahrungen scheinen zu beweisen, dass cochlea-implantierte Kinder schneller und besser mit Musik umgehen können als mit Sprache und somit die Musik beim Spracherwerb eine Schrittmacherfunktion übernehmen kann.

12. Ausblick

Das Thema Schwerhörigkeit erfährt gegenwärtig eine stark zunehmende Beachtung. Politik, Pädagogik, Medizin und Hörakustik unternehmen gezielte vernetzte Anstrengungen, um Probleme in den Griff zu bekommen, die lange nicht erkannt bzw. verdrängt und vernachlässigt wurden. Es werden Fortschritte erwartet und sehnsüchtig auch erhofft – in der Rechtsprechung wie in der Forschung. Aktuell ist hier auf das Aushandeln europäischer Standards bei der Lärmbegrenzung, die internationalen Forschungsanstrengungen bei der Züchtung von Haarsinneszellen, den technischen Nachbau eines kompletten Innenohres sowie auf die kontinuierliche Optimierung von Hörgeräten und Implantaten zu verweisen. Viele Schäden, die leider nicht mehr oder nur annähernd behoben werden können, lassen sich mit einem interdisziplinären Bemühen der genannten Professionen in der Zukunft vermeiden.

Das medizinische, pädagogische und therapeutische Interesse beginnt schon beim Gehör des Ungeborenen und setzt sich vor allem nach der Geburt in Maßnahmen der Früherkennung und schließlich in früherzieherischen Zusammenhängen (Horte, Kindergärten etc.) fort. Gerade Pädagogen, die schließlich alle Kinder in der Schule und auch anderen pädagogischen Institutionen erreichen, sind aufgefordert zu einem verantwortungsvollen Gesundheitsverhalten zu erziehen. Ein gesundes Gehör ist ein kostbares Gut, dass zum Wohlbefinden des Menschen wesentlich beiträgt und ihm die Kommunikation mit der Umwelt ermöglicht. Darüber hinaus ist das Ohr unser Zugang zur Welt der Musik, in der wir Emotionen und erfüllte Stunden erleben können.

Schwerhörigkeit, aber auch Phänomene wie Tinnitus und Auditive Verarbeitungs- und Wahrnehmungsstörungen, werden wir besser verstehen und therapieren können, wenn neue Forschungserkenntnisse über die faszinierenden Funktionen des Ohres und die enge Verflechtung von Hören, Psyche und Umwelt vorliegen. Die schnellen Entwicklungen auf diesem Gebiet wird man weiter aufmerksam verfolgen und pädagogische und therapeutische Maßnahmen darauf abstimmen müssen.

Erziehungsverantwortliche bleiben stets aufgerufen, Gefahren für das junge Ohr zu erkennen und präventiv zu wirken. Auch das eigene (Vorbild-)Verhalten sollte dementsprechend ausgerichtet werden. Den vielfältigen Appellen und den im Buch genannten Praxisbeispielen müssen daher weitere folgen, damit das Thema „Gesundes Hören" seinen angemessenen Stellenwert in Erziehung und Gesellschaft erhält. Vor allem aber müssen die präventiven Ansätze flächendeckend und konsequent in die Praxis umgesetzt werden.

Literatur

Argstatter, H., Nickel, A.K., Rupp, A., Hoth, S. & Bolay, H.V. (2005). Musiktherapie bei chronischem Tinnitus. Pilotstudie zur Entwicklung und Überprüfung einer neuartigen Behandlungsmethode. In: Musik-, Tanz- und Kunsttherapie, 16 (1), 1-6

Babisch, W. (2000). Schallpegel in Diskotheken und bei Musikveranstaltungen, Teil 1: Gesundheitliche Aspekte. Dessau: Umweltbundesamt, Institut für Wasser-, Boden-, Lufthygiene

Berendt, J.-E. (1988). Das Dritte Ohr. Vom Hören der Welt. Reinbek: Rowohlt

Bertram, B. (1997). Die Erstanpassung des Sprachprozessors bei Kindern als technische und pädagogisch-psychologische Aufgabe. In: A. Leonhardt (Hrsg.), Das Cochlear Implant bei Kindern und Jugendlichen (S. 48-59). München: Ernst Reinhardt

Biesinger, E. (1996). Die Behandlung von Ohrgeräuschen. Stuttgart: TRIAS

Billeter, T. & Hohmann, B.W. (2002). Gehörbelastung von Orchestermusikern. In: Musikphysiologie und Musikermedizin, 9 (2), 72-74

Brockmeier, S. J. (2002). Musikhören mit CI – eine Studie. In: Schnecke, 14 (38), 37-38

Bruhn, H. (2003). Musikalische Entwicklung im Alter. In: Musiktherapeutische Umschau, 24 (2), 134-149

Bruhn, H. (1993). Die ersten Lebensmonate. In: H. Bruhn, R. Oerter & H. Rösing (Hrsg.), Musikpsychologie. Ein Handbuch (S. 276-290). Reinbek: Rowohlt

Bruhn, H. & Michel, D. (1993). Hören im Raum. In: H. Bruhn, R. Oerter & H. Rösing (Hrsg.), Musikpsychologie. Ein Handbuch (S. 650-655). Reinbek: Rowohlt

Bruhn, H. (2004). Musikpsychologische Grundlagen. In: Th. Hartogh & H.H. Wickel (Hrsg.), Handbuch Musik in der Sozialen Arbeit (S. 57-70). Weinheim und München: Juventa

Bundesministerium für Umwelt, Naturschutz und Reaktorsicherheit (2001). Laut ist out! Lärmbekämpfung in Deutschland (3., überarb. Aufl.). Berlin: Bundesministerium für Umwelt, Naturschutz und Reaktorsicherheit

Bundeszentrale für gesundheitliche Aufklärung (BZgA) (2001). Zu viel für die Ohren? (Pressemitteilung vom 24.04.2001). Internet: www.bzga.de

Burkhardt-Zuhayra, Ch. (1999). Cochlear-Implant und Musik. Musikhören bei Cochlear-Implant-versorgten Gehörlosen. In: Zeitschrift für Musik-, Tanz- und Kunsttherapie, 10 (3), 121-126

Bürkler, E. (1999). Was erlebt mein Baby vor der Geburt? Seine Welt und seine Erfahrungen. Zürich: Kreuz

Davidson, J.W. & Pitts, S. E. (2001). Musik und geistige Fähigkeiten. In: H. Gembris, R.-D. Kraemer & G. Maas (Hrsg.), Macht Musik wirklich klüger? Musikalisches Lernen und Transfereffekte (S. 95-106). Augsburg: Wißner

DeCaspar, A.F. & Fifer, W.P. (1980). Of Human Bonding: Newborns Prefer Their Mother's Voice. In: Science, 208, 1174-1176

Dieroff, H.-G. (1994). Lärmschwerhörigkeit (3., völlig überarb. u. erw. Aufl.). Jena: G. Fischer
Dlugosch, G. (2005). Evaluation von Aufklärungsmaßnahmen im Bereich Freizeitlärm. Internet: www.apug.de/kinder/projekte/evaluation-laerm.htm
Eitner, J. (1996). Zur Psychologie und Soziologie Hörbehinderter (2. Aufl.). Heidelberg: Median
Fassbender, Ch. (1993). Hören vor der Geburt. In: H. Bruhn, R. Oerter & H. Rösing (Hrsg.), Musikpsychologie. Ein Handbuch (S. 268-275). Reinbek: Rowohlt
Faust-Siehl, G. et al. (Hrsg.) (1999). Mit Kindern Stille entdecken (4. Aufl.). Frankfurt: Diesterweg
Fischer, K.-P. (2001). Der zweite Schritt: CI-Hören. In: Schnecke 11 (31), 45-46
Fleischer, G. (2000). Gut Hören – Heute und Morgen. Heidelberg: Median
Fördergemeinschaft Gutes Hören (FGH) (2004). Wege zum besseren Hören. Internet: www.fgh-besserhoeren.de/web/fgh_content/de/derwegzumbesseren hoeren.htm
Frerichs, H.H. (1998). Audiopädagogik. Theoretische Grundlagen einer Förderung auditiv stimulierbarer Hörbeeinträchtigter. Villingen-Schwenningen: Neckar-Verlag
Gembris, H. (2002). Grundlagen musikalischer Begabung und Entwicklung (2. Aufl.). Augsburg: Wißner
Goldstein, E.B. (1997). Wahrnehmungspsychologie. Eine Einführung. Heidelberg: Spektrum
Hanel, J. (2001). Lautes Musikhören Jugendlicher. In: J. Raithel (Hrsg.), Risikoverhalten Jugendlicher. Formen, Erklärungen und Prävention (S. 265-277). Opladen: Leske + Budrich
Hardenberg, I. v. (2001). Erlebnisraum Mutterleib. In: Geo, 7, 18-42
Harnischdörfer, C. (2003). Dokumentarfilm „Im Rhythmus der Stille". Film + TV-Pool Medienproduktion GmbH & Stuttgarter Hochschule der Medien
Hartogh, Th. (1995). Spielen mit Klang und Rhythmus. Essen: Blaue Eule
Hartogh, Th. (2003). Prä- und perinatale Erinnerungen und ihr musiktherapeutischer Zugang. Eine kritische Analyse. In: Zeitschrift für Musik-, Tanz- und Kunsttherapie, 14 (4), 167-176
Hartogh, Th. & Wickel, H.H. (2004a). Musik und Musikalität. Zu der Begrifflichkeit und den (sozial-)pädagogischen und therapeutischen Implikationen. In: Th. Hartogh & H. H. Wickel (Hrsg.), Handbuch Musik in der Sozialen Arbeit (S. 45-55). Weinheim und München: Juventa
Hartogh, Th. & Wickel, H. H. (2004b). Musik in der Altenarbeit. In: Th. Hartogh & H. H. Wickel (Hrsg.), Handbuch Musik in der Sozialen Arbeit (S. 359-372). Weinheim und München: Juventa
Hartogh, Th. & Wickel, H.H. (2004c). Musik in der Behindertenarbeit. In: Th. Hartogh & H.H. Wickel (Hrsg.), Handbuch Musik in der Sozialen Arbeit (S. 373-385). Weinheim und München: Juventa
Haus, R. (2000). Musiktherapie bei CI-Versorgung von Kindern. Die Wirkungsweise von Musiktherapie in der Rehabilitation von CI-Kindern. In: Schnecke, 11 (27), 8-11
hear-it AISBL (2004). Tinnitus bei Lehrern und Erziehern weit verbreitet. Internet: www.german.hear-it.org/page.dsp?page=2117

Hill, B. (2004). Musik in der Jugendarbeit. In: Th. Hartogh & H.H. Wickel (Hrsg.), Handbuch Musik in der Sozialen Arbeit (S. 329-344). Weinheim und München: Juventa
Hocker, K. M. (2002). Tinnitus: Ursache und Behandlung von Ohrgeräuschen (2. Aufl.). München: Beck'sche Reihe
Hoffmann, E. (1997). Hörfähigkeit und Hörschäden junger Erwachsener unter Berücksichtigung der Lärmbelastung. Heidelberg: Median
Hohmann, B.W. & Mercier, V. (o.J.). Schallpegel an Musikveranstaltungen: zu hoch oder zu tief? Internet: www.suva.ch/de/home/suvaliv/kampagnen/kampagnen_safer_sound/dag03-musik.pdf
Hörzentrum Oldenburg (2004). Oldenburger Kinder-Reimtest. Internet: www.physik.uni-oldenburg.de/Docs/medi/hoerz/hoerz.htm
Hurrelmann, K. & Bründel, H. (1997). Drogengebrauch – Drogenmissbrauch. Eine Gratwanderung zwischen Genuß und Abhängigkeit. Darmstadt: Wissenschaftliche Buchgesellschaft
Infomarkt (2005). Im Test: Kinderspielzeug. Internet: http://live.swr.de/infomarkt/archiv/2004/01/20/beitrag3.html?navigid=274
Ising, H. (1994). Freizeitlärm. In: H.-G. Dieroff (Hrsg.), Lärmschwerhörigkeit (3. Aufl.) (S. 198-202). Jena: G. Fischer
Ising, H. & Sust, Ch. A. & Plath, P. (2004). Lärmwirkungen: Gehör, Gesundheit, Leistung (Gesundheitsschutz, Bd. 4) (10. Aufl.). Dortmund: Bundesanstalt für Arbeitsschutz und Arbeitsmedizin
Ising, H., Babisch, W., Hanel, J., Kruppa, B. & Pilgramm, M. (1995). Empirische Untersuchungen zu Musikhörgewohnheiten von Jugendlichen. In: HNO, 43, 244-249
Ising, H. & Sust, Ch. & Plath, P. (2002). Gehörschäden durch Musik (Gesundheitsschutz 5) (10. Aufl.). Dortmund: Bundesanstalt für Arbeitsschutz und Arbeitsmedizin
Joiko, K. (2000). Untersuchungen über Möglichkeiten zur Verminderung der Gehörschäden Jugendlicher durch Diskothekenmusik als Fortführung des Projekts von 1998. Forschungsbericht: TU Dresden
Jones-Ullmann, J. (1997). Sprachperzeption und -produktion gehörloser Kinder nach der Implantation. In. A. Leonhardt (Hrsg.), Das Cochlear Implant bei Kindern und Jugendlichen (S. 88-96). München: Ernst Reinhardt
Kallert, J. (1997). Mein Partner hat Tinnitus. Ein Ratgeber. Freiburg: Herder
Kickbusch, I. (2003). Gesundheitsförderung. In: F.W. Schwartz et al. (Hrsg.), Das Public Health Buch. Gesundheit und Gesundheitswesen (2. völlig neu bearb. und erw. Aufl.) (S. 181-189). München: Urban & Fischer
Kil, J. (2004). Sound Pharmaceuticals Presents Results on Auditory Hair Cell Regeneration Technology. Internet: www.soundpharmaceuticals.com/RegenFeb.html
Klatte, M., Meis, M., Nocke, Ch. & Schick, A. (2002). Akustik in Schulen. Könnt ihr denn nicht zuhören?! In: Einblicke Nr. 35. Oldenburg: Carl von Ossietzky Universität. Internet: www.uni-oldenburg.de/presse/einblicke/35/klatte.pdf
Knölker, A. (2000). Ich mag Musik, auch mit CI. In: Schnecke, 11 (28), 25-26
Kommission „Soziakusis (Zivilisations-Gehörschäden)" des Umweltbundesamtes (1997). Pegelbegrenzung von elektronisch verstärkter Musik zum Schutz vor Gehörschäden. In: HNO, 45, S. 476

König, J. (1998). Schwerhörigkeit früh erkennen. Internet: www.pm.ruhr-uni-bochum.de/pm1998/msg00030.html
Kühnel, R. (2004). Rhythmik. In: Th. Hartogh & H. H. Wickel (Hrsg.), Handbuch Musik in der Sozialen Arbeit (S. 151-173). Weinheim und München: Juventa
Landesgesundheitsamt Baden-Württemberg (Hrsg.) (2000). Freizeitlärm und Gesundheit (Umed Info 11). Stuttgart: Landesgesundheitsamt
Landsberg-Becher, J.-W., Bock, R. & Dix, I. (o.J.). Lärm und Gesundheit. Materialien für 5. bis 10. Klassen. Köln: Bundeszentrale für gesundheitliche Aufklärung
Langenbach, Ch. (1994). Musikverhalten und Persönlichkeit 16-18jähriger Schüler (Studien zur Musik, Bd. 7). Frankfurt/M.: Lang
Lappenküper, A. (2000). Erfahrungen mit Musik. In: Schnecke, 11 (28), 26
Laszig, R. (1997). Gegenwärtiger Stand der Cochlear Implant-Therapie. In. A. Leonhardt (Hrsg.), Das Cochlear Implant bei Kindern und Jugendlichen (S. 31-47). München: Ernst Reinhardt
Leitmann, T. (2003). Lautstärke in Discotheken. Eine Abschätzung des Gehörschadenrisikos bei jungen Erwachsenen. In: Zeitschrift für Lärmbekämpfung 5 (50), 140-146
Lenarz, Th. (Hrsg.) (1998). Cochlea-Implantat. Ein praktischer Leitfaden für die Versorgung von Kindern und Erwachsenen. Berlin/Heidelberg: Springer
Leonhardt, A. (1997). Das Cochlear Implant von den Anfängen bis zur verläßlichen Hilfe. In: A. Leonhardt (Hrsg.), Das Cochlear Implant bei Kindern und Jugendlichen (S. 19-30). München: Ernst Reinhardt
Leonhardt, A. (2002). Einführung in die Hörgeschädigtenpädagogik (2., neu bearb. u. erw. Aufl.). München: Ernst Reinhardt
Liedtke, R. (1988). Die Vertreibung der Stille. Wie uns das Leben unter der akustischen Glocke um unsere Sinne bringt. München: dtv
Loß, M. (2004). Schwerhörigkeit. Internet: www.m-ww.de/krankheiten/hno/schwerhoerigkeit.html
Lück, O. (2004). Sie will sich nicht verkriechen. Also lernt sie kellnern im Café, obwohl sie taub ist. Protokoll einer Selbstüberwindung. In: chrismon, 9, 54
Maier, S. (2005). Chip mit Ohr. US-Wissenschaftlern ist es gelungen, aus Silizium ein funktionierendes Innenohr herzustellen. In: Spektrum der Wissenschaft, (8), 16-17
Maschke, C. & Hecht, K. (2000). Lärmexposition bei Kindern und Jugendlichen. In: Umed Info, 11, 7-49
Mätzke, G. (1997). Musik hören mit CI. In: Schnecke, 9 (17), 16
Mehler, J., Jusczyk, P., Lambertz, G., Halsted, N., Bertoncini, J. & Amiel-Tison, C. (1987). A precursor of language acquisition in young infants. In: Cognition, 6, 33-41
Müller, R. (2004). Musiksoziologische Grundlagen. In: Th. Hartogh & H.H. Wickel (Hrsg.), Handbuch Musik in der Sozialen Arbeit (S. 71-82). Weinheim und München: Juventa
Müller, R., Glogner, P., Rhein, S. & Heim, J. (2002). Zum sozialen Gebrauch von Musik und Medien durch Jugendliche. Überlegungen im Lichte kultursoziologischer Theorien. In: R. Müller, P. Glogner, S. Rhein & J. Heim (Hrsg.), Wozu Jugendliche Musik und Medien gebrauchen. Jugendliche Identität und musi-

kalische und mediale Geschmacksbildung (S. 9-26). Weinheim und München: Juventa
Müller, W. (2002). Besser hören. Alles über Schwerhörigkeit. Leben mit dem Hörverlust. Hörgeräte: Typen und Preise. Wien: Hirzel
Neumann, K. (2001). Hörphysiologie und Hörstörungen – ein Überblick. In: Musiktherapeutische Umschau, 22 (4), 285-309
Neyen, S. (2001). Prüfung der Akzeptanz von Musikschallpegelbegrenzungen bei Schüler/innen im Alter von 10 bis 19 Jahren (Forschungsprojekt des Bundesministeriums für Gesundheit und Soziale Sicherung). Internet: www.bmgs.bund.de/deu/gra/themen/forschung/2305_2352.cfm
Neyen, S. (2003). Akzeptanz von Musikschallpegelbegrenzungen bei Schüler/innen im Alter von 10 bis 19 Jahren. In: Zeitschrift für Lärmbekämpfung 2 (50), 54-62
Oeken, J. & W. Behrendt, W. (1999). Ist die Presbyakusis wirklich eine Soziakusis? Eine Zwillingsstudie. 70. Jahresversammlung der Deutschen Gesellschaft für HNO-Heilkunde und Kopf- und Hals-Chirurgie, Aachen, 12.-15. Mai 1998. In: HNO 47, 432
Ohnsorge, P. (2004). Dauernde Hörschäden durch zu laute Musik? Internet: www.vielzulaut.de
Pahlke, T. (1996). Mit Cochlear Implant in einem Konzert Klavier spielen. In: Schnecke 8 (14), 42
Piel, W. (1998). Musik im Leben hörbehinderter Menschen. In: Zeitschrift für Musik-, Tanz- und Kunsttherapie, 9 (4), 167-170
Plath, P. (1995). Lexikon der Hörschäden (2., neubearb. Aufl.). Stuttgart: G. Fischer
Prause, M.-C. (2000). Musikhören und Musizieren mit Cochlear-Implant. In: Schnecke, 11 (29), 14-17
Prause, M.-C. (2001). Musik und Gehörlosigkeit. Therapeutische und pädagogische Aspekte der Verwendung von Musik bei gehörlosen Menschen unter besonderer Berücksichtigung des anglo-amerikanischen Forschungsgebietes. Köln: Dohr
Prause, M.-C. (2003). Annäherung an ein Musikerleben mit Cochlear Implant. In: Schnecke 14 (41), 18-19
Probst, R., Grevers, G. & Iro, H. (2004). Hals-Nasen-Ohren-Heilkunde (2., korr. und aktual. Aufl.). Stuttgart: Thieme
Rebentisch, E., Lange-Asschenfeld, H. & Ising, H. (1994). Gesundheitsgefahren durch Lärm. Kenntnisstand der Wirkungen von Arbeitslärm, Umweltlärm und lauter Musik. München: MMV Medizin Verlag
Rechter, D. (2004). Orientierung mit den Ohren. Internet: www.daserste.de/wwiewissen/thema_dyn~id,ey5fka28tpdurv6n~cm.asp
Rudel, L., Emmerich, E., Grosch, J. & Lipsius, P. (2004). Ergebnisse der Audiologie bei zwei großen Orchestern. Internet: www.apz-erfurt.de/Abstrakts _2004/abstrakt%20dez%202004%20rudel.pdf
Salvi, R.J., Lockwood, A.H., Coad, M. L., Wack, D.S., Burkard, R., Arnold, S. & Galantowitcz, P. (1999). Position emission tomography identifies neuroanatomical sites associated with tinnitus modified by oral-facial and eye-movements. In: J. Hazell (Ed.), Proceedings of the sixth international tinnitus seminar (pp. 175-180). Cambridge, UK: The Tinnitus and Hyperacusis Centre

Schaaf, H., Klofat, B. & Hesse, G. (2003). Hyperakusis, Phonophobie und Recruitment. In: HNO-Praxis 12 (51), 1005-1011
Schafer, M.R. (1972). Schule des Hörens. Wien: Universal Edition
Schafer, M.R. (1988). Klang und Krach. Eine Kulturgeschichte des Hörens. Frankfurt/M.: Athenäum
Schafer, M.R. (2002). Anstiftung zum Hören. Hundert Übungen zum Hören und Klänge Machen. Aarau: HBS Nepomuk
Schmidt, H.U., Lamparter, U. & Deneke, F.-W. (2004). Die pränatale akustische Wahrnehmung. Eine Literaturübersicht. In: Musiktherapeutische Umschau, 25 (1), 27-34
Schönenberg, P. (2004). Epidemiologie. Prävalenz des Tinnitus. Internet: www.tinni.net/epidemiologie.htm
Schubart, Chr. F. D. (1977). Ideen zu einer Ästhetik der Tonkunst (hrsg. v. J. Mainka). Leipzig: Reclam
Schulte-Fortkamp, B. (2005). „... ich bin doch nicht laut!" Presserklärung der DEGA zum Tag des Lärms 2005. Internet: www.tag-gegen-laerm.de/up loadfiles/downloads/Presseerklaerung_DEGA_Tag_gegen_Laerm_2005.pdf
Schulz von Thun, F. (2001). Miteinander reden 1. Reinbek: Rowohlt
Schweizer Bundesamt für Gesundheit (2003). Prävention und Gesundheitsförderung. Ziele, Strategien, Programme und Projekte. Internet: www.suchtund aids.bag.admin.ch/imperia/md/content/praevention/43.pdf
Senn, G. (1998). Geräuschgeschichten. Unsere Umgebung ändert nicht nur ihr Aussehen, sondern auch ihren Klang. In: Cercle Bruit Schweiz (Hrsg.), Lärm (S. 10-11). Luzern: Cercle Bruit Schweiz
Siller, Ch. (2003). Einführung in das Thema. Internet: www.vielzulaut.de/einfuehrung.htm
Sohn, W. & Jörgenshaus, W. (2001). Schwerhörigkeit in Deutschland. Repräsentative Hörscreening-Untersuchung bei 2000 Probanden in 11 Allgemeinpraxen. In: Zeitschrift Allgemeine Medizin, 77, 143-147
Spintge, R. & Droh, R. (1992). Musik-Medizin. Physiologische Grundlagen und praktische Anwendungen. Stuttgart: G. Fischer
Stern, D.N. (1998). Die Lebenserfahrung des Säuglings (6. Aufl.). Stuttgart: Klett-Coda
Strassmann, B. (19.08.2004). Rot schreit am lautesten. Optische Eindrücke beeinflussen die akustische Wahrnehmung. Darum sind Sportwagen nie lindgrün. In: Die ZEIT Nr. 35, 31
Streri, A. (2004). Wie wir lernen, die Welt zu begreifen. In: Spektrum der Wissenschaft, (2), 52-57
Stroh, W.M. (2005). Wiederbelebung der Auditiven Wahrnehmungserziehung durch die akustikökologische Soundscape-Bewegung? Internet: www.uni-oldenburg.de/musik/texte/soundscape/soundscape.html
Struck, P. (1996). Die Kunst der Erziehung. Darmstadt: Wissenschaftliche Buchgesellschaft
Stuart-Hamilton, I. (1994). Die Psychologie des Alterns. Rowohlt: Reinbek
Schweizerische Unfallversicherungsanstalt Luzern (SUVA) (1997). Merkblatt „Musik und Hörschäden" 11039 (3. Aufl.). Luzern: SUVA
Tesch-Römer, C. & Wahl, H.-W. (2000). Seh- und Höreinbußen. In: H.-W. Wahl & C. Tesch-Römer (Hrsg.), Angewandte Gerontologie in Schlüsselbegriffen (S. 314-318). Stuttgart: Kohlhammer

Tesch-Römer, C. (2001). Schwerhörigkeit im Alter: Belastung, Bewältigung und Rehabilitation. Heidelberg: Median
Tesch-Römer, C. (1998). Schwerhörigkeit im Alter: Ist die Bewältigung von Kommunikationsbehinderung möglich? In: A. Kruse (Hrsg.), Psychosoziale Gerontologie, Bd. 2: Intervention (S. 108-126). Göttingen: Hogrefe
Tomatis, A. (2000). Das Ohr und das Leben. Erforschung der seelischen Klangwelt (2. Aufl.). Düsseldorf: Walter
Unabhängiges Institut für Umweltfragen e.V. (2001). EAR-SAFE-NET von Sound Project Berlin. Aufruf zur Kampagne „Freiwillige Pegelbegrenzung". Internet: www.ufu.de/sites/institut/laermschutz/earsavenet1.htm
Walter, M., Emmerich, E., Grosch, J. & Lipsius, P. (2004). Ergebnisse der Audiologie bei Musikschülern im Alter von 11-19 Jahren. Internet: www.apz-erfurt.de/Abstrakts_2004/abstract_Walter.pdf
Watzlawick, P., Beavin, J. & Jackson, D. (2003). Menschliche Kommunikation. Formen, Störungen, Paradoxien (10. unveränderte Aufl.). Bern: Huber
Weber, J. (2005). Stille in der Musik. In: Musik & Bildung, 2 (37), 22-31
WHO (1986). Ottawa-Charta zur Gesundheitsförderung. Internet: www.dngfk.de/html/gdoks/ottawa-charta.htm
Wickel, H.H. (1998). Musikpädagogik in der sozialen Arbeit (Musik als Medium, Bd. 2). Münster: Waxmann
Wickel, H.H. (2001). Musik in der sozialen Arbeit. In: S. Helms, R. Schneider & R. Weber (Hrsg.), Praxisfelder der Musikpädagogik (S. 169-189). Kassel: Bosse
Wisotzki, K.H. (1996). Altersschwerhörigkeit. Grundlagen, Symptome, Hilfen. Stuttgart: Kohlhammer
Wissenschaftlicher Beirat der Bundesärztekammer (1999). Gehörschäden durch Lärmbelastungen in der Freizeit. Stellungnahme des Wissenschaftlichen Beirats. Internet: www.bundesaerztekammer.de/30/Richtlinien/Empfidx/Gehoers.pdf
Witulski, Ch. (2000). Musik mit CI, Gefühl und Emotionen. In: Schnecke, 11 (28), 27
Zorowka, P. (1996). Hörstörungen aus pädaudiologischer Sicht. In: E. Rohde-Köttelwesch (Hrsg.), Sehen – Spüren – Hören. Wahrnehmung integrativ betrachtet (S. 96-111). Dortmund: Borgmann

Glossar

ABI – (Auditory Brainstem Implant); s. Hirnstammimplantat
Kap. **7.5.3**

ABR-Screening – (Auditory Brainstem Response); elektrische „Antworten" von Hörnerv und unterer Hörbahn
Kap. **5.1**

Abszisse – waagerechte Achse im Koordinatenkreuz
Kap. 2.2, 5.2

A-Filter – nivelliert bei der Lautstärkemessung die unterschiedlichen Frequenzempfindlichkeiten des menschlichen Ohres

Aktionspotential – elektrische Spannungsänderung bei Erregung von Nervenzellen
Kap. 7.5.2, 9.1

Akustik – Lehre vom Schall
Kap. **2**, 6.1.1

Akustikusneurinom – gutartiger Tumor am Hörnerv
Kap. 4.2, 5.1, 7.5.3

akustisch – den Schall betreffend
Kap. 1, 2, 2.3, 2.5, 2.6, 3.1, 3.2, 3.3, 4, 4.1, 4.3.1, 5.1, 6.1.1, 7.2, 7.4, 7.5.2, 8.2.1, 9.3, 9.5, 10.2, 10.3, 11, 11.2, 11.4, 12

akustisches Trauma – Verletzungen im Ohr (meist Innenohr) durch Lärmeinwirkung (Formen: Knall-, Baro-, Explosions- und Lärmtrauma)
Kap. **8.3**

akut – plötzlich auftretend
Kap. 6.1.1, 6.3, 6.4, 7.1, 8, 8.2.3, 9.1, 9.5.6, 9.6

Amboss – mittleres Gehörknöchelchen
Kap. **3.1**, 7.5.1

Amplitude – maximale Auslenkung einer Schwingung, zeigt die Lautstärke an
Kap. 2.2, 2.3, 3.1

Anamnese – Vorgeschichte einer Krankheit
Kap. 4.3.2, 6.1.2

Arthritis – Gelenkentzündung
Kap. 3.2.4

Atresie – angeborener Verschluss, hier: der Gehörgänge
Kap. 4.2

Audiogramm – grafische Darstellung der audiometrischen Hörprüfung, bei der die Hörschwelle mittels Sinustönen ermittelt und aufgezeichnet wird
Kap. 4.2, **5**, 8.2.4, 8.3

Audiometer – Gerät zur Durchführung der Audiometrie
Kap. 5.2

Audiometrie – Verfahren zum Messen des Hörvermögens mittels eines Audiometers
Kap. 2.2, 3.1, **5**

Audiopädagogik – pädagogische Förderung hörgeschädigter Kinder und Jugendlicher
Kap. 7.2, **9.5.3**

Audioschuh – Gerät, das die Ankoppelung externer Signalquellen (Fernseher, Mikrofon, HIFI-Anlage ...) an Hörgeräte mit Audio-Eingang ermöglicht
Kap. 7.3.3

Audiotherapie – therapeutische Intervention bei Hörgeschädigten
Kap. 9.1, **9.5.3**

auditiv – den Hörsinn betreffend
Kap. 2.6, 3.1, 3.2.1, 3.2.2, 3.3.2, 3.3.5, 4.3.2, 5.2, 8.3, 9.1, 9.5, 9.5.2, 9.5.3, 9.5.5, 10.2, 11., 11.2, 11.4

Auditive Verarbeitungs- und Wahrnehmungsstörung (AVWS) – funktionelle Hörstörung im Bereich des ZNS
Kap. **4.3.2**, 12

auditive Wahrnehmung – Vermögen, akustische Schallreize zu einem subjektiven Hörerlebnis werden zu lassen

auditorisch – das Gehör betreffend
Kap. 2, 3.1, 3.3.3, 7.5.2, 7.5.3

auditorische Rehabilitation – Wiederherstellung und Wiedererlangen von Hör- und Kommunikationskompetenz; meist durch Hörgeräteversorgung
Kap. **3.3.3**
auditorischer Cortex – s. Hörrinde
aural – zu den Ohren gehörend
Kap. **7.2**, 8, 11
Außenohr – besteht aus Ohrmuschel und Gehörgang
Kap. 2.6, **3.1**
Autogenes Training – Methode der Selbstentspannung
Kap. 6.1.2, 9.5.3, 9.5.5
AVWS – s. Auditive Verarbeitungs- und Wahrnehmungsstörung
BAHA – Bone anchored Hearing Aid, knochenverankerte Hörgeräte, die bei Schädigung von Gehörgang oder Mittelohr eingesetzt werden
Kap. **7.3.2**
Barotrauma – durch plötzlichen Luftdruckwechsel verursachte Mittel- oder Innenohrverletzungen
Kap. 3.1
Basilarmembran – trennt im Innenohr den Schneckengang von dem darunter liegenden Paukengang, trägt das Corti-Organ
Kap. **3.1**, 7.5.3
BERA – Brainstem Electric Response Audiometry (Hirnstammaudiometrie). Bestimmung der Hörschwelle durch Ableitung von Hirnströmen beim Hören von Geräuschen unterschiedlicher Lautstärke
Kap. **5.1**
Beurteilungspegel – der für das Hörschädigungsrisiko maßgebliche Mittelungspegel
Kap. 8.1
binaural – (auch: biaural); beide Ohren betreffend
Kap. **7.2**
Binnenohrmuskeln – setzen an Hammer und Steigbügel des Mittelohres an, ihre Kontraktion hat eine Verminderung der Schallübertragung zur Folge

Brainstem Electric Response Audiometry – s. BERA
Breitbandrauschen – Rauschen über einen großen Frequenzbereich (s. Rauschen)
Kap. 5.2, 7.4
Brücke – (Pons); dieser Teil des Hirnstamms ist Durchgangsstation für alle Nervenfasern zwischen den vorderen und dahinter liegenden Abschnitten des ZNS.
Kap. 3.1
c^5-Senke – Abfall der Hörfähigkeit im 4-KHz-Bereich (die Tonhöhe entspricht dem fünfgestrichenen c)
Kap. **5.2**, 7.4
Cerumen – Ohrenschmalz
Kap. 3.1, 4.2
chronisch – langsam entwickelnd und lang andauernd
Kap. 1, 4.3.3, 6, 6.1.1, 6.1.2, 7.3.3, 9.5.1, 9.5.4
CI – s. Cochlea-Implantat
CIC-Gerät – CIC (Completly in the channel); Hörgeräte, die im Gehörgang sitzen
Kap. **7.2**
Cilien – Zellfortsätze („Haare") der Haarzellen im Innenohr, s. Haarzellen
Kap. 3.1
Cochlea – Schnecke im Innenohr, enthält das Corti-Organ
Kap. **3.1**, 3.2.1, 3.2.2, 4.3.1, 7.5.2, 7.5.3, 11.4
Cochlea-Implantat – (auch: Cochlea Implant); elektronische Innenohrprothese, die ausgefallene Funktionen des Innenohrs übernimmt
Kap. 4.3.1, 5.1, **7.5.2**, 9.8, 11, **11.4**
cochleäre Schwerhörigkeit – s. Innenohrschwerhörigkeit
Cocktail-Party-Effekt – umschreibt die verloren gegangene Fähigkeit, Umgebungsgeräusche auszublenden und sich auf eine Schallquelle konzentrieren zu können
Kap. 10.2

Colliculus inferior – Umschaltstelle für Hörinformationen im Mittelhirn (akustisches Reflexzentrum)
Kap. 3.1
Computertomografie – bildgebendes Computerverfahren, das dreidimensionale Röntgenaufnahmen von Körperstrukturen liefert
Kap. 5.1
Corpus geniculatum mediale – mittlerer Kniehöcker, Umschaltstelle der Hörinformation im Zwischenhirn
Kap. 3.1
Cortex – (auch: Kortex) Hirnrinde; oberflächliche Schicht des Großhirns
Kap. 3.1
Corti-Organ – (auch: Cortisches Organ); Organ, das im Innenohr mechanische Schwingungen in Nervenimpulse übersetzt
Kap. **3.1**, 4.3.1, 6.4
Cranium – Schädel
Kap. 6.1.1
crossmodal – verschiedene Sinneskanäle verknüpfend
Kap. 3.2.2, 3.3.5
dB – s. Dezibel
Deckmembran – gallertartige Membran, die den Cilien der Haarzellen aufliegt
Kap. 3.1
Deprivation – Mangel, Verlust
Kap. 9.1
Dezibel – (dB); Messgröße für den Schalldruck (auch: dB SPL = Dezibel sound pressure level)
Kap. **2.3**, 2.5.1, 5.2, 9.4, 9.5.4
Diskriminierung – hier: Unterscheidung (z.B. von „brauchbarem" Schall und Hintergrundgeräuschen)
Kap. 9.5
Echolotung – Orientierung mittels gesendeter und wieder empfangener Schallwellen
Kap. 3.3.4
elektrolytisch – den elektrischen Strom leitend
Kap. 3.3.4
Empfindlichkeitsschwelle – durch kurzes Ohrensausen oder leichte Vertäubungsgefühle angezeigte, individuell unterschiedliche Grenze erträglichen Lärms
Kap. 9.4
Empowerment – („Philosophie der Menschenstärken"); psychosozialer Ansatz, der die Selbstbestimmung des Individuums durch Unterstützung seiner Ressourcen und Stärken fördert
Kap. 9.2
Endolymphe – Flüssigkeit im Schneckengang
Kap. 3.1
ERA (Evoked Response Audiometry) – Messung neuraler Reaktionen auf akustische Reize, s. auch: BERA
Kap. 5.1
Ertaubung – Verlust des Gehörs nach dem Spracherwerb
Kap. 3.2.3, 7.5.3, 8.1, 9.8, 10.3, 11.4
Eustachische Röhre – s. Ohrtrompete
evasiv – Rückzug bzw. Vermeidungsstrategien Hörbehinderter in Kommunikationssituationen
Kap. 10.2
Evoked Response Audiometry – s. ERA
evozieren – bei einer Untersuchung eine Reaktion hervorrufen
Kap. 3.3.2, 5.1
Explosionstrauma – Schädigung der Haarzellen im Innenohr, die bei einem länger als drei Millisekunden einwirkenden Schalldruck von mehr als 150 Dezibel eintritt
Kap. 8.3
extraaural – außerhalb des Ohres vorkommend
Kap. 8
Feldenkrais-Methode – nach ihrem Begründer Moshé Feldenkrais benannte Methode zur Förderung von Lernprozessen durch sensomotorische Übungen
Kap. 9.5.3
Feldmann-Tabelle – Tabelle zur Ermittlung der Erwerbsfähigkeit bei Schwerhörigkeit oder Taubheit
Kap. 4.1
Felsenbein – härtester Knochen des Menschen, der das Innenohr schützt
Kap. 2.6, **3.1**

Fingeralphabet – Anzeige von Buchstaben durch Fingerzeichen
Kap. **10.**3

Freiburger Sprachtest – Test zur Ermittlung des Sprachverständnisses mittels Zahlen und einsilbiger Begriffe
Kap. 5.2

Frequenz – Luftdruckschwankungen pro Sekunde, sie wird in Hertz (Hz) gemessen (1 Hz = 1 Luftdruckschwankung bzw. Schwingung pro Sekunde)
Kap. **2.2**, 2.3, 2.4, 2.5, 3.1, 3.2, 3.3.2, 3.3.4, 4.1, 4.2, 4.3.1, 5.1, 5.2, 6.1, 6.2, 7.2, 7.5.3, 8.2.1, 8.2.3, 11, 11.3, 11.4

Gammaknife – gezielte Strahlungsbehandlung („Radiochirurgie") zur Entfernung u.a. von Akustikusneurinomen und Meningeomen
Kap. 4.2

Gebärdensprache (DGS) – Deutsche Gebärdensprache, eigenständige Gehörlosensprache mit Zeichen und Gebärden
Kap. 7.5.2, 9.5.4, **10.**3

Gehörgang – (auch: äußerer Gehörgang), Teil des Außenohrs, in dem der Schall von der Ohrmuschel zum Trommelfell geleitet wird
Kap. **3.**1, 4.2, 5.1, 7.2, 7.4, 8.3, 10.1

Gehörknöchelchen – die drei Miniaturknochen Hammer, Amboss und Steigbügel, die den Schall im Mittelohr verstärken und weiterleiten
Kap. **3.**1, 3.2.2, 3.2.4, 4.2, 5.1, 7.5.1, 8.3

Gehörlose – taub geborene Menschen
Kap. 1, 2.6, 7.5.2, **9.5.4**, **10.**3, 11, 11.1, 11.2

Gehörlosigkeit – Taubheit bzw. hochgradige Schwerhörigkeit
Kap. 4, 11

generieren – erzeugen
Kap. 2.2, 7.5.2

Geräusch – Schall mit sich periodisch nicht wiederholendem Schwingungsverlauf
Kap. 2.1, **2.2**, 2.6, 3.1, 3.2.1, 3.2.2, 3.3.1, 3.3.4, 3.3.5, 4.3, 5.1, 5.2, 6, 6.1, 6.2, 6.3, 7.1, 7.2, 7.4, 7.5.2, 8.1, 8.2, 8.3, 9.4, 9.5, 9.7, 10.2, 11.3

Gleichgewichtssinn – Sinnesorgan im Innenohr, das zur Raumorientierung und der Körperhaltung dient
Kap. **3.**1

Göttinger Sprachtest – audiometrischer Kindersprachtest
Kap. 5.2

Großhirn – Hirnteil, der vorwiegend für das Denken und die Wahrnehmung zuständig ist
Kap. **3.**1

Grundton – 1. Ton (Bezugston) der Obertonreihe
Kap. **2.2**

guttural – die Kehle betreffend
Kap. 10.2

Haarzellen – Sinneszellen, die im Corti-Organ auf Schall reagieren und diesen in elektrische Nervenimpulse umwandeln
Kap. **3.**1

Hammer – Gehörknöchelchen, das mit dem Trommelfell verbunden ist
Kap. **3.**1, 7.5.1

haptisch – den Tastsinn betreffend
Kap. 3.2.2

HdO-Geräte – Hörgeräte, die *h*inter *d*em *O*hr getragen werden
Kap. **7.2**, 7.3.4, 7.3, 7.4, 7.5.2, 11.4

Hearing-Level (HL) – 0 dB-Linie im Audiogramm, die die Hörschwelle eines jungen Erwachsenen mit gesundem Gehör anzeigt
Kap. 5.2

Helikotrema – Verbindung zwischen Pauken- und Vorhofgang an der Schneckenspitze
Kap. **3.**1

Hertz – Maßeinheit für die Frequenz (1 Hertz ist eine vollständige Schwingung pro Sekunde)
Kap. **2.2**

Hippocampus – Teil des Großhirns; zentrale Funktion innerhalb des limbischen Systems
Kap. 3.2.1

Hirnstamm – (auch Stammhirn), Hirnteil zwischen Rückenmark und Großhirn (verlängertes Rücken-

mark, Brücke u. Mittelhirn), der allgemeine Lebensfunktionen wie Herzfrequenz, Blutdruck und Atmung regelt
Kap. 3.1, 3.3.2, 5.1, 7.5.3
Hirnstammimplantat – Implantat, das durch elektrische Reizung am noch funktionsfähigen Hörnervenkern Hörempfinden und Sprachverstehen ermöglicht
Kap. **7.5.3**
HL – s. Hearing-Level
HNO-Arzt – Facharzt für Hals-, Nasen- und Ohrenkrankheiten
Kap. 5.2, 6.1.2, 7.1, 7.2, 7.3.1, 9.7
Hörbahn – Verlauf der Signalweiterleitung vom Corti-Organ bis zur Hörrinde
Kap. **3.1**, 3.2.2, 4, 4.2, 4.3.1, 4.3.2, 5.1, 6.2, 7.5.3
Hörbereich – s. Hörfläche
Hörbild – s. Schallbild
Hörerziehung – Erziehung zum differenzierten Hören
Kap. 7.5.2, **9.5**, 11.4
Hörfeld – s. Hörfläche
Hörfläche – Frequenz- und Lautstärkebereich, in dem das menschliche Gehör Schall erfassen kann
Kap. **2.4**
Hörfunktionstraining – Erlernen differenzierter Hörfähigkeit
Kap. 7.5.2
Hörgeräte – elektronische Geräte zur Verbesserung des Hörvermögens, gibt es als schallverstärkende und Knochenleitungsgeräte
Kap. 1, 3.3.3, 4.2, 4.3.2, 4.3.3, 5.2, 6.1.2, 6.2, **7.2**, **7.3**, 7.4, 7.5.2, 9.1, 9.5.3, 9.5.4, 10.1, 10.2, **11.3**, 11.4, 12
Hörgeschädigte – Oberbegriff für Schwerhörige, Ertaubte und Gehörlose
Kap. 3.3.3, 5.2, 6.2, 7.2, 7.3.1, 7.5.2, 9.5.3, 9.5.4, **10**, 11.1, 11.4
Hörkern, erster – s. Nucleus cochlearis
Hörnerv – leitet die akustische Information vom Corti-Organ zur Hirnrinde
Kap. **3.1**, 3.2.4, 3.3.5, 4.2, 5.1, 6.1.1, 7.5.2, 7.5.3
Hörnervenkern – s. Nucleus cochlearis

Hörrinde – (auch: auditiver Cortex, Hörzentrum, auditorischer Cortex oder auditorisches Zentrum); Hirnbereich im Schläfenlappen, in dem akustische Informationen verarbeitet werden und zu einem „Schallbild" zusammengesetzt werden (bewusste Wahrnehmung)
Kap. 3.1, 3.2.1, 5.1, 9.8
Hörschwelle – Schalldruckpegel, bei dem das Ohr gerade einen Ton wahrnimmt
Kap. 2.3, **2.4**, 2.5.1, 2.5.2, 3.2.2, 3.2.4, 4.3.2, 5.1, 5.2, 6.1.1, 6.2, 8.2, 8.2.1, 8.2.4
Hörsturz – plötzlich auftretende Schallempfindungsstörung oder Taubheit, die oft mit Ohrgeräuschen verbunden ist
Kap. 3.2.3, 4.2, 6.1.1, **6.3**, 7.1, 8.4
Hörtests – Tests zur Überprüfung der Hörfähigkeit, unterschieden werden objektive und subjektive Hörtests
Kap. 5, 9.1
Hörweitenprüfung – s. Sprachabstandsprüfung
Kap. **5.2**
Hörzentrum – s. Hörrinde
Hydrops – krankhafte Ansammlung von Wasser im Körper; hier: im Gleichgewichtsorgan
Kap. 6.4
Hyperakusis – Geräuschüberempfindlichkeit
Kap. **6.2**, 9.8, 11, 11.3, 11.4
IdO-Geräte – s. IO-Geräte
Immission – s. Schallimmission
Impedanz – Widerstand eines Systems (hier: Ohr) bei der Übertragung von Energie (hier: Schallenergie)
Kap. **5.1**
In-Ear-Monitoring – Ohrhörer, die es Musikern auf der Bühne erlauben, rückkopplungsfrei und bei gefahrlosen Lautstärken zu musizieren
Kap. 8.2.1, 9.4
Incus – s. Amboss (mittleres Knöchelchen im Mittelohr)
Infraschall – Schall unter 16 Hz
Kap. 2.4

163

Innenohr – Teil des Ohres, der den Gleichgewichtssinn und die Schnecke enthält
Kap. **3.1**, 3.2.4, 4.2, 4.3.2, 5.1, 5.2, 6.1.1, 6.2, 6.3, 7.2, 7.3.2, 7.5.2, 7.5.3, 8.2, 8.3, 12
Innenohrschwerhörigkeit – (auch: Schallempfindungsschwerhörigkeit oder cochleäre bzw. sensorische Schwerhörigkeit); durch Störungen im Innenohr verursachte Schwerhörigkeit
Kap. 1, **4.2**, 4.3.1, 5.1, 5.2, 8.3, 9.5.4
Intervall – Tonabstand (z.B. c-g = Quinte, c-c´ = Oktave)
Kap. **2.2**, 9.5, 11.4
Intoxikation – Vergiftung des Körpers
Kap. 4.2
invasiv – hier: Situationen so verändern, dass der Hörbehinderung Rechnung getragen wird (Kommunikationsstrategie)
Kap. 10.2
IO-Geräte – (auch IdO-Geräte); *Im-Ohr*-Systeme: Hörgeräte, die in der Ohrmuschel oder im Gehörgang sitzen
Kap. **7.2**, 7.3.4
Isophone – Kurven gleichen Lautstärkeempfindens
Kap. **2.5.2**, 6.2
Kinderaudiometrie – kindgerechte audiometrische Verfahren (Spiel- und Verhaltensaudiometrie)
Kap. 5.1, **5.2**
Kinder-Reimtest – Mittels Reimwörter („Beule-Keule-Eule") wird in diesem Test die Sprachverständlichkeit in unterschiedlichen Wortkombinationen und Schwierigkeitsgraden gemessen.
Kap. 5.2
Klangökologie – von Murray Schafer initiierte Bewegung zur Erforschung von Klangräumen (Landschaft, Städte ...)
Kap. **2.6**, 9.5.2
Knalltrauma – Schädigung der Haarzellen im Innenohr durch ein kurzes Schallereignis von mehr als 150 dB
Kap. 5.2, **8.3**, 9.3, 9.4

Knochenleitung – Schallweiterleitung durch die Schädelknochen (geraten über das Felsenbein an das Innenohr)
Kap. **3.1**, 4.2, 5.2, **7.3.2**
Körperschall – über den Körper wahrgenommener Infraschall
Kap. 2.4
Kompakttherapie – auf den Patienten abgestimmte, konzentrierte und effektive Therapieform
Kap. 6.1.2
Kompensation – Beim kompensierten Tinnitus können die Betroffenen die Symptome verarbeiten, so dass keine bzw. kaum eine Beeinträchtigung der Lebensqualität und Arbeitsfähigkeit eintritt.
Kap. 11.1, 11.2
kongenitale Atresie – angeborene Fehlentwicklungen des äußeren Gehörgangs
Kap. 4.2
Kontaktvibrationsempfinden – Wahrnehmung von Vibrationen, die direkt auf die Haut übertragen werden
Kap. **11.2**
Kontexthören – Ergänzen nicht verstandener Anteile im Hörprozess
Kap. 3.1
kontraindiziert – aufgrund bestimmter Umstände nicht anwendbare therapeutische Verfahren
Kap. 6.1.2
L – (level); mathematischer Ausdruck für die Schallstärke
Kap. **2.5.1**
Lärm – subjektiv unangenehm und störend empfundenes Schallereignis
Kap. 1, 2.4, 2.5.1, 2.5.2, 2.6, 3.1, 3.2.3, 4, 4.2, 6.3, **8**, 9.1, 9.4, 9.5.4, 9.7,
Lärmschwerhörigkeit – durch Lärm verursachte Schwerhörigkeit (meist berufsbedingt)
Kap. 1, **8.1**, 8.2.4, 9
Lärmtrauma – chronisches akustisches Trauma, das durch jahrelange Tätigkeit bei einem Schallpegel von über 85 dB verursacht wird, das sel-

tenere akute Lärmtrauma tritt bei plötzlicher Schalleinwirkung über 120 dB auf.
Kap. 9.6
Laufzeitdifferenz – zeitlich unterschiedliches Eintreffen der Schallwellen auf die beiden Ohren
Kap. 3.3.4
Lautheit – subjektives Lautstärkeempfinden (Angabe in sone)
Kap. **2.5.2**
Lautheitsausgleich – Ein leiser Ton wird auf dem kranken Ohr leiser wahrgenommen als auf dem gesunden; bei Erhöhung der Lautstärke wird der Ton irgendwann auf beiden Ohren als gleich laut empfunden (Hinweis auf Innenohrschädigung).
Kap. 6.2
Lautstärke – Maß für die Wahrnehmung des Schalldruckpegels, wird u.a. von Schalldruck und Frequenz beeinflusst (Angabe in Phon); Lautstärke wird auch als Synonym für Schalldruckpegel verwendet.
Kap. 1, **2**, 3.2, 3.3.4, 3.3.5, 5.1, 5.2, 6.1, 6.2, 7.2, 7.3, 8, 8.2, 8.3, 9.3, 9.4, 9.5.4, 9.5.6, 9.6, 9.7, 11, 11.2, 11.3
Lautsprachbegleitende Gebärde (LBG) – Wort für Wort-Übersetzung gesprochener Sprache mittels Gesten und Mimik (im Gegensatz zur Gebärdensprache keine Syntax und Grammatik)
Kap. 10.3
Licht-Signal-Anlage – s. LISA-Anlage
Limbisches System – Gehirnareal, das maßgeblich das Affekt- u. Triebverhalten und dessen Verknüpfung mit vegetativen Organfunktionen regelt
Kap. **3.1**, 3.3.5, 4.1
LISA-Anlage – Licht-Signal-Anlage, die z.B. Wecker, Telefon oder Türklingel durch Lichtblitze signalisiert
Kap. 7.3.1

Logopädie – Wissenschaft und Praxis von der Beseitigung, Minderung oder Verhütung von Sprach- und Stimmstörungen
Kap. 7.5.2, 10.3
Loudness Recruitment – s. Lautheitsausgleich
Luftleitung – Übertragungsweg des Schalls im Außenohr
Kap. 3.1, 4.2, 5.2
Magnetresonanztomografie (MRT) – Darstellung innerer Organe und Gewebe mit Hilfe von Magnetfeldern und Radiowellen
Kap. 5.1
Mainzer Sprachtest – audiometrischer Kindersprachtest
Kap. 5.2
Malleus – s. Hammer
Markscheide – Umhüllung, Isolierung der Nervenfaser
Kap. 3.2.2
Masker – Rauschgenerator, der ein Gegengeräusch zum Tinnitus erzeugt, um diesen zu verdecken (maskieren)
Kap. 7.4
Maskierung – s. Verdeckung
Membran – Haut
Kap. 3.1, 6.4, 7.5.3
Menièresche Krankheit – (auch: Morbus Menière), Erkrankung des Innenohrs, die mit Drehschwindel und Ohrensausen einhergeht
Kap. **6.4**
Meningeom – Tumor an der Hirnhaut
Kap. 4.2
Micro Link – Gerät, mit dem Schall per Funk bzw. per Kabel in ein Hörgerät übertragen wird (auch: Mikroport)
Kap. **7.3.3**
Mikroport – s. Micro Link
Mittelhirn – Hirnbereich, in dem u.a. Flucht- und Abwehrreflexe sowie unwillkürliche Muskelbewegungen gesteuert werden; enthält wichtige Zentren der Seh-, Riech- und Hörbahnen
Kap. 3.1

Mittelohr – luftgefüllter Raum zwischen Außen- und Innenohr, in dem der Schall durch die Gehörknöchelchen verstärkt und übertragen wird
Kap. 2.6, **3.1**, 4.2, 5.1, 5.2, 6.1.1, 7.3.2, 7.5, 7.5.1, 8.3
Mittelohrentzündung – (Otis media); entzündliche Erkrankung der Paukenhöhlenschleimhaut
Kap. 4.2, 5.1, 7.3.2
Mittelohrschwerhörigkeit – meist Fehlfunktion der Gehörknöchelchen
Kap. 5.2
Mittelungspegel (L_M) – durchschnittlicher Schalldruckpegel in einem bestimmten Zeitraum, der zur akustischen Beschreibung von verschiedenen Umwelt-Lärmquellen (z.b. Flug-, Eisenbahn- oder Straßenlärm) dient
Kap. **2.5.1**, 8.2.3, 9.7
Mittlerer Kniehöcker – s. Corpus geniculatum mediale
Monitoring – s. In-Ear-Monitoring
Mood Managing – Ausgestaltung des situativen musikalischen Umfelds zur Unterstützung, Kompensation und Veränderung der eigenen Stimmung
Kap. 3.2.3, 11.4
Morbus Menière – s. Menièresche Krankheit
Muskelentspannung nach Jacobsen – von René Jacobsen entwickelte Entspannungstechnik
Kap. 9.5.3, 9.5.5
Nanometer (nm) – 1 nm = 1 Milliardstel Meter
Kap. 3.1
neural – s. neuronal
neurale Schwerhörigkeit – s. retrocochleäre Schwerhörigkeit
Neurofibromatose Typ II – Tumorerkrankung des Hör- bzw. Hör-Gleichgewichtsnervs
Kap. 7.5.3
neuronal – die Nerven, das Nervensystem betreffend
Kap. 3.1, 3.2.1, 3.2.2, 3.3.5, 4.2, 4.3.1, 5.1

Noiser – Gerät zum Erzeugen eines weißen Rauschens bei der Tinnitusbehandlung
Kap. 6.1, **7.4**
Nosoakusis – durch nicht akustische Schädigungen (Verletzungen, Infektionen, Gifte oder Drogen) verursachte Schwerhörigkeit
Kap. 4
Noxe – Schadstoff
Kap. 1
Nucleus cochlearis – erster Hörkern; u.a. für die Schallortung zuständig
Kap. 3.1, 7.5.3
Nucleus olivaris – Oberer Olivenkomplex; Nervenkomplex, der vor allem dem Richtungshören dient
Kap. 3.1
OAE-Test – Aufnahme und Aufzeichnung otoakustischer Emissionen zum Nachweis einer Innenohrschädigung
Kap. 5.1
Oberer Olivenkomplex – s. Nucleus olivaris
Obertöne – s. Teiltöne
Ohrensausen – nicht krankhaftes durch Lärm verursachtes Pfeifen oder Zischen im Ohr
Kap. 9.4
Ohrenschmalz – wird von Drüsen im Gehörgang zum Schutz von Gehörgang und Trommelfell produziert (Cerumen)
Kap. 3.1, 4.2
Ohrinfarkt – s. Hörsturz
Ohrmuschel – äußerer Teil des Ohres
Kap. 3.1, 3.2.1, 3.3.4, 6.3, 7.2, 7.3.2, 7.4
Ohropax – einfache Gehörstöpsel aus einer flexiblen Kunststoffmasse
Kap. 9.4
Ohrtrompete – Eustachische Röhre, Verbindung zwischen Mittelohr und Rachenraum
Kap. **3.1**, 5.1
Oktavabstand – Frequenzabstand im Verhältnis 1:2, z.B. zwischen den Tönen c und c′
Kap. 5.2

Ontogenese – Entwicklung von Organismen (hier: menschliche Entwicklung)
Kap. 3.2.1
Ordinate – senkrechte Achse im Koordinatenkreuz
Kap. 2.2, 5.2
Oszillograf – Gerät zum Aufzeichnen von Schwingungen
Kap. 2.2
Oszilloskop – elektronisches Messgerät zur Darstellung des zeitlichen Verlaufes einer elektrischen Spannung
Kap. 2.2
otoakustische Emissionen – über die Gehörknöchelchen an das Außenohr abgestrahlte sehr schwache Schallenergie, die im Innenohr erzeugt wird (s. OAE-Test)
Kap. 3.1, 5.1
Otoplastik – individuell angepasstes Verbindungsstück zwischen Hörgerät und Ohr
Kap. 7.2
Otosklerose – Verknöcherung des Mittelohres
Kap. 4.2, 5.1
ototoxisch – das Gehör schädigend (nicht schallbedingt, sondern z.B. durch Gifte, Medikamente)
Kap. 4.2, 8.1, 8.4
Ovales Fenster – Membran zwischen Mittel- und Innenohr, die die Schwingungen des Steigbügels auf die Perilymphe im Innenohr überträgt
Kap. **3.1**
PA – (public address); Gesamtheit der Beschallungsgerätschaften bei Konzerten (Lautsprecherboxen, Verstärker, Mischpulte, Effektgeräte, Mikrofone etc.)
Kap. 8.2.2
Pädaudiologie – Wissenschaft von der Hörwahrnehmung des Kindes
Kap. 4.3.2
Parameter – hier: konstitutive Merkmale musikalischer Gestaltung (Tonhöhe, Tondauer, Klangfarbe etc.)
Kap. 3.2.2, 3.3.4, 11.4

paraverbal – Ausdruckselemente der Sprache wie Tonfall, Akzentuierung und Pausen
Kap. 3.3.3
Pascal – (Pa); Maßeinheit für Druck
Kap. **2.3**
Pathophysiologie – Lehre von den krankhaft veränderten Körperfunktionen sowie ihrer Entstehung und Entwicklung
Kap. 6.1.2
Paukengang – (auch: Paukentreppe); unterer der drei parallel verlaufenden Kanäle in der Schnecke
Kap. 3.1, 7.5.2
Paukenhöhle – luftgefüllter Innenraum des Mittelohrs
Kap. 3.1, 4.3.1
Paukenhöhlenerguss – Flüssigkeitsansammlung in der Paukenhöhle
Kap. 4.3.1
Paukenröhrchen – im Trommelfell eingesetzte Röhrchen, die bei Mittelohrentzündungen zur Belüftung des Mittelohres eingesetzt werden
Kap. 4.2
Pegeldifferenz – unterschiedliche Lautstärkewahrnehmung einer Schallquelle mit beiden Ohren, die das Richtungshören ermöglicht
Kap. 3.3.4
Perilymphe – Flüssigkeit in Vorhof- und Paukengang
Kap. **3.1**, 6.4
perinatal – die Zeit während der Geburt betreffend
Kap. 3.2.2
Perzeption – Gesamtheit der Wahrnehmungsvorgänge
Kap. 10.2, 11.2
Phase – Schwingungszustand einer Welle an einer bestimmten Stelle und zu einem bestimmten Zeitpunkt
Kap. 2.2, 7.2
phasengleich – hier: sich entsprechende Punkte im Schwingungsverlauf des Sinustones
Kap. 2.2
Phon – Maß für die Lautstärke
Kap. **2.5.2**

Phoniatrie – Stimm- und Sprachheilkunde
Kap. 7.5.2, 9.8

Phonograph – von Th. A. Edison erfundenes Gerät zur Aufzeichnung von Schallwellen
Kap. 2.6

Phonophobie – Angst vor bestimmten Schallereignissen
Kap. **6.2**

Phylogenese – Stammesgeschichte (hier: des Menschen)
Kap. 3.2.1

Plazenta – (Mutterkuchen); gefäßreiches Organ, das für den Stoffwechsel zwischen Mutter und Kind sorgt
Kap. 4.3.1

polykausal – viele Ursachen habend
Kap. 6.1.1

Positronen-Emissions-Tomografie – bildgebendes Verfahren, bei dem radioaktiv markierte Substanzen (Zucker oder Sauerstoff) im Gehirn beobachtet werden
Kap. 3.3.5

postlingual – nach dem Spracherwerb
Kap. 7.5.3

postnatal – die Zeit nach der Geburt betreffend
Kap. 3.2.2, 4.3.1

pränatal – die Zeit vor der Geburt betreffend
Kap. 3.2.1

Prävention – (Zuvorkommen, hier: Vorbeugung); Früherkennung und Rehabilitation von Hörschäden (primäre, sekundäre und tertiäre P.)
Kap. 1, 6.1.1, 8.2.3, **9**

Presbyakusie – (auch: Presbyakusis); Altersschwerhörigkeit
Kap. **3.2.4**, 4

progredient – zunehmende Verschlimmerung einer Krankheit
Kap. 9.5.3

Psychoakustik – Lehre von der subjektiven Wahrnehmung von Schall (Musik, Klang, Lärm etc.) und der auditiven Informationsverarbeitung des Gehörs
Kap. 5.1

Rauschen – Geräusch mit allen Frequenzen (gleichmäßig verteilt)
Kap. **2.2**, 2.6, 5.2, 6.1.2, 7.4

Recruitment – pathologischer schneller Anstieg der Lautheitsempfindung beim Innenohrschaden
Kap. 6.1.2, **6.2**, 7.2, 9.5.3, 11, 11.4

Reintonaudiogramm – s. Tonaudiogramm

Reissner-Membran – (auch: Reissnersche Membran); Membran, die Schnecken- und Vorhofgang trennt
Kap. **3.1**

Rekrutierung – s. Recruitment

Resonanz – Mitschwingen eines Körpers, dessen Eigenfrequenz durch auf ihn treffende Schallschwingungen angeregt wird
Kap. 11.2

Retraining – s. Tinnitus-Retraining-Therapie

retrocochleär – „hinter der Cochlea liegend", die neuronale Reizweiterleitung hinter der Cochlea
Kap. 3.1, 4.2

retrocochleäre Schwerhörigkeit – neurale Schwerhörigkeit im Unterschied zur cochleären Schwerhörigkeit; verursacht durch pathologische Veränderungen des Hörnervs
Kap. **4.2**

Rezeptoren – Sinneszellen, die Reize aufnehmen (z.B. Haarzellen im Innenohr)
Kap. 3.2.1, 3.2.4

Richtungshören – Fähigkeit, eine Schallquelle zu lokalisieren
Kap. 3.3.4, 4.3.2, 9.5.2

Ringschleife – Übertragungs- und Verstärkersystem für Hörgeräteträger, das akustische Signale in elektrische Energie umwandelt
Kap. **7.3.4**, 7.3.5, 10.2

RINNE-Versuch – Hörprüfung mittels Stimmgabel, bei der Luft- und Knochenleitung des Ohres verglichen werden
Kap. **5.2**

Rundes Fenster – Membran zwischen Mittelohr und Paukengang des Innenohres; dient dem Druckausgleich zwischen Mittel- und Innenohr
Kap. **3.1**, 7.5.2
Salutogenese – Förderung von Gesundheitsverhalten
Kap. 9.2
Scala tympani – s. Paukengang
Scala vestibuli – s. Vorhofgang
Schallbild – (auch: Hörbild); kognitive Leistung des Großhirns, das eine bewusste Hörwahrnehmung, einen Höreindruck konstruiert
Kap. 3.1
Schalldruck – Veränderung des Luftdrucks durch eine Schallquelle
Kap. 2.1, **2.3**, 2.4, 2.5.2, 4.3.2, 5.1, 8.2
Schalldruckpegel (L) – (auch: Schallpegel oder Schallstärke); physikalisches Maß des Schalls, gemessen in dB
Kap. **2.3**, 2.4, **2.5.1**, **2.5.2**, 3.1, 7.2, 8, 8.1, 8.2, 8.2.1, 8.2.3, 8.2.4, 9.4, 9.5.4, 9.7
Schallemission – Aussendung von Schall
Kap. 2.5.1
Schallempfindungsschwerhörigkeit – s. Innenohrschwerhörigkeit
Schallempfindungsstörung – Verschlechterung des Hörvermögens durch einen Innenohrschaden
Kap. 4.2
Schallexposition – gradueller Wert, der angibt, mit welcher Intensität und Häufigkeit Personen Schall ausgesetzt sind
Kap. 1, 2.6, 8.2
Schallgeschwindigkeit – berechnet sich aus der Multiplikation von Frequenz und Wellenlänge
Kap. 2.1, **2.2**
Schallimmission – Schalleinwirkung
Kap. 2.5.1, 9.1, 9.4, 9.7
Schallintensität – Schallenergie, die pro Zeiteinheit durch eine Flächenmembran tritt
Kap. 1, 2.1, 3.3.4, 8.2.4

Schallleistung – die pro Zeiteinheit von einer Schallquelle abgegebene oder die von einem Schallempfänger aufgenommene Schallenergie
Kap. 2.3, 3.2.3, 8.1
Schallleitungsschwerhörigkeit – entsteht durch Defekte in Trommelfell und Mittelohr
Kap. **4.2**, 5.2
Schalllokalisation – Ortung von Schall
Kap. 3.3.4, 7.2, 10.2
Schallpegel – s. Schalldruckpegel
Schallstärke – s. Schalldruckpegel
Schallwelle – physikalische Ausbreitungsform des Schalls
Kap. **2.2**, 3.1, 3.3.4, 5.1, 7.5.3, 8.2, 11, 11.2
Schläfenlappen – s. Temporallappen
Schmerzschwelle – Schalldruck, bei dem Schmerzempfinden eintritt (ca. 120-140 Hz)
Kap. 2.3, **2.4**, 8.2.3
Schmalbandrauschen – Rauschen, das sich auf ein enges Frequenzspektrum beschränkt
Schnecke – s. Cochlea
Schneckengang – mittlerer Kanal der Schnecke, in dem sich das Corti-Organ befindet
Kap. **3.1**
Schneckenspindel – Achse der Schnecke, durch die der Hörnerv läuft
Kap. 3.1
Schneckenspitze – in der Cochlea Übergang von Vorhof- zu Paukengang
Kap. 3.1
Schneckentor – s. Helikotrema
Schwerhörige – Menschen mit einem größeren Hörverlust
Kap. 1, 3.3.3, 4.3.3, 5.2, 6.1, 6.2, 7.2, 7.5.2, 9.5.4, 10.2, 11, 11.1
Schwerhörigkeit – herabgesetztes Hörvermögen
Kap. 1, 3.2.4, **4**, 5.1, 5.2, 6.1.1, 6.2, 6.3, 6.4, 7.2, 8.1, 8.2.4, 8.3, 9, 9.5.4, 9.8, 10.2, 11, 11.4, 12
Screening – Verfahren zur Reihenuntersuchung
Kap. 4.3.1, 5.1, 9.1

Segmentierung – hier: gliedernde Strukturen in der gesprochenen Sprache
Kap. 3.2.2
selektives Hören – Fähigkeit, Informationen bestimmter Schallereignisse aus Hintergrundgeräuschen herauszufiltern
Kap. 3.3.1, 4.3.2, 7.2, 10.2
sensorineurale Schwerhörigkeit – durch eine Störung im Innenohr oder in der Hörbahn verursachte Schwerhörigkeit
Kap. **4.2**
sensorische Schwerhörigkeit – s. Innenohrschwerhörigkeit
Sinusschwingung – gleichmäßige Luftdruckschwankung des Sinustones
Kap. 2.2
Sinuston – Ton mit nur einer Frequenz
Kap. **2.2**, 5.2
Sleeper-Funktion – „Einschlaffunktion" beim Radio, das nach einer vorbestimmten Zeit ausgeht
Kap. 3.2.3
Sone – Maßeinheit der Lautheit
Kap. 2.5.2
Soundscape – Klanglandschaft, von Murray Schafer geprägter Begriff; das vom ihm initiierte World Soundscape Project widmete sich vergleichenden Klanguntersuchungen von Landschaften und Städten.
Kap. 9.5.3
Soziakusis – Verlust der Hörfähigkeit hauptsächlich aufgrund von Lärmbelastung und zivilisationsbedingten Belastungen des Gehörs
Kap. 3.2.4, 4, 8.2.3
Spätertaubung – Ertaubung nach dem 18./19. Lebensjahr
Kap. 7.5.2, 10.3
Spielaudiometrie – subjektives Hörverfahren, bei dem Kinder zu Spielreaktionen aufgefordert werden, die durch Schallreize ausgelöst werden
Kap. **5.2**
Spitzenpegel (L_P) – (L_{Peak}); höchster Schalldruckpegel in einem bestimmten Zeitraum, der zur akustischen Beschreibung von verschiedenen Umwelt-Lärmquellen (z.B. Knallen) dient
Kap. 2.5.1, 8.3
SPL – (Sound Pressure Level); Schalldruckpegel, der in dB gemessen wird, Bezugsgröße ist 20 µPa
Kap. **2.3**, 2.5.1
Sprachabstandsprüfung – Überprüfung der Hörfähigkeit von Flüstern und Alltagssprache bei bestimmten Entfernungen
Kap. **5.2**
Sprachaudiometrie – Untersuchung des Sprachgehörs und des Sprachverständnisses
Kap. **5.2**
Stapedius – (Musculus stapedius); Steigbügelmuskel
Stapediusreflexmessung – objektiver Hörtest, bei dem die Reaktionen des Stapedius auf hohen Schalldruck gemessen werden
Stapes – s. Steigbügel
Steigbügel – drittes der drei Gehörknöchelchen, das am Ovalen Fenster ansetzt
Kap. 3.1, 5.1, 7.5.1
Stimmbänder – schwingungsfähiger Teil der Stimmlippen, die im Kehlkopf den Spalt umschließen, durch den die Luft in der Luftröhre strömt
Kap. 2.1
Stimmgabeltests – Tests zur Unterscheidung von Schallleitungs- und Schallempfindungsschwerhörigkeit, s. RINNE-Versuch und s. Weber-Versuch
Kap. **5.2**
Stimmlippen – Struktur im Kehlkopf, die die Stellung der Stimmbänder reguliert und dadurch das Sprechen und Singen ermöglicht
Kap. 3.2.3
Subwoofer – Tiefton-Lautsprecher
Kap. 3.3.4
Symptom – charakteristisches Merkmal einer Krankheit
Kap. 2.4, 3.1, 3.2, 4, 4.3.1, 4.3.2, 6, 6.1.1, 6.1.2, 6.3, 6.4, 7.1, 8.3, 9.8, 11

Synapse – Kontaktstellen von Nervenzellfortsätzen (Axonen) zu anderen Nervenzellen = Umschaltstelle für die Erregungsleitung von einer Nervenzelle auf eine andere
Kap. 3.2.2
Synästhesie – psychologisch-neurologische Besonderheit, bei der eine Sinnesempfindung unwillkürlich einen anderen Sinn mitaktiviert (z.B. Farbenhören)
Kap. **3.3.5**
Syndrom – Gesamtheit von Symptomen eines Krankheitsbildes
Kap. 3.2.4, 4.3.1, 6.1.1
T-Funktion – Telefonspule in Hörgeräten (auch: T-Link)
Kap. 7.3.5
taktil – den Tastsinn betreffend
Kap. 3.2.1, 7.3.1, 11.2
Taubheit – vollständiger Ausfall des Hörsinns
Kap. 1, 4.1, 7.5.2
Teiltöne – (auch: Obertöne); über dem Grundton liegende mitschwingende Töne, die in einem bestimmten natürlichen Frequenzverhältnis zum Grundton stehen (1:2:3:4 etc.)
Kap. **2.2**, 2.4
Temporallappen – Teil des Großhirns
Kap. 3.1, 3.2.1
Thrombose – Verschluss eines Blutgefäßes durch ein Blutgerinnsel
Kap. 6.3
Tinnitus – Klingel- bzw. Pfeifton im Ohr, unterschieden wird der subjektive und objektive T.
Kap. 2.2, 3.1, 3.2.3, 3.2.4, 3.3.5, 4, 4.3.3, **6.1**, 6.2, 6.3, 7.1, 7.4, 8.2, 8.2.4, 8.3, 9.5.1, 9.5.3, 9.6, 9.8, 11.3, 12
Tinnitus-Instrument – für hörbehinderte Tinnituserkrankte entwickeltes Gerät, das einen Rauschgenerator und ein Hörgerät enthält
Kap. 6.1.2, 7.4
Tinnitus-Retraining-Therapie (TRT) – audiologische Therapie, bei der mit Maskern, Beratung und Begleitung Tinnitus-Patienten behandelt werden
Kap. **6.1.2**, 7.4
Tonhöhendiskrimination – Tonhöhenunterscheidung (meist eng benachbarter Töne)
Kap. 11.4
Tonotopie – Umwandlung der Frequenzinformation in eine Ortsinformation auf der Basilarmembran
Kap. 3.1
Trauma – körperliche oder seelische Wunde
Kap. 3.2.1, 6.2, 8.3
Trommelfell – Membran zwischen Außen- und Mittelohr, die die in das Ohr treffenden Schallwellen auf die Gehörknöchelchen überträgt
Kap. 3.1, 3.2.4, 4.2, 5.1, 7.5, 7.5.1, 8.3
TRT – s. Tinnitus-Retraining-Therapie
Tube – s. Ohrtrompete
Tympanogramm – Ergebnis der Tympanometrie: grafische Darstellung der Trommelfellbeweglichkeit in Abhängigkeit vom Luftdruck
Kap. 5.1
Tympanometrie – Messung der Tubenfunktion und des Mittelohrdruckes zur Beurteilung der Trommelfellbeweglichkeit
Kap. **5.1**
Ultraschall – Schall über 20.000 Hz, der oberen Frequenzgrenze des menschlichen Gehörs
Kap. **2.4**
Unbehaglichkeitsschwelle – Schallpegel, ab dem Lautstärke als unangenehm empfunden wird (ca. 90-110 dB)
Kap. **2.4**
Uterus – Gebärmutter
Kap. 3.2.1, 3.2.2
Verdeckung – (auch: Maskierungseffekt); beim Hören von Klängen und Geräuschen werden aufgrund der Funktionsweise des Innenohres bestimmte Frequenzanteile nicht oder nur schwach wahrgenommen.
Kap. 2.2

Verhaltensaudiometrie – subjektiver Test, bei dem die Hörfähigkeit von Kindern aufgrund ihres Verhaltens gegenüber Schallreizen beurteilt wird (s. auch: Spielaudiometrie) Kap. **5.2**

Verlängertes Rückenmark – unterer Teil des Hirnstamms; enthält u.a. das Atemzentrum und den Nucleus cochlearis Kap. 3.1

Vertaubung – Schädigung des Ohres durch hohe Lautstärken Kap. 6.3, 7.2, 8.3, 9.5.1

Vertäubung – Darbieten eines Rauschens auf einem Ohr, um die Hörfähigkeit des anderen (Prüf-)ohres zu testen; auch: reversibles Taubheitsgefühl oder Piepen im Ohr nach längerer Lärmeinwirkung Kap. 5.2, 8.2.3, 8.2.4, 9.4

Verzerrung – Verstärkung im Hörgerät, bei der Töne oder Rauschen erzeugt werden, die beim ursprünglichen Eingangssignal nicht vorhanden sind Kap. 11.3

Vestibulär-Apparat – s. Gleichgewichtsorgan

Vibrationsrezeption – Wahrnehmung von Schwingungen Kap. 11, 11.1, **11.2**

visuell – den Sehsinn betreffend Kap. 2.6, 3.1, 3.2.2, 3.3.2, 3.3.3, 3.3.4, 7.3.1, 9.5.1, 9.5.2, 9.5.4, 10.2, 10.3, 11, 11.1

Vorhofgang – (auch Vorhoftreppe); mit Perilymphe gefüllter unterer der drei Kanäle der Schnecke Kap. 3.1

Vorhoftreppe – s. Vorhofgang

Vulnerabilität – Verwundbarkeit, Verletzlichkeit Kap. 1, 8.4

Wanderwelle – Bewegungen auf der Basilarmembran durch die vom Ovalen Fenster übertragenen Schwingungen Kap. **3.1**, 7.5.3

Weber-Fechner-Gesetz – beschreibt den logarithmischen Zusammenhang zwischen Reizstärke (hier: Schall) und Empfindungsstärke (hier: Lautstärke) Kap. 2.3

Weber-Versuch – Stimmgabelprüfung zur binauralen Prüfung der Knochenleitung Kap. **5.2**

Wellenlänge – Abstand zweier in Phase schwingender Punkte einer Welle (z.B. Wellenberge) Kap. **2.2**, 3.3.4

Zwischenhirn – Hirnteil, in dem u.a. die Hormonausschüttung gesteuert wird Kap. 3.1

Adressen

I Verbände, Selbsthilfegruppen

Arbeitsgemeinschaft Deutschsprachiger Audiologen und Neurootologen (ADANO)
Förderung von Forschung und Praxis in der Audiologie und Neurootologie.
HNO-Klinik Universität Heidelberg,
Im Neuenheimer Feld 400, 69120 Heidelberg;
Tel.: 06221/566700, Fax: 06221/564641;
E-Mail: sebastian_hoth@med.uni-heidelberg.de
Internet: www.hno.org/adano

Arbeitsgemeinschaft Erzieher bei Hörgeschädigten e.v.
Optimierung der Beratung, Betreuung und Förderung Hörgeschädigter.
Bischofstr. 6, 34576 Homberg/Efze; Tel. 05681/7708-22;
E-Mail: info@aeh-ev.de, Internet: www.aeh-ev.de

Arbeitskreis für Auditiv-Verbale Erziehung e.v.
Verein, der betroffenen Kindern und ihren Eltern Unterstützung, Hilfe und Tipps für das alltägliche Leben mit einer Hörschädigung bietet.
Beusselstraße 32-33, 10553 Berlin; Tel. u. Fax: 030/27591628;
E-Mail: info@auditiv-verbale-erziehung.de,
Internet: www.auditiv-verbale-erziehung.de

Beratungsstelle für Gehörvorsorge
Präventive Leistungen für Lärmberufe.
Arbeitsmedizinisches Präventionszentrum Erfurt (APZ Erfurt).
Lucas-Cranach-Platz 2, 99097 Erfurt;
Tel.: 0361/4391-4800, Fax: 0361/4391-4810;
E-Mail: andrea_junker@bgn.de,
Internet: www.apz-erfurt.de/Beratung_Laerm.html

Berufsverband Deutscher Hörgeschädigtenpädagogen (BDH)
Beratung und Förderung im Elternhaus, fachpädagogische Begleitung und Unterstützung hörgeschädigter Kinder und Jugendlicher an Regeleinrichtungen sowie Fort- und Weiterbildung von Hörgeschädigtenpädagogen, Herausgabe der Zeitschrift „Hörgeschädigtenpädagogik".
Borsteler Chaussee 163, 22453 Hamburg;
Tel.: 040/5537174, Fax: 040/55373490;
E-Mail: C.Ha-Boe@gmx.de, Internet: www.b-d-h.de

Bundesarbeitsgemeinschaft Hörbehinderter Studenten und Absolventen e.V.
Selbsthilfeorganisation gehörloser und schwerhöriger Menschen im Studium und danach (auch: Landesarbeitsgemeinschaften).
Hinter der Hochstätte 2a, 65239 Hochheim;
Tel.: 06146/835537, Fax: 06146/835538;
E-Mail: info@bhsa.de, Internet: www.bhsa.de

Bundeselternverband gehörloser Kinder e.V.
Interessensvertretung von Eltern gehörloser, hochgradig schwerhöriger, resthöriger und an Taubheit grenzender Kinder.
Hans-Thoma-Straße 17, 61440 Oberursel;
Tel.: 06171/3374, Fax: 06171/580729;
E-Mail: lothar.m.wachter@t-online.de, Internet: www.gehoerlosekinder.de

Bundesgemeinschaft der Eltern und Freunde hörgeschädigter Kinder e.V.
Information und Beratung von Eltern hörgeschädigter Kinder (Förder- und Bildungsmöglichkeiten, technische und gesetzliche Hilfen, Austausch mit anderen Eltern); Herausgabe der Mitgliederzeitschrift „Spektrum Hören".
Pirolkamp 18, 22397 Hamburg; Tel.: 040/6070344, Fax: 040/6072361;
E-Mail: post@bundesgemeinschaft.de,
Internet: www.bundesgemeinschaft.de, www.spektrum-hoeren.de

Bundesverband der GebärdensprachdolmetscherInnen Deutschlands (BGSD) e.V.
Ziele sind vor allem die Professionalisierung der Mitglieder, die Vertretung ihrer Interessen und die Etablierung des Berufsbilds des Gebärdendolmetschers.
Hauptstr. 58, 99334 Elxleben; Tel.: 036200/60526, Fax: 036200/60939;
E-Mail: info@bgsd.de, Internet: www.bgsd.de

Bundesverband Lautsprache und Integration für Gehörlose und Schwerhörige (BLGS) e.V.
Holzhofstraße 21, 67227 Frankenthal;
Tel.: 06233/5909212, Fax: 06233/4909200;
E-Mail: w.salz@pih.bv-pfalz.de

Bundesverband der SozialarbeiterInnen/SozialpädagogInnen für Hörgeschädigte (BvSH) e.V.
Aufgaben und Ziele sind Fortbildungen und Tagungen, die Anwendung und Weiterentwicklung sozialpädagogischer Methoden für die Arbeit mit hörgeschädigten Personen und Bezugspersonen und die Unterstützung der sozialen und beruflichen Eingliederung Hörgeschädigter, Herausgabe von Informationsmaterialien.
Neumühle 1, 06886 Lutherstadt Wittenberg;
Tel.: 03491/442417, Fax: 03491/442416;
E-Mail: info@bvsh.com, Internet: www.bvsh.com

Deutsche Arbeitsgemeinschaft für Evangelische Gehörlosenseelsorge (DAFEG) e.V.
Vorrangige Aufgabe ist die Sicherstellung von Verkündigung, Seelsorge, christlicher Unterweisung, Konfirmandenunterricht und Lebenshilfe für Gehörlose.
Garde-du-Corps-Str. 7, 34117 Kassel;
Tel.: 0561/7394051, Fax: 0561/7394052;
E-Mail: info@dafeg.de, Internet: www.dafeg.de

Deutsche Arbeitsgemeinschaft Selbsthilfegruppen (DAG-SHG) e.V.
Fachverband zur Unterstützung von Selbsthilfegruppen und an Selbsthilfegruppen Interessierten.
Friedrichstr. 28, 35392 Gießen; Tel.: 0641/99456-12, Fax: 0641/99456-19; E-Mail: dagshg@gmx.de, Internet: www.dag-selbsthilfegruppen.de

Deutsche Cochlear-Implant-Gesellschaft (DCIG) e.V.
Interessenvertretung von CI-Trägern, Förderung gehörlos geborener Kinder und ertaubter Kinder und Erwachsener, Herausgabe der Verbandszeitung „Schnecke".
Rosenstraße 6, 89257 Illertissen;
Tel.: 07303/3955, Fax: 07303/43998;
E-Mail: dcig@dcig.de, Internet: www.dcig.de

Deutsche Gesellschaft für Akustik (DEGA) e.V.
Förderung des Erfahrungsaustausches zum Thema Akustik im In- und Ausland.
Voltastraße 5, 13355 Berlin;
Tel.: 030/460694-63, Fax: 030/460694-70;
E-Mail: dega@dega-akustik.de, Internet: www.dega-akustik.de

Deutsche Gesellschaft für Audiologie (DGA) e.V.
Förderung von Forschung, Entwicklung, Lehre und klinischer Praxis in der Audiologie, Herausgabe der „Zeitschrift für Audiologie".
c/o Haus des Hörens, Marie-Curie-Straße 2, 26129 Oldenburg;
Tel.: 0441/2172-500, Fax: 0441/2172-550;
E-Mail: info@dga-ev.com, Internet: www.unizh.ch/orl/dga-ev

Deutsche Gesellschaft für Hals-Nasen-Ohrenheilkunde, Kopf- und Halschirurgie e.V.
Förderung der wissenschaftlichen und praktischen Hals-, Nasen-, Ohrenheilkunde, Kopf- und Halschirurgie und die Förderung des Allgemeinwissens um ihre geschichtliche Entwicklung.
Hittorfstr. 7, 53129 Bonn; Tel.: 0228/231770, Fax: 0228/239385;
E-Mail: info@hno.org, Internet: www.hno.org

Deutsche Gesellschaft für Phoniatrie und Pädaudiologie
Informationen zu wichtigen Krankheitsbildern aus den medizinischen Fachgebieten Phoniatrie und Pädaudiologie für Patienten und Eltern hör-, sprach- oder stimmgestörter Kinder.
Robert-Koch-Straße 40, 37075 Göttingen;
Tel.: 0551/3928-11, Fax: 0551/3928-12;
E-Mail: ekruse@med.uni-goettingen.de, Internet: www.dgpp.de

Deutsche Gesellschaft der Hörgeschädigten-Selbsthilfe und Fachverbände (DG) e.V.
Dachverband für bundesweite Verbände und Institutionen, die sich um das Wohl der gehörlosen, schwerhörigen, ertaubten und taubblinden Menschen bemühen.
Paradeplatz 3, 24768 Rendsburg;
Tel. (STel.): 04331/5897-22, Fax: 04331/5897-45;
E-Mail: info@deutsche-gesellschaft.de,
Internet: www.deutsche-gesellschaft.de

Deutsche Hörbehinderten Selbsthilfe (DHS) e.V.
Bundesweit tätige Selbsthilfeorganisation für Schwerhörige und Ertaubte, Herausgabe der Zeitschrift „Forum".
c/o Anne Jung, Römerfeldstraße 21, 50259 Pulheim;
Fax: 02238/55604; Internet: www.hoerbehindertenselbsthilfe.de

Deutsche Tinnitus Liga (DTL) e.V.
Gemeinnützige Selbsthilfeorganisation gegen Hörsturz, Ohrgeräusche und Menièrsche Krankheit.
Am Lohsiepen 18, Postfach 210351, 42353 Wuppertal;
Tel.: 0202/24652-0, Fax: 0202/24652-20;
E-Mail: dtl@tinnitus-liga.de, Internet: www.tinnitus-liga.de

Deutscher Arbeitsring für Lärmbekämpfung (DAL) e.V.
Bekämpfung der Entstehung und Ausbreitung von Lärm, Schutz und Wiederherstellung lärmarmer Lebensräume und Sicherung einer akustisch gesunden Arbeits- und Wohnumwelt, Herausgabe der „Zeitschrift für Lärmbekämpfung".
Frankenstr. 25, 40476 Düsseldorf; Fax: 0211/442634;
E-Mail: IZLaerm@dalaerm.de, Internet: www.dalaerm.de

Deutscher Fachverband für Gehörlosen- und Schwerhörigenpädagogik (DFGS) e.V.
Verband für Erziehung, Bildung und Rehabilitation Gehörloser, Schwerhöriger und Ertaubter; Aufgaben u.a.: Informations- und Öffentlichkeitsarbeit, Weiterbildung, Kontakte zu Wissenschaft und Forschung, Herausgabe der Verbandszeitschrift „DFGS-Forum". Geschäftsstelle: c/o Prof. Dr. K.B. Günther, Humboldt-Universität Berlin, Phil Fak IV Reha Wiss,
Unter den Linden 6, 10099 Berlin; Tel.: 030/2093-4259, Fax: 030/2093-4529 E-Mail: dfgs@taubenschlag.de, Internet: www.taubenschlag.de/dfgs

Deutscher Gehörlosen-Bund e.V.
Interessenvertretung der Gehörlosen und anderen Hörgeschädigten in Deutschland; Homepage mit zahlreichen Informationen und Links, Mitteilungsblatt: „Deutsche Gehörlosen-Zeitung".
Hasseer Straße 47, 24113 Kiel;
Tel.: 040/88099612, Fax: 0431/6434493;
E-Mail: info@gehoerlosen-bund.de, Internet: www.gehoerlosen-bund.de

Deutscher Gehörlosen-Sportverband (DGS) e.V.
Förderung des Gehörlosensports; Durchführung nationaler Meisterschaften in 21 Sportarten (auch: Landesverbände).
Tenderweg 9, 45141 Essen;
(Schreib)Tel.: 0201/814170 oder 0201/8141710, Fax: 0201/8141729;
E-Mail: dgs-geschaeftsstelle@dg-sv.de, Internet: www.dg-sv.de

Deutscher Schwerhörigenbund (DSB) e.V.
Interessenvertretung Hörgeschädigter mit dem Ziel der Verbesserung der Situation Schwerhöriger und Ertaubter, Herausgabe der Zeitschrift „DSBreport" (Beilage „Die DSB-Jugend").
Breite Strasse 23, 13187 Berlin; Tel: 030/475411-14, Fax: 030/475411-16;
E-Mail: info@schwerhoerigen-netz.de,
Internet: www.schwerhoerigen-netz.de/DSB/

Deutsches Zentralregister für kindliche Hörstörungen
Aufgabe ist die möglichst realistische Darstellung der tatsächlichen Situation hörgeschädigter Kinder in Deutschland.
Klinik für Audiologie und Phoniatrie, Universitätsklinikum Benjamin Franklin, Fabeckstr. 62, 14195 Berlin;
Tel.: 030/8445-6841 oder 030/8445-6812, Fax: 030/8445-6855,
E-Mail: phoniatrie.cbf@charite.de,
Internet: www.medizin.fu-berlin.de/audio/de/forschung/schwerpunkte/dzh

Eltern hörgeschädigter Kinder e.V. Unna
Hilfen und Ratschläge für den Umgang mit hörgeschädigten Kindern.
E-Mail: contact@ich-hoere.de, Internet: www.ich-hoere.de

Elternvereinigung zur Förderung hörgeschädigter Kinder in Oberfranken
Blaicher Straße 12, 95326 Kulmbach;
Tel.: 09221/83460, Fax: 09221/877601;
E-Mail: m.p.deichsel@t-online.de, Internet: www.hoereltern.de

EuroTinnitus Association a.s.b.l
Forschungsförderung auf dem Gebiet der gesamten Innenohrerkrankungen wie Tinnitus, Morbus Menière und Schwerhörigkeit; Links zu Forschungszentren.
9. Rue des Jardins, L - 4591 Differdange;
Tel.: 00352/20401410, Fax: 00352/20402303;
E-Mail: Infozentrale@eurotinnitus.com, Internet: www.eurotinnitus.com

Fördergemeinschaft für Taubblinde e.V. –
Bundeselternvertretung Deutschland
Katteweg 15a, 14129 Berlin; Tel.: 030/80497461;
Internet: taubblind.selbsthilfe-online.de

Forschungsverbund Leiser Verkehr
Forschungsverbund zur Verminderung des Verkehrslärms.
Geschäftsstelle Leiser Verkehr, DLR, Institut für Antriebstechnik,
51147 Köln;
Tel: 02203/601-2250;
E-Mail: Kerstin.Toenjes@dlr.de, Internet: www.fv-leiserverkehr.de

Gehör-Selbsthilfegruppen in Deutschland
Kontaktpersonen und Adressen nach Postleitzahlen geordnet auf der Homepage der Landesapothekerkammer Baden-Württemberg,
Villastraße 1, 70190 Stuttgart; Tel. 0711/99347-0, Fax: 0711/99347-45;
E-Mail: info@apothekerkammer-bw.de,
Internet: www.lak-bw.de/service/adressen/selbsthilfegruppen/shgr_gehoer.htm

Gesellschaft für Gebärdensprache und Kommunikation Gehörloser (GGKG) e.V.
Förderung der Gebärdensprachenforschung und der praktischen Umsetzung der gewonnenen Erkenntnisse. Gemeinsam mit Gehörlosen- und sonstigen Fachverbänden Einsatz für die politische Durchsetzung der Gebärdensprache als Minderheitensprache, Herausgabe der Zeitschrift „Das Zeichen" (zusammen mit dem Institut für Gebärdensprache).
Binderstraße 34, 20146 Hamburg;
Tel.: 040/42838-6735 und -3240, Fax: 040/42838-6109;
E-Mail: webmaster@sign-lang.uni-hamburg.de,
Internet: www.sign-lang.uni-hamburg.de/Signum/GGKG/GGKG.html

Hörberatungszentren (Hörbiz)
Anlaufstellen für ratsuchende Hörgeschädigte, Angehörige und Kontaktpersonen zu den Themen Hören, Taubheit, Schwerhörigkeit, CI, Tinnitus; z.B.: Hörbiz Hamburg: www.hoerbiz.de, Hörbiz Trier: www.hoerbiz-trier.de, Hörbiz Charlottenburg/Berlin: www.hoerbiz.info

Initiative Gehörlosenjugend (IGJ) e.V.
Verein für hörgeschädigte Jugendliche in München und auch aus Bayern. Schwerpunkt: Freizeitgestaltung.
Lohengrinstr. 11, 81925 München;
E-Mail: igj@gmx.de, Internet: www.igj-muenchen.de

Interdisziplinärer Verein zur Förderung bilingualer/bikultureller Erziehung hörgeschädigter Kinder und Jugendlicher (bilis) e.V.
Förderung der bilingualen/bikulturellen Erziehung mit dem Ziel der Integration hörgeschädigter Menschen in die hörende Gesellschaft.
Godehard Ricke, Leobschützer Str. 60, 90473 Nürnberg;
Bildtel.: 0911/8000632, Fax: 0911/806262;
E-Mail: godehard@ricke.de, Internet: www.bilis.de

Kleine Lauscher – Hessische Elterninitiative zur lautsprachlichen Förderung hörgeschädigter Kinder e.V.
Neugasse 1, 35428 Langgöns; Tel.: 06403/74428, Fax: 06403/76112;
E-Mail: info@kleine-lauscher.de, Internet: www.kleine-lauscher.de

Kultur und Geschichte Gehörloser (KuGG) e.V.
Förderung der Kultur, Geschichte und Gebärdensprache der Gehörlosen und Austausch von Erfahrungen auf allen Gebieten der Kultur und Geschichte Gehörloser.
Blostwiete 1, 22111 Hamburg; Fax: 040/65592610;
E-Mail: info@kugg.de, Internet: www.kugg.de

Lautsprachlich kommunizierende Hörgeschädigte Deutschland (LKHD) e.V.
Josef-v.-Hirsch Str. 57, 82152 Planegg, Fax: 0721/151346583;
E-Mail: n.gaube@lkhd.de, Internet: www.lkh-deutschland.de

Liga für Hörgeschädigte
Zusammenschluss von Vereinigungen zur Interessenvertretung aller Hörgeschädigten mit dem Ziel der Integration in die lautsprachliche Gesellschaft durch Therapie, Erziehung, Rehabilitation und weitere erforderliche Hilfen.
Homburger Str. 20, 61169 Friedberg;
Tel.: 06031/153-60, Fax: 06031/153-59;
E-Mail: info@liga-fuer-hoergeschaedigte.de,
Internet: www.liga-fuer-hoergeschaedigte.de

Rehabilitationszentrum für Hörgeschädigte
Rehabilitationsangebot für hörgeschädigte Erwachsene mit Verständigungsschwierigkeiten und daraus entstehenden Folgeauswirkungen im psychosozialen und beruflichen Bereich.
Paradeplatz 3, 24768 Rendsburg;
Tel.: 04331/5897-0 (auch Schreibtelefon), Fax: 04331/5897-45;
E-Mail: info@hoergeschaedigt.de,
Internet: www.hoergeschaedigt.de/ie/index.html

Stiftung Zuhören e.V.
Förderung des Zuhörens als „Kulturtechnik" in den Zusammenhängen von Bildung, Medien, Alltag, Wirtschaftsleben, Kunst und Kultur. Fachlicher Austausch und Zusammenarbeit mit Bildungs-, Beratungs- und Kultureinrichtungen und mit anderen Organisationen und Unternehmen, Initiierung von „Hör-Clubs" an Grundschulen, Herausgabe der Buchreihe „Edition Zuhören".
c/o Bayerischer Rundfunk, Rundfunkplatz 1, 80300 München;
Tel. 089/5900-1226.
Hörclubs: Dr. Katja Bergmann, c/o Hessischer Rundfunk, Bertramstr. 8, 60320 Frankfurt/Main; Tel.: 069/155-3938, Fax: 069/155-3939;
E-Mail: hoerclubs@hr-online.de, Internet: www.zuhoeren.de

Verband der Katholischen Gehörlosen Deutschlands (VKGD)
Spitzenverband aller katholischen Gehörlosenvereine und Seelsorgegemeinschaften innerhalb der Diözesen in Deutschland
Mühlenmathe 19b, 48599 Gronau; Tel.: 02562/3871, Fax: 02562/21002;
E-Mail: josef.rothkopf@web.de,
Internet: www.kath.gehoerlosengemeinden.de

Verein deutscher Audiotherapeutinnen und Audiotherapeuten (BdAt) e.V.
Informationsseite des Bundes der deutschsprachigen Audiotherapeutinnen und Audiotherapeuten (BdAt) e.V.
Buergermeister Regnitz Str. 144a, 66539 Neuenkirchen/Saar;
Tel.: 06821/952278, Fax: 06821/952279;
E-Mail: SeidlerFaTTHZ@aol.com, Internet: www.audiotherapie.info

Verein zur Förderung Hörgeschädigter (VFH) e.V.
Förderung der Erziehung, Bildung und Integration Hörgeschädigter, Herausgabe der Zeitschrift „Forum".
Grüner Weg 9, 61169 Friedberg;
Tel.: 06031/7305-0, Fax 06031/7305-20;
E-Mail: office@vfh-deutschland.de, Internet: www.vfh-deutschland.de

Vereinigung Akustikus-Neurinom (VAN) e.v. (Selbsthilfegruppe)
Hilfestellungen bei gesundheitlichen, seelischen und beruflichen Problemen, die im Zusammenhang mit dem Akustikus-Neurinom auftreten.
Dieter Marten, Leinenweberstraße 13, 31655 Stadthagen;
Tel. + Fax: 05721/76366;
E-Mail: dieter-marten@t-online, Internet: www.akustikus.de

II Internetforen

Berufs- und studienbegleitende Beratung von Hörgeschädigten
www.best-news.de

Deafmedia
Informationsseite des Zentrums für Kultur und visuelle Kommunikation Gehörloser Berlin/Brandenburg e.V.
www.deafmedia.de

Deafstudies
Website für Hörgeschädigtenkunde
www.deafstudies.de

Fördergemeinschaft Gutes Hören (FGH)
Aufklärung über gutes Hören, Adressen von Hörakustikern in Deutschland, Online-Hörtest.
Schuhmarkt 4, 35037 Marburg,
Tel.: 06421/2936-0, Fax: 06421/2936-60,
Internet: www.fgh-gutes-hoeren.de

Forum Besser Hören
Presse- und Informationszentrum der führenden deutschen Hörgerätehersteller.
Große Elbstraße 145f, 22767 Hamburg;
Tel.: 040/284013-0, Fax: 040/284013-40;
Internet: www.forumbesserhoeren.de

Forum Hörsturz
Informationen über Hören und Hörsturz.
www.hoersturz.info/index.html

Gebärdensprache
Adressenliste und Ansprechpartner zum Thema Gebärdensprache; Schwerhörigenbund: www.schwerhoerigen-netz.de/DSB/SERVICE/BILDUNG/GEBAERDENKURS
Gehörlosenbund:
www.gehoerlosen-bund.de/gebaerdensprache/gebaerdensprach_angebote.htm

Gehör-Ratgeber
Lexikon; Information zu den Themen Gehör und Hörhilfen; Adressen von Akustikern und HNO-Ärzten, Fachkliniken und Krankenhäusern, Gehörlosen-Verbänden und -Vereinen, Erste-Hilfe-Ratgeber.
www.gehoerratgeber.de

Hören heute online
Informationen über Hören und Hörgeräte.
www.hoeren-heute.de

Hörforum
Informationen über Hören und Hörgeräte.
www.hoerforum.de

Hörgeräte-Kompetenzzentrum
Online-Beratung und Informationen zur Hörgeräteversorgung durch ehrenamtliche Berater im DSB-Referat Rehabilitation.
www.schwerhoerigen-netz.de/RATGEBER/ratgeber.asp?artikel
=HOERGERAETE/kteam

Hoer-Werk
Plattform rund ums Thema Schwerhörigkeit mit persönlichen Erfahrungen und Fragen im Mittelpunkt.
www.hoer-werk.de

Schwerhörigenforum
Ratgeber für Eltern schwerhöriger Kinder mit Ratschlägen und Tipps für den Umgang mit Ärzten, Akustikern, Krankenkassen, Behörden und anderen Einrichtungen.
www.schwerhoerigenforum.de

Schwerhörigennetz
Informationsforum des Deutschen Schwerhörigenbundes (DSB).
www.schwerhoerigkeit.de

Spätertaubte
Beratung für Spätertaubte, insbesondere zu den Themen Behörden und Anträge, Beruf und Ausbildung, Familie und Freizeit, Krankenkasse, Unfälle und Versicherungen.
www.spaetertaubte.de

Taubblindenwerk
Bildungszentrum für Taubblinde: Deutsches Taubblindenwerk gGmbH
www.taubblindenwerk.de

Taubenschlag
Portal für Gehörlose und Schwerhörige, Dienstleistungen, z.B. spezielle Reiseveranstalter, Fingeralphabet, internationale Linksammlung (Deaflink).
www.taubenschlag.de

Tinni.Net
Netzwerk und Plattform für Teilnehmer und Versorgungseinrichtungen, die in den Bereichen Tinnitus, Schwindel und Hörstörungen tätig sind (Aktion der Deutschen Tinnitusliga).
www.tinni.net/ziele.htm

Tinnitus
Informations- und Diskussionsforum für Tinnitusbetroffene.
www.tinnitus.de

Typolis
Link-, Büchersammlung zum Thema Hörbehinderung, Hilfen für Betroffene, Fingeralphabet-Generator, Diskussionsforen zum Thema Hörbehinderung.
www.typolis.de

III Ausbildung und Forschung

Akademie für Hörgeräte-Akustik
Studiengang Hörakustik, Meistervorbereitung, Seminare.
Bessemerstraße 3, 23562 Lübeck; Tel.: 0451/5029-0, Fax: 0451/5029-109; E-Mail: info@aha-luebeck.de, Internet: www.aha-luebeck.de

Arbeitsgruppe Hörforschung des Klinikums der Justus-Liebig-Universität Giessen
Erforschung der Ursachen, Verbreitung und Vermeidung von lärmbedingten Hörschäden.
Aulweg 123, 35392 Giessen; Tel.: 0641/99471-80, Fax: 064199471-89;
E-Mail: audio@med.uni-giessen.de, Internet: www.ag-hoerforschung.de

Desire (Deaf and Sign Language Research Team)
Am Institut für Sprach- und Kommunikationswissenschaft der RWTH Aachen angesiedelte Forschungsgruppe, die sich mit anwendungsorientierten Projekten und wissenschaftlichen Fragestellungen zu den Themen Gehörlosenkultur und Gebärdensprache beschäftigt.
Eilfschornsteinstr. 15, 52062 Aachen;
Tel.: 0241/809-6050, Fax: 0241/809-2269;
E-Mail: webmaster@isk.rwth-aachen.de, Internet: desire.isk.rwth-aachen.de

Hörzentrum Oldenburg
Dienstleistung in den Bereichen Forschung und Fortbildung für Audiologen, Mediziner, Hörgeschädigte, Hörgeräteakustiker und Hörgeräteindustrie.
Marie-Curie-Straße 2, 26129 Oldenburg;
Tel.: 0441/2172-100, Fax: 0441/2172-150;
E-Mail: info@Hoerzentrum-Oldenburg.de,
Internet: www.hoerzentrum-oldenburg.de

Institut für Audiopädagogik (IfAP)
Forststraße 1a, 42697 Solingen-Ohligs;
Tel.: 0212/2335-320, Fax: 0212/2335-321;
Internet: www.audiopaedagogik.de/audio.html

Institut für Gebärdensprache
Zusammen mit der Gesellschaft für Gebärdensprache und Kommunikation Gehörloser e.v. Herausgabe der Zeitschrift „Das Zeichen", s. Gesellschaft für Gebärdensprache und Kommunikation Gehörloser e.v. (GGKG)

Institut für Gebärdensprache in Baden-Württemberg
Aus- und Fortbildung in Gebärdensprache.
Forststraße 4, 71364 Winnenden; Tel.: 07195/695-197, Fax: 07195/695-198; E-Mail: InstitutGS@paulinenpflege.de, Internet: www.ifg-bw.de

Niedersächsisches Institut für die Gesellschaft Gehörloser und Gebärdensprache (NIGGGS) e.v.
Förderung von Wissenschaft, Forschung, Gesellschaft, Integration und Bildung Hörgeschädigter sowie der Gebärdensprache und -schrift.
Am Bleek 27, 38304 Wolfenbüttel;
Fax: 05331/69215; E-Mail: info@nigggs.de, Internet: www.nigggs.de

IV Fachverlage

(Fachbücher, CD-ROMs, Audio-CDs, DVDs, Fachzeitschriften, Ratgeber, Kinderbücher zum Thema Hören, Gehörlosigkeit, Gebärdensprache):

Karin Kestner Verlag
Hufgarten 4b, 34302 Guxhagen, Tel: 05665/3167, Fax: 0665/3556;
E-Mail: karin@kestner.de, Internet: www.kestner.de

Median-Verlag
Hauptstraße 64, 69117 Heidelberg;
Tel.: 06221/90509-0, Fax: 06221 90509-20;
E-Mail: median-verlag@t-online.de, Internet: www.median-verlag.de

Signum GmbH
Schloßstraße 4, 23883 Seedorf; Tel.: 045/457910-56, Fax: 045/457910-57; E-Mail: info@signum-verlag.de, Internet: www.signum-verlag.de

Verlag Birgit Jacobsen (Fachverlag für unterstützende Kommunikation und Gebärdensprache)
Bei den Höfen 11a, 22043 Hamburg;
Tel.: 040/697040-26, Fax: 040/697040-87;
E-Mail: info@gebaerden.de, Internet: www.gebaerden.de

Verlag hörgeschädigte kinder gGmbH
Bernadottestr. 126, 22605 Hamburg;
Tel.: 040/880-7031, Fax 040/880-6793;
E-Mail: info@verlag-hk.de, Internet: www.verlag-hk.de

V Weitere Internetadressen

Deafshop.de
Online-Versand, Internet-Shop zum Thema „hörgeschädigt/gehörlos"
www.deafshop.de

Gebärdenlexikon
www.sign-lang.uni-hamburg.de/ALex/Start.htm (Zeichnungen)
www.uni-klu.ac.at/groups/spw/gs (Fotos und Video) (Österreich)

Fachgebärdenlexikon Sozialarbeit/Sozialpädagogik
www.sign-lang.uni-hamburg.de/Projekte/SLex/SeitenDVD/Intro/Inhalt.htm

Fingeralphabet-Generator
www.typolis.de

Hörbox
Frei zugängliches Soundarchiv mit einer Fülle an samples (mp3-files) zu den Rubriken Atmosphären, Geräusche, Instrumente und Laute
www.hoerspielbox.de

Hörtests (online)
www.fgh-gutes-hoeren.de/web/fgh_content/de/online-hoertest.htm
www.hoerforum.de/100.html#
www.hoergeraete-siemens.de/00_de/50_Besser_Hoeren/54_Hoertest/54_Hoertest2.jsp

Sinustöne
iem.at/lehre/musikalische_akustik

Tag gegen Lärm (International Noise Awareness Day)
www.tag-gegen-laerm.de